DAVID SERVAN-SCHREIBER

Guérir

치유

우울증 | 불안 | 스트레스 | 화

다비드 세르방-슈레베르 지음 | 정미애 옮김

문학세계사

옮긴이 · 정미애

이화여자대학교 불어교육학과 졸업. 벨기에 자유대학 신문방송학 학사,
벨기에 루뱅대학 불문학 석사 취득. 한국 외국어대학교 통번역대학원 석사(한불과).
번역서로는 『사랑은 스스로 지치지 않는다』
『깜짝 생일파티』『거인신발』 외 20여 권의 유아도서,
『산타 할아버지의 비밀노트』『나무가 들려주는 예수 이야기』
『나만의 비밀친구 제8의 힘』『양귀비꽃 여인』 등이 있음

치유

다비드 세르방-슈레베르 지음

•

초판 1쇄 발행일   2004년 5월 20일
2판 2쇄 발행일   2013년 8월 12일

•

옮긴이 · 정미애
펴낸이 · 김종해
펴낸곳 · 문학세계사

•

주소 · 서울시 마포구 신수동 345-5(121-110)
전화 · 702-1800, 702-7031~3
팩시밀리 · 702-0084
이메일 · mail@msp21.co.kr   www.msp21.co.kr
www.ozclub.co.kr(오즈의 마법사)
출판등록 · 제21-108호(1979.5.16)

•

값 11,000원

ISBN 978-89-7075-497-0 03510
ⓒ문학세계사, 2004

Guérir

— le stress,
  l'anxiété et la dépression
  sans médicaments ni psychanalyse

Guérir

치유

치유 :

우울증 · 불안 · 스트레스 · 화

약이나 정신과 의사의 도움 없이 건강을 지키는 7가지 방법

■ 차례

1
감정 조절을 통한 새로운 치료법

> 만일 우리가 맹목적으로 믿거나 혹은 맹목적으로 의심한
> 다면, 그것은 우리가 부딪힌 어려운 문제들을 피하고자
> 하는 하나의 편리한 방법일 뿐이다.
>
> ── 앙리 포엥카레, 『과학과 가설』

행복한 삶의 조건

단 한 번밖에 주어지지 않는 삶이지만, 누구에게나 삶은 힘겨운 것이다.

우리는 종종 자신도 모르게 타인의 삶을 부러워하고 있다는 사실에 깜짝 놀란다. '마릴린 먼로처럼 예뻤으면……', '마르그리트 뒤라스 같은 문학적 재능이 있다면……', '헤밍웨이처럼 모험으로 가득 찬 삶을 살 수 있다면…….'

하지만 사람들은 모두 자신만의 문제가 있는 법이다.

그렇게 섹시하고, 자유분방한 삶을 살았던 마릴린 먼로조차 우울증을 달래기 위해 술에 의존하다가 결국에는 마약을 과다복용하여 죽었다. 또한 하루아침에 세계적인 스타가 된 너바나(Nirvana)의 보컬리스트 커

트 코베인은 서른 살이 채 되기도 전에 자살했다. 노벨상 수상작가였던 헤밍웨이도 자살로 생을 마감했다. 노벨상도, 비범한 그의 생활도 삶의 공허감을 채워주지 못했던 것이다. 그뿐인가. 뛰어난 문학적 재능과 풍부한 감성으로 수많은 연인들의 사랑을 받았던 여류작가 마르그리트 뒤라스 역시 알콜중독에서 헤어나지 못했다. 결국, 어떠한 재능이나 부도, 명예나 권력도, 그리고 세상 사람들의 그 어떤 찬사도 우리의 삶을 근본적으로 평화롭게 해주지는 못한다.

반면, 세상에는 조화로운 삶을 누리며 행복하게 사는 사람들도 있다. 대부분의 경우, 그들은 삶이 참으로 풍요롭다고 생각한다. 의식주와 같은 기본적인 조건들, 자연의 위대함, 그리고 도시의 아름다움과 같은 일상의 즐거움에 대해 감사할 줄 아는 사람들이다. 그들은 물건을 만들든, 계획을 세우든, 아니면 새로운 사람을 만나든, 모든 면에서 새로운 것을 창조하고 개척해 나가는 것을 좋아한다. 그들이 특별한 종교나 종파에 속한 사람들은 아니다. 어디서든 쉽게 만날 수 있는 사람들이다.

그들 중에는 부자도 있고 가난한 사람도 있다. 기혼자나 독신자도 섞여 있다. 특별한 재능을 가진 이도 있고, 아주 평범한 이들도 있다.

하지만 모두들 실패와 좌절을 경험해 본 사람들이다. 단 한 사람도 어려운 시기를 지내보지 않은 사람들은 없다. 하지만 어려움에 부딪혔을 때 그들은 협상할 줄 안다. 적을 만났을 때 자기만의 방법으로 난관을 헤쳐나가며, 자신의 존재에 의미를 부여할 줄 안다. 자신과 다른 이들 그리고 삶을 살아가며 선택한 여러 가지 조건들과 더없이 은밀한 관계를 유지할 줄 아는 것이다.

이것을 가능하게 한 것은 무엇일까? 나는 20여 년간 의사로 일하면서 서구의 주요 대학에서 학생들을 가르쳐 왔다. 특히 티베트 의사나 아메리카 인디언 주술사들과 함께 지내면서 환자들뿐만 아니라 나 자신에게도 유익한 몇 가지 해답을 발견하게 되었다. 놀랍게도 그 해답은 내가 대

학에서 배웠던 것이 아니었다. 특정한 치료약이나 정신분석학에서 답을
찾을 수 있는 것도 아니었다.

동양의 감정 치료법

동양의 감정 치료법을 접하기 전까지 나는 이 분야와 전혀 무관하게
지내왔다. 이전까지 나는 과학적이고 실증적인 측면에서 의학을 연구하
였다. 의대를 졸업한 뒤 바로 의사로 활동하지 않고, 5년 동안 신경계가
어떻게 인간의 사고와 감정을 지배하는지에 대한 연구에만 몰두했던 것
이다. 노벨상 후보에까지 오른 에르베르 시몽 교수와 신경계 이론의 창
시자 중 한 분인 제임스 마크클란드 교수의 지도 아래 나는 인지 신경과
학에 관한 연구로 박사학위를 받았는데, 그 주요 내용은 학술전문지인
《사이언스》에 소개된 바 있다.

나는 엄격한 과학적 이론을 습득한 후 전공이었던 정신의학 공부를 마
치기 위해 병원에서 근무했다. 그 과정은 결코 쉽지 않았다. 선배의사들
모두 학문적으로 정립되지 않은 치료방법을 적용했고, 그것은 대부분이
경험에 의존한 치료였다. 그들은 과학적 기초보다는 치료 자체에 더 많
은 관심을 기울이고 있었다. 나는 각각의 병에 해당되는 치료법만을 배
우는 느낌이었다. 예를 들어 이런 질병에는 이런 테스트를 실시하고, A
나 B, 또는 C라는 약을 일정기간 동안 정해진 양만큼 복용해야 한다는
것과 같았다. 정확하고 수학적인 사고와 지속적인 탐구에 익숙한 나의
성향과는 많이 달랐다. 그러나 한편으로는 내가 이 분야에서 최첨단을
달리는 미국의 모든 연구결과를 따르고 있다는 사실이 위안이 되기도

했다. 우리 부서는 당시 피츠버그 의과 대학에서 심장 및 간 이식 연구부서와 함께 다른 어느 분야보다 더 많은 연구비를 지원받고 있었다. 우리는 평범한 정신과 의사가 아니라 〈연구하며 치료하는 특별한 의사〉라는 일종의 자부심마저 가지고 있었다.

얼마 후, 나는 국민건강관리공단 및 여러 사립재단으로부터 연구기금을 지원받아서 정신질환 연구소를 설립했다. 내 앞에는 평탄한 미래가 약속되어 있었다. 새로운 것에 대한 지적 호기심을 채울 수 있는 길이 열린 듯했다. 하지만 얼마 지나지 않아 나의 의학적 비전과 삶은 그 전과 크게 달라졌다.

무엇보다 인도 여행이 내게 가장 중요한 전환점이 되었다. 나는 달라이 라마가 살고 있는 다람살라라는 도시에서 티베트 망명가들과 함께 일했다. 그 결과 자연스럽게 티베트의 전통의학을 접하게 되었다. 티베트 의사들은 손목의 맥을 짚거나 혀와 소변의 상태를 보고 〈불안정한 심리상태〉를 진단했다. 그리고는 침술과 약초만으로 치료했다. 침술은 만성질환의 경우, 양약의 효능을 충분히 발휘했다. 동양치료법은 오히려 부작용이 적고, 치료비도 저렴했다. 그전까지 동양의학에 대해 지녔던 나의 불신은 사실에 근거한 것이었을까, 아니면 무지의 결과였을까? 물론 서양의학은 폐렴이나 맹장염, 혹은 골절과 같은 급성질환의 경우에는 뛰어난 치료성과를 보인다. 하지만 불안증이나 우울증과 같은 만성질환의 경우에는 그렇지 못한 것 같다.

내가 동양의학에 대한 선입견을 버릴 수 있었던 것은 좀더 개인적인 경험을 통해서였다. 한 친구가 파리에 들렀을 때 나를 찾아온 적이 있다. 그 친구는 자신의 결혼생활을 파탄으로 몰고 간 심각한 우울증을 어떻게 떨쳐버릴 수 있었는지 말해주었다. 그녀는 주치의가 처방해주는 약을 먹지 않고, 민간요법 치료사의 도움을 받았다고 한다. 최면술과 비슷한 정신이완법을 통해 과거 속에 깊이 남아 있던 묵은 감정들을 되살아나게 해서 치료하는 방법이었다고 했다. 몇 달간의 치료를 받은 뒤 그녀는 '보통 사람들보다 더 잘 살 수 있게' 되었다는 것이다. 더 이상 우울증에 시달리지 않게 되었을 뿐만 아니라, 30년 동안 자신을 괴롭혀왔던 6살 때 돌아가신 아버지에 대한 고통스런 기억에서 벗어날 수 있었다고 했다. 그녀는 새로운 에너지를 회복했고, 그때까지 경험해보지 못한 기쁨과 자유를 느낄 수 있었다. 그녀에게는 정말 다행스런 일이었기 때문에 나 역시 진심으로 기뻐했지만, 그 일은 동시에 내게 무척 곤혹스런 사건이었다. 정신과 의사로서 오랫동안 뇌와 사고 그리고 감정에 대해 연구하고, 정신분열증과 정신질환 치료에 온힘을 기울여왔던 나 자신도 그처럼 놀라운 성과를 경험해본 적이 없었기 때문이었다.

나는 단 한 번도 그런 치유법이 있다는 이야기를 들어본 적이 없었다. 게다가 내가 몸담고 있던 의학계는 이와 같은 〈이단적인 치료법〉에 대해 아예 관심조차 갖지 못하도록 가르치고 있다. 이런 치료법은 돌팔이 의사들이나 행하는 것이라고 치부되었고 정통의학계의 관심이나 호기심의 대상이 되지 못하였다.

하지만 내 친구는, 단 몇 달 만에, 서양의학이 처방하는 약물이나 기존의 정신치료를 훨씬 능가하는 치료 효과를 경험했던 것이다. 그녀가 만약 나에게 치료를 받았다면 그런 획기적인 치료 효과는 보지 못했을 것이다. 그리고 이런 점들이 나를 절망하게 했고, 나는 지금까지 배웠던 것을 재검토해야 할 필요성을 느꼈다. 오랜 기간 동안 의학을 공부하고도 가까운 친구조차 도울 수 없다면 방대한 의학 지식이 무슨 소용이 있을까 하는 회의도 들었다.

그 후 나는 차츰 다른 치료법에 마음을 열기 시작했다. 놀랍게도 이 과정에서 나는 동양치료법이 자연적일 뿐만 아니라 효과도 매우 뛰어나다는 것을 알게 되었다.

앞으로 내가 제안하게 될 〈7가지 정신 치료법〉은 인간의 뇌와 정신에

1. 감정 조절을 통한 새로운 치료법

이미 존재하고 있는 자가치유 메커니즘을 최대한 활용하는 것이다. 7가지 치료법 모두 엄격한 의학적 평가를 받은 것으로, 그 효율성은 이미 증명된 바 있으며, 세계적으로 권위 있는 의학회지에도 여러 차례 소개되었다. 그럼에도 불구하고 이 치료법은 서양의료계에서는 정식 치료법으로 인정받지 못하고 있으며 심지어 정신질환이나 심리치료 분야에서조차 주목받지 못하고 있다. 그 이유는 우리가 이 치료법의 효능에 대한 정확한 메커니즘을 이해하지 못하고 있기 때문일 것이다. 동양의 치료법은 모든 면에서 정확성과 과학성을 기해야 하는 서구의료 풍토에서 볼 때 납득하기 어려운 면이 있다. 그럼에도 불구하고 자연적이면서 동시에 뚜렷한 효과를 보이는 이 치료법에 대한 관심은 점점 증가하고 있다.

점차 심각해지는 스트레스와 불안, 그리고 우울증

서구사회에서 스트레스로 인한 우울증과 불안장애의 문제는 널리 알려져 있다.

• 임상보고에 따르면 병원을 찾는 환자의 50~75%는 스트레스 때문이라고 한다. 스트레스[1]는 흡연보다 더 위험한 사망원인으로 꼽힌다.[2]*

• 서양에서 가장 많이 복용하는 약은 대부분 스트레스와 직접적인 연관을 갖고 있다. 항우울제, 항불안제, 수면제, 위염이나 위궤양치료를 위한 항히스타민제, 혈압강하제, 콜레스테롤 분해제[3] 등이 바로 그런 것들이다.

---

* 주석과 참고문헌은 이 책의 마지막 장에 실려 있다.

• 프랑스 국민의약품관리공단(Observatoire national du medicament) 의 한 보고서에 따르면 프랑스인의 항우울제, 신경안정제[4] 복용률이 세계에서 가장 높다고 한다. 프랑스인 일곱 명 중 한 명이 향정신성 의약품을 복용하고 있는데, 이 수치는 유럽 다른 국가에 비해서도 단연 앞서는 것이다. 미국에 비해 프랑스인들의 정신질환 관련 약물복용률은 40%나 높다. 특히 지난 10년간 항우울제의 복용률이 두 배나 증가했다.[5] 그뿐만 아니라 프랑스인들의 알코올 소비도 세계 1위를 기록했다.[6] 알코올이 스트레스나 우울증을 완화시키는 방법 중의 하나라는 것은 이미 잘 알려진 사실이다.

이처럼 스트레스와 불안, 그리고 우울증이 점점 심각한 문제로 대두되고 있지만, 서양 의학계는 상담치료와 약물에만 의존하는 기존의 치료법을 그대로 고수하고 있다. 하버드 대학의 한 연구결과에 따르면 대부분의 미국인들은 기존의 상담치료법이나 약물복용 대신 고통을 줄여주는 보조 의약품 복용이나 대체약물요법을 선호한다고 한다.[7]

지난 30년 동안 정신의학분야를 이끌어오던 정신분석학이 이제는 일반 대중들뿐만 아니라 전문 의료인에게도 신뢰를 잃고 있다. 오늘날 정신분석학이 점점 그 영향력을 잃어가고 있는 것은 그 효과를 증명해 보이는 데 충분히 심혈을 기울이지 않았기 때문이다.[8] 물론 정신분석학적 치료로 치유된 사람들도 있겠지만 오랫동안 기다란 소파에 비스듬히 누워 상담치료를 받고서도 별다른 변화를 경험하지 못한 사람들도 많다. 자연과학적 측정방법으로 수치화하지 못하기 때문에 기존의 치료방법은 환자에게 치유 확률을 정확하게 알려줄 수 없다. 대부분의 기존 치료법은 약 6개월이 걸리는데 때로는 새 자동차를 구입하는 것보다 더 많은 비용이 들기도 한다. 그렇기 때문에 섣불리 상담치료를 받을 수도 없다. 〈상담 치료법〉의 기본 원칙을 문제 삼고자 하는 것은 아니지만, 여러 상황을 고려할 때 다른 대안을 찾으려는 노력이 필요한 것은 당연하다.

17

현재 가장 많이 사용되고 있는 또 다른 치료법은 '생리학적'이라고 불리는 새로운 정신분석법으로, 주로 프로작이나 졸로프트, 데로사트, 자낙스, 리튬, 비프트레사와 같은 향정신성 의약품을 처방한다. 정신분석법은, 우리가 받아들이든 그렇지 않든, 인간의 다양한 정신 현상들을 해석할 수 있는 틀을 제공하기 때문에 일반 미디어뿐만 아니라 문학에서도 많이 활용되고 있다. 하지만 국민의약품 관리공단의 보고서에 따르면 일반적으로 정신질환 치료제를 사용한 치료법이 가장 흔하다고 한다. 환자가 의사 앞에서 눈물을 보이면 오래 생각하지 않고 그 환자에게 항우울제를 처방하는 식이다.

정신질환 치료제가 대단히 유용한 것은 사실이다. 환자들 중에는 정신질환제를 복용한 후에 단순히 좋아진 것이 아니라 몸과 마음이 완전히 회복되었다는 이들도 있다.[9] 다른 동료 의사들처럼 나 역시 환자들에게 정신질환제를 자주 처방해왔다. 하지만 염증을 치료하는 항생제들과 달리 정신질환제는 복용을 중단하면 그 효과가 급격하게 떨어진다. 그렇기 때문에 대부분의 경우 일년 이상 지속적으로 약을 복용해야 한다.[10] 정신질환제의 효과가 대단한 것은 사실이지만 만병통치약은 아니다. 환자들도 이런 사실을 잘 알고 있지만 고통스러운 이별이나 직장에서 받는 스트레스 같은 일상의 문제들에서 벗어나기 위해 어쩔 수 없이 복용한다.

새로운 접근방법

현재 세계 곳곳에서는 상담치료나 프로작 등과 같은 의약품에 의존하지 않는 새로운 감정의학이 선을 보이고 있다. 미국의 피츠버그 대학 쉐디사이드 병원에서는 5년 전부터 우울증이나 불안, 스트레스 등을 해소하기 위해 상담치료법이 아닌 직접적인 뇌 치료를 통한 치유법 개발이 진행되어 왔다.

새로운 치유법의 주요 원칙들을 요약해보면 다음과 같다.

• 뇌의 내부에는 〈뇌 안의 뇌〉라고 불리는, 감정을 조절하는 부분이 있다. 이 부분을 감정뇌라고 하는데, 그곳은 세포조직이나 생화학적 성

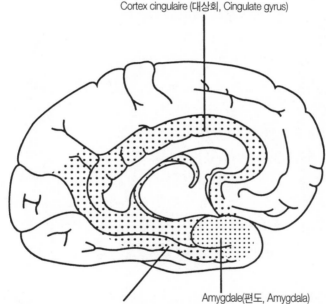

Cortex cingulaire (대상회, Cingulate gyrus)

Amygdale(편도, Amygdala)

Gyrus parahippocampal (해마주변회, Gyrus parahippocampus)

[그림 1] 변연계
사람 뇌의 중심에 감정뇌가 자리잡고 있다. 〈변연계〉라고 불리는 이 구조는 모든 포유류에서 찾아볼 수 있는 구조이다. 변연계는 언어와 사고를 관장하는 대뇌피질과는 다른 신경조직으로 이루어져 있다. 변연계는 감정과 생존을 위한 반사작용을 조절한다. 뇌의 가장 깊숙한 곳에 모든 형태의 두려움의 반응을 일으키는 신경핵인 편도가 자리잡고 있다.

1. 감정 조절을 통한 새로운 치료법

분 면에서 볼 때, 뇌의 가장 '발달된' 부위로서, 언어와 사고를 지배하는 신피질과는 구분된다. 그렇기 때문에 감정뇌는 대부분 신피질과는 독립적으로 활동한다. 언어와 인지능력 쪽으로는 아주 미미한 영향만을 끼칠 뿐이다. 우리가 말을 하거나 입을 다물라고 뇌에 명령하는 것처럼 감정 자체에게 스스로를 증폭시키거나 사라지라고 명령할 수는 없다.

• 감정뇌는 심리적 안정뿐만 아니라 심장기능, 혈압, 호르몬, 소화계, 심지어 면역체계 등 대부분의 생리현상도 조절한다.

• 감정이 혼란을 겪는 것은 감정뇌의 기능에 문제가 있기 때문이다. 그런데 이런 경우 대부분은 현재의 상황과는 아무런 상관이 없다. 감정뇌에 강하게 인식된 과거의 고통스런 기억이 때로는 수십 년이 지난 후 갑작스럽게 우리의 감정과 행동을 지배할 때가 있다.

• 정신과 전문의는 바로 이 감정뇌가 과거의 경험에 지배받지 않고, 현재에 적응할 수 있도록 해주어야 한다. 이를 위해 통제가 어려운 언어나 인지능력에 의존해 치료하기보다 직접 감정뇌에 작용하는 치료법으로 접근하는 것이 더 효과적이다.

• 감정뇌는 자가치료 능력을 지니고 있다. 이는 상처 회복이나 전염균을 퇴치하는 자가치료 기능처럼 몸 속에 내재해 있는 균형과 안정을 회복하려는 능력을 말한다. 신체를 직접 다루기 때문에 이 치료법은 자가치유 기능의 장점을 최대한 활용한다.

앞으로 소개할 치료방법은 감정뇌에 직접 작용하는 치료방법들이다. 이는 언어의 영역을 대부분 가로지른다. 사고를 통해서가 아니라 신체를 직접적인 치료대상으로 한다. 기존의 방법들 중에도 이와 비슷한 방법들이 많이 있다. 그리고 병원에서 사용하는 치유법은 여러 연구결과를 바탕으로 하였기에 과학적 측면에서도 그 효과가 이미 증명되어 신뢰할 수 있는 것들이다.

다음 장부터는 각각의 치료법뿐만 아니라 환자들이 어떻게 변화되었는지 그 일화도 함께 소개할 것이다. 또한 각각의 치료법이 과학적으로 어떻게 증명되었는지, 그 효과는 어떻게 평가되었는지에 대해서도 알려줄 것이다. 그 가운데 몇몇 사례는 최근의 사례로, EMDR이라는 이름으로 잘 알려진 〈안구운동에 의한 감정의 통합 요법〉이나 〈정상심장박동 훈련〉, 〈새벽 시뮬레이션을 통한 생체시계 조절〉과 같은 최첨단의 치료법들이다. 〈침술〉이나 〈영양섭취법〉, 〈애정소통〉, 〈사회 적응법〉 등과 같은 방법들은 수천 년 동안 전통의학에서 유래한 것들이다. 그 기원이 무엇이든지, 모두 감정과 관련되어 있다. 먼저 감정이 어떻게 작용하는지에 대해 알아보자.

2
감정뇌와 인지뇌

우리는 지성을 전지전능한 신으로 맹신해서는 안 된다.
지성의 능력은 강력하지만,
거기에서 인간의 개성은 찾아볼 수 없다.
지성은 인간에게 명령할 수 없으며, 단지 봉사할 뿐이다.
── 알베르트 아인슈타인

감정을 잃은 피터

인간에게 감정이 없다면 삶은 아무 의미도 없을 것이다. 사랑, 아름다움, 정의, 진실, 명예, 존엄성이 바로 우리의 삶을 의미 있게 만드는 것들이다. 우리의 발걸음을 인도하는 나침반 같은 것이다. 우리는 항상 좀더 깊은 사랑, 더 눈부신 아름다움, 더 많은 정의를 향해 나아가면서 동시에 이를 방해하는 것으로부터 멀어지려고 노력한다. 이렇듯 감정이 없다면 우리는 지표를 잃고, 어떤 선택을 할지 몰라 방황하게 될 것이다.

몇몇 정신질환은 이와 같은 방향성을 잃을 때 나타난다. 정신병 환자들은 다시 말해 '아무도 살지 않는' 감정의 부재상태에 유배되는 것과도 같다. 내가 아직 인턴이었을 때 그리스 출신의 피터라고 불리는 젊은 캐나다 남자가 응급실에 실려 온 적이 있다.

피터는 얼마 전부터 이상한 목소리가 들린다고 했다. 그 목소리는 피터에게 너는 한심하고 무능하니 차라리 죽는 게 낫다고 끊임없이 속삭인다고 했다. 자신이 가는 곳마다 따라다니는 목소리 때문에 피터는 점점 이상해졌다. 그는 씻지도 않고, 먹지도 않았다. 하루 종일 방안에만 틀어박혀 지냈다. 피터의 어머니는 조금씩 변해가는 외아들을 바라보며 마음 아파했지만 속수무책이었다. 철학과 1년생인 피터는 학과 내에서 가장 우수한 학생이었지만 원래 좀 특이한 성격의 소유자였다.

어느 날, 아무 이유도 없이 피터는 어머니에게 화를 내면서 욕을 퍼붓고, 주먹까지 휘둘렀다. 결국 경찰이 출동했고, 피터는 바로 병원 응급실로 보내졌다. 진정제를 복용하면서 그는 점차 안정을 되찾는 듯했다. 며칠이 지나자 환청도 사라졌다고 했다. 피터는 이제 '스스로 통제'할 수 있다고 생각했다. 하지만 완전히 치유된 것이 아니었다.

약을 복용하기 시작한 지 몇 주가 지난 어느 날, 피터의 어머니는 병원에 처음 오던 날처럼 불안해했다. "아들이 아무것도 느끼지 않는 것 같아요." 그녀는 내게 애원하는 목소리로 말했다. "제 아들 좀 보세요. 아무것에도 관심이 없어요. 아무것도 하려 들지 않아요. 하루 종일 담배만 피우는걸요."

나는 피터를 좀더 자세히 살펴보았다. 안쓰러운 마음에 똑바로 바라볼 수조차 없었다. 그는 초점 없는 눈빛에 잔뜩 굳은 얼굴을 하고 허리를 구부린 채 몽유병 환자처럼 병원 복도를 서성이고 있었다. 그렇게도 똑똑했던 그가 지금은 자기 세계 밖의 사람들에게 아무런 반응도 보이지 않고 있었다. 피터처럼 감정적으로 무기력해 있는 환자는 불안과 동정심을 동시에 느끼게 한다. 물론 장기적인 약물복용으로 인한 환상이나 망상의 후유증은 두 모자에게 있어 반드시 치료해야 하는 심각한 문제였다. 그런데 지금은 그가 아무 감정조차 느끼지 못한다는 사실이 더 큰 문제였다. 그것은 다시 말해 더 이상 삶이 존재하지 않는다는 뜻이기 때문이다.(오늘날에는 환각이나 망상과 같은 증상을 통제할 수 있고, 좀더 안심할 수 있는 향정신성 치료제가 개발되어 약물을 복용하는 환자일지라도 그의 정서적 생활에 많은 지장을 초래하지 않는다.)

　물론 감정적인 면만 중요시한다고 이상적인 삶을 살 수 있는 것은 아니다. 여러 감정들은 인지뇌에 의해 합리적으로 분석되고 적절히 조절되어야 한다. 왜냐하면 '갑자기' 결정되는 것들은 타인과의 복잡한 관계의 균형을 위태롭게 할 수 있기 때문이다. 깊이 사고하고, 신중을 기해 계획을 세우는 능력이 없다면 우리는 쾌락이나 좌절감에 빠져들 위험이 있다. 자신의 감정을 제대로 통제할 수 없다면 얼마 지나지 않아 우리는 존재의 의미 자체를 잃어버리게 될 것이다.

스트레스를 통제하는 감정지능

　〈감정지능〉이야말로 감정과 이성의 균형상태를 가장 잘 정의한 용어라고 생각된다. 예일 대학과 뉴햄프셔 대학[1]의 연구진들이 고안해낸 이 용어는 《뉴욕 타임스》지의 과학부 기자인 대니얼 골맨이 발간한 책을 통해 세상에 널리 알려지기 시작했다. 이 책이 세계적인 관심을 끌기 시작하면서 〈지능이란 무엇인가?〉[2]라는 질문에 대한 열띤 논쟁이 벌어졌다. 20세기초의 프랑스 심리학자 알프레드 비네가 창안해낸 지능의 가장 일반적인 정의에 따르면, 지능이란 한 개인의 성공을 예견해볼 수 있는 정신적 능력의 총체이다. 원칙적으로 말하면 지능이 높을수록, 다시 말해 지능지수가 높을수록 성공할 확률이 높다는 뜻이다. 이 예견을 증명해 보이기 위해 비네는 〈IQ 테스트〉라는 검사 방법을 고안해냈다.

　지능지수 테스트는 무엇보다 합리적인 정보처리의 유연성 여부와 추상능력에 초점을 맞추고 있다. 반면 한 개인의 지능지수와 성공률 ― 사회적 지위, 급여, 결혼 여부, 자녀 등등……의 상관관계는 좀더 넓은 의미에서 볼 때는 매우 적은 것으로 드러났다. 성공한 사람 중 지능지수가 성공과 관계 있는 것으로 나타난 사람은 20%도 채 안 되었다. 결론적으로 추상능력이나 추론능력 이외의 다른 요소들이 성공의 80% 정도를 결정짓는다는 것이다.

융과 피아제는 이미 다른 유형의 지능이 존재한다고 언급한 바 있다. 물론 모차르트는 음악에, 로댕은 형상에, 그리고 누레예프나 미카엘 조르당은 유연한 몸의 움직임에서 타고난 지능을 가지고 있다는 것은 부정할 수 없는 사실이다. 예일 대학과 뉴햄프셔 대학의 연구진들은 사람의 감정 중 이해와 통제와 관련된 여러 형태의 지능을 개발했다. 그런데 이러한 지능의 형태가 바로 우리의 삶에서 다른 어떤 요소들보다 성공의 이유를 설명할 수 있는 〈감정지능〉인 것이다. 이는 지능지수(IQ)와는 별개의 것이다.

감정지능이라는 개념과 관련해 연구진들은 〈감성지수(EQ)〉를 고안해 냈다. 감성지수를 측정할 수 있는 4가지 특성은 다음과 같다.

1) 자신과 타인의 진정한 감정상태를 지각할 수 있는 능력
2) 감정의 자연적인 흐름을 이해할 수 있는 능력
3) 자신과 타인의 감정을 이해할 수 있는 능력
4) 자신과 타인의 감정을 조절할 수 있는 능력[3]

위의 4가지 능력이 사회적인 성공을 위한 기본적인 요소이다. 다시 말해 자기 자신을 잘 이해하고 통제하며, 타인을 배려하고 협조하는 마음으로 문제를 해결할 수 있는 능력을 갖춘 사람만이 성공할 수 있다는 뜻이다. 많은 사람들이 이런 능력을 갖추었다고 생각하지만 실제로는 그

렇지 않은 경우가 많다.

피츠버그 의대의 젊고 유망했던 여학생의 예를 들어보자. 그녀는 인간의 대뇌 중 감정조절 부분을 찾아내는 임상실험에 기꺼이 참여하겠다고 했다. 임상실험 대상자를 MRI(자기공명 장치를 이용하여 생체의 단층상을 촬영할 수 있는 첨단의학 기계로서, 뇌의 각각 다른 부분에서 사고와 감정에 따라 변화하는 신경의 활동을 촬영할 수 있다.) 안으로 밀어 넣고 아주 폭력적인 영화 장면을 보여주는 실험이었다. 나 역시 그 장면들을 보았는데, 정말 참을 수 없는 역겨움을 느끼게 하는 장면들이었다.

그녀가 MRI 안에 미끄러져 들어가자마자 심장이 빠르게 뛰고 혈압이 급격하게 상승하기 시작했다. 상당한 스트레스를 받고 있다는 신호였다. 너무 위험하다는 생각이 들어 실험을 중단하자고 했다. 그런데 놀랍게도 그녀는 자신은 아무 느낌도 없다는 것이었다. 끔찍한 영상들을 보고도 아무렇지도 않다고 했다. 오히려 내게 왜 실험을 중단하려 하느냐고 물었다.

실험이 끝난 후, 나는 그녀에 대해 여러 가지를 알게 되었다. 그녀는 친구도 거의 없이 오로지 일에만 빠져 지내고 있었다. 특별한 이유도 없는데 우리 연구팀의 팀원들이 그녀와 있는 것을 즐거워하지 않는다는 사실도 알게 되었다. 그녀가 자기 자신에 대해서는 많은 이야기를 하는 반면 주위의 사람들에게는 무관심하게 대하기 때문일까. 그녀는 왜 사람들이 자신을 좀더 인정해주지 않고, 받아들이지 않는지 알 수 없다고 했다.

그 여학생이야말로 지능지수는 매우 높지만 감성지수는 지나치게 낮은 전형적인 경우였다. 문제는 그녀가 자신의 감정을 전혀 알지 못한다는 사실이다. 그렇기 때문에 다른 사람들의 감정에도 '귀머거리'가 될 수밖에 없었던 것이다. 어떤 과학적인 분야에서도 그룹을 이루어 일을 하고, 동료들과 협력하거나 협력자들을 지도하기 마련이다. 활동분야에 관계없이 사람들은 항상 타인과 관계를 맺고 지낸다. 이를 피할 수는 없다. 결국 이와 같은 능력이 장기적으로 볼 때 우리의 성공을 결정짓는 중요한 요소인 것이다.

어린 아이들의 행동을 보면서 우리는 감정의 상태를 정확히 진단하는 것이 얼마나 어려운지를 알게 된다. 대개 아이들은 자신이 왜 우는지를 잘 알지 못한다. 더위 때문인지, 배가 고파서인지 아니면 하루종일 뛰어놀아 피곤하기 때문인지 잘 모른다. 그렇기 때문에 어떻게 해야 기분이 좋아지는지도 알지 못한다. 감정지능이 낮은 어른들은 이런 어린이를 대할 때 상황을 잘 파악하지 못한다. 아이의 감정을 읽어내지 못하기 때문에 아이의 요구를 들어주지 못하는 것이다. 반면 감정지능이 높은 사람은 별 어려움 없이 아이를 진정시킬 수 있을 것이다. 유명한 아동심리학자인 프랑소와즈 돌토가 단 몇 마디의 말이나 동작 하나만으로 며칠 동안 보채던 아이를 진정시킬 수 있었던 것은 놀랄 만한 감정지능을 발휘한 좋은 예가 될 수 있겠다.

어른들도 때로는 자신의 감정상태를 정확하게 파악하지 못한다. 내가 근무하고 있던 미국 병원의 인턴들이 그랬다. 그들은 하루종일 과로에 시달리고도 나흘에 한 번씩 밤근무를 해야 했다. 피곤할 때면 엄청나게 먹어대는 것으로 그 문제를 해결했다. 몸은 계속 '잠시 일을 멈추고 잠을 자고 싶어' 라고 메시지를 보내는데 그들은 단지 '무언가를 하고 싶다' 라는 것만 듣고 가장 손쉬운 방법으로 그 요구를 들어주려 했다. 미국의 병원에서는 어디서든지 쉽게 24시간 편의점을 찾을 수 있는데, 그들은 여기에서 문제를 해결했던 것이다.

바로 이와 같은 경우에 위에서 언급했던 4가지 능력을 발휘할 필요가 있다. 먼저 자신의 내적상태를 진단하고(공복감이 아니라 피로 때문이라는 것을 알고), 그 흐름을 파악하고(심하게 몸을 혹사하면 하루종일 무언가를 필요로 하는 상태가 계속될 것이라는 사실을 깨닫고), 그 대상에 대해 이성적으로 판단하고(이럴 때 아이스크림을 먹는 것은 문제를 해결하는 것이 아니라 오히려 몸에만 해롭고, 스스로 죄책감만 더 크게 느낄 것이라는 사실을 알아야 한다), 그리고 마지막으로 적절한 방법으로 문제를 해결해나가야 한다. (피로감을 풀 수 있는 방법을 배우거나, 잠시 명상을 한다든지, 필요하다면 20분이라도 낮잠을 잔다든지 하는 일이다. 이렇게 하는 것이 커피를 계속 마시거나 초콜릿을 무한정 먹는 것보다 더 효과적이라는 사실을 깨달아야 한다.)

위에 언급한 예는 매우 평범해 보이면서도 통제하기가 쉽지 않기 때문에 더욱 우리의 관심을 끈다. 영양학 전문가들은 비만의 주요 원인이 대부분 감정의 잘못된 통제 때문이라고 말한다. 특히 어디서나 스트레스를 받을 요소들로 둘러싸여 있고, 쉽게 먹을 것을 찾을 수 있는 오늘날의 사회에서는 더더욱 그렇다.

스트레스를 통제할 줄 아는 사람은 일반적으로 비만의 문제가 없다. 왜냐하면 그들은 자신의 몸이 원하는 것을 들을 수 있으며, 감정을 바로 인식하고 그에 맞게 답하기 때문이다.

골르만의 논문에 의하면 한 개인의 성공은 높은 지능지수보다 감정지능을 조절할 수 있는 능력에 달려 있다고 한다. 1940년대부터 심리학자들은 백 명이 넘는 하버드 대학생들을 대상으로 이들의 사회적 성공 요인을 알아보는 연구를 실시했다.[4] 연구 결과, 스무 살 때의 지적 능력이 미래의 급여 수준이나 생산성, 타인의 인정 등등과는 상관관계가 없는 것으로 드러났다. 대학에서 우수한 성적을 받은 학생이 가장 행복한 가정생활을 하거나 더 많은 친구들을 사귀지는 못했다. 오히려 보스턴의 빈민가에서 자란 아이들을 대상으로 실시한 연구에 따르면 〈감성지수〉가 가장 중요한 역할을 하는 것으로 나타났다. 성인이 된 그들의 성공 여부는 지능지수가 아니라 어려운 유년기를 보내며 얼마만큼 감정과 좌절을 통제할 수 있었는지, 다른 아이들과 협력하며 지낼 수 있었는지에 달

려 있다는 것이다.[5]

프로이트와 다윈을 넘어서 : 심리학의 제3혁명

20세기의 심리학은 다윈과 프로이트의 두 가지 이론이 그 중심축을 이루고 있다. 이들의 이론이 감정의 균형이라는 완전히 새로운 전망으로 이어지기까지는 무려 100여 년의 시간이 흘러야 했다.

다윈은 하나의 종의 진화를 새로운 구조와 기능의 지속적인 축적으로 본다. 모든 조직이 각각 지닌 독특한 나선조직의 물리적 특징에 다른 특징들이 첨가된다는 뜻이다. 인간과 유인원은 종의 진화면에서 볼 때 그 기원은 같지만 많은 시간이 지난 후에 서로 분리되었기 때문에 인간을 원숭이보다 더 진화된 형태(인간의 경우, 체모나 턱이 돌출된 얼굴 형태와 같은 몇몇 특징들이 점차 덜 두드러지게 나타난다.)로 본다. 원숭이는 각각의 조상을 갖고 있는 다른 포유류들과도 공통의 특징들을 많이 가지고 있다. 이런 형태로 진화의 긴 사슬이 이어져 왔던 것이다.

고고학적 발굴에서 볼 수 있듯이 인간의 뇌의 골격이나 형태는 단층마다 지속적으로 진화해왔다. 인간의 복잡한 뇌의 구조는 원숭이의 뇌의 구조와 동일하며, 더 거슬러 올라가면 파충류의 뇌와 유사한 것을 발견할 수 있다. 반면, 전전두엽피질처럼 최근에 와서 발달된 구조들은 인간에게서만 나타난다. 그렇기 때문에 호모사피엔스의 둥근 이마 형태야말로 유인원에 근접한 선조들의 얼굴과 완연히 구별된다.

이와 같은 다윈의 주장은 너무나도 혁명적이었기 때문에 사람들의 생각에 혼란을 가져왔다. 그의 이론이 제대로 받아들여진 것은 20세기 중반에나 이르러서였다. 이러한 진화론에 비춰보면 우리는 뇌 중심부에 이미 우리의 존재 이전부터 존재했던 동물들의 뇌 일부를 가지고 살고 있는 것이다.

프로이트는 〈무의식〉이라고 불리는 정신 영역을 집중적으로 연구했다. 무의식은 이성에 의해서 조절되지 않는 부분이다. 신경학을 전공한 프로이트는 자신의 이론을 뇌의 구조나 기능으로만 설명할 수 없다고 생각했다.

오늘날처럼 뇌의 해부학적 형태나 특히 뇌의 활동방식에 대한 지식이 없었지만 그는 기존의 이론에 동의할 수 없었다. 그의 유명한 연구서인 『과학적 심리학을 위한 프로젝트』를 통해 두 가지 분야를 통합해보려던 그의 시도는 결국 실패로 돌아갔다. 자신의 연구결과에 만족하지 못했기 때문에 그는 책 출판을 거부했다. 그러면서도 그는 끊임없이 같은 문제를 놓고 깊이 생각했다. 언젠가 나는 프로이트에게 상담을 받은 적이 있는 유명한 심리학자 워티스 박사를 만난 일이 있다. 그는 85세의 고령이었지만 자신이 창간한 생물심리학의 회지,《생리심리학》편집일에 적극적이었다. 그는 내게 1930년대초에 비엔나로 프로이트를 찾아가 상담한 적이 있다고 했다.

"현재 논의되고 있는 심리학만을 배우려 하지 마십시오. 이미 그것은 옛것이 되어가고 있습니다. 당신의 세대는 아마도 심리학에 생물학을 접목시킨 새로운 심리학의 시대가 도래할 것입니다. 바로 그 점에 심혈을 기울여야 합니다."

워티스 박사는 그 당시 프로이트의 이런 주장에 많이 놀라지 않을 수 없었다. 그때만 해도 세계는 상담치료를 통한 그의 치료법과 이론에 매혹되어 있었는데, 그는 이미 그 이후를 내다보고 있었던 것이다.

20세기말에 이르러서야 포르투갈 출신의 유명한 미국 의학박사이며 연구가였던 안토니오 다마시오가 원시상태의 뇌와 이성적 능력을 갖춘

뇌 즉 감정과 이성 사이에 존재하는 지속적인 긴장상태를 설명했다. 분명 프로이트를 만족시켰을 신경학적 이론이었다. 한 발 더 나아가 다마시오 박사는 어떤 면에서 감정이 이성에 필수적인지를 보여주었다.

두 가지 뇌 : 감정뇌와 인지뇌

다마시오는 정신적인 삶이 가능한 것은 이성과 감정이 공존하고자 하는 끊임없는 노력 덕분이라고 했다. 인지능력이 있고, 의식적이고 합리적인 능력이 있는 뇌는 신체 밖의 세상을 향하고 있다. 그 반대로 감정과 무의식, 생존본능을 지배하는 뇌는 몸과 깊은 연관을 맺고 있다. 이 두 개의 뇌가 각각 매우 다른 방법으로 우리 삶의 경험과 행동을 지배한다. 다윈이 예견했던 것처럼 인간의 뇌는 두 개의 커다란 부분으로 이루어져 있다. 뇌의 중심에는 다른 포유류들과 같은 뇌가, 그리고 일부는 파충류와 비슷한 형태를 가진 뇌가 자리잡고 있다. 이 부위가 처음 진화과정을 통해 자리 잡은 뇌의 부분이다. 19세기의 프랑스 신경학자인 폴 브로카가 처음으로 이 부분에 대해 언급하면서 뇌에 〈변연〉[6] 이라는 이름을 붙였다. 수백만 년의 진화과정을 거쳐 오면서 변연계 주위로 새로운 뇌, 다시 말해 〈신피질〉이 최근에 이르러 나타나기 시작했다. 라틴어로 이 말은 〈새로운 껍질〉 또는 〈새로운 포장〉이라는 뜻이다(그림 2 참조).

감정과 신체의 생리현상을 조절하는 변연계

변연계는 대뇌의 가장 중심부에 위치해 있다. 〈뇌 안의 뇌〉라고 부르는 이유도 이 때문이다. 피츠버그 대학의 신경 인지학 실험실의 연구결과에 의하면, 실험 참가자에게 뇌의 가장 중심부에 있는, 두려움을 조절하는 부위를 자극하는 약물을 투입하면 감정뇌가 마치 전구가 켜지듯이 반응하기 시작한다. 반면 그 주위의 신피질 부위는 아무런 반응도 보이지 않는다.

나 역시 임상실험에 직접 참가했다. 약물이 뇌 안으로 침투했을 때의 이상한 느낌을 아직도 기억한다. 나는 아무 이유 없이 두려움을 느꼈다. 그것은 절대적인 두려움이며, 특별한 대상과 관련이 없는 두려움이었다. 다른 참가자들도 나처럼 강하고 '흔들거리는 듯한' 공포감을 느꼈다고 했다. 다행히 이런 느낌은 단 몇 분간만 지속되었다.[7]

감정뇌의 조직은 신피질의 조직보다 훨씬 더 단순하다. 신피질에서 일어나는 반응과는 달리 대부분의 변연계 부위는 정보를 처리할 수 있는 신경들이 일정한 형태를 가진 막에 싸여 있지 않다. 변연계의 신경들은 서로 뒤엉켜 있다. 신피질에 비해 덜 발달된 구조 때문에 감정뇌에 의한 정보처리는 신피질의 능력보다 훨씬 더 원시적인 면이 있다. 하지만 속도는 더 빠르고 좀더 생존의 본능에 가깝게 작용한다. 그렇기 때문에 어두컴컴한 숲에서 뱀을 닮은 나뭇가지를 보면 두려운 감정을 일으킬 수 있는 것이다. 뇌의 다른 기관들이 그것이 해롭지 않다는 분석을 마치기도 전에 감정뇌는 아주 부분적이고 정확하지 못한 정보만으로도 반응을 하는데, 이는 본능적으로 생존하려는 욕구 때문이다.[8]

감정뇌의 조직 자체도 신피질과는 많이 다르다. 수포진이나 광견병과 같은 바이러스가 뇌에 침투해 들어오면 중심부의 뇌는 감염되지만 신피질은 감염되지 않는다. 처음 광견병이 발작할 때 비정상적일 정도의 격한 감정이 폭발하는 반응을 보이는 이유도 그 때문이다.

변연계는 몸의 여러 부분에서 끊임없이 정보를 받아 생리적 균형을 유지하기 위해 적절한 반응을 하도록 명령하는 조정실이다. 호흡, 심장박동, 혈압, 식욕, 수면, 성욕, 호르몬 분비, 심지어 면역 기능도 변연계의

치유

명령체계에 따른다.

변연계는 이렇듯 몸의 여러 기능들이 서로 균형 있게 활동할 수 있도록 하는 역할을 맡고 있다. 여기서 균형상태란 19세기의 프랑스 학자이며 근대 생리학의 아버지인 클로드 베르나르가 〈호메오스타시스〉(생명체가 환경변화에 대하여 자기 자신을 변화시켜 균형을 유지하려는 작용. 항상성이라고도 한다. : 역주)라고 부르던 상태를 말한다. 생명 유지를 위해서는 이와 같은 적극적인 균형상태가 지속되어야 한다.

이런 관점에서 보면, 인간의 감정이라는 것은 우리 신체에 대한 생리적 반응으로서, 어떤 의식적 현상의 총체이다. 이 반응은 내적, 외적 환경의 요청에 대해 생리적 시스템으로서의 인간의 육체의 활동을 끊임없이 감시하고 조절하는 역할을 한다.[9] 다시 말해 감정뇌는 인지뇌보다 신체와 더 긴밀한 관계를 갖고 있다. 그렇기 때문에 인간 감정에 가까이 다가가기 위해서는 언어보다는 육체를 통하는 것이 더 쉽다.

한 예를 들어보자. 마리안느는 2년 전부터 프로이트식의 전통적인 상담치료를 받아왔다. 그녀는 긴 소파에 비스듬히 누워 정서적인 면에서 남자에게 지나치게 의존하려는 자신의 문제점을 놓고 '자유롭게 생각을 정리하고' 치료하기 위해 노력했다. 그녀는 남자가 자신을 사랑한다고 말할 때 더없는 행복을 느꼈지만, 반면 잠시라도 떨어져 있는 걸 견디지 못했다. 마치 어린 아이처럼 고통스러워했다.

2년간 상담치료를 받은 결과, 마리안느는 자신의 문제점이 무엇인지 정확하게 깨달을 수 있었다. 어렸을 때 잘 알지 못하는 유모에게 자주 자신을 맡기곤 했던 엄마와의 관계에 대해서도 자세하게 이야기했다. 그녀는 스스로 이런 경험들 때문에 항상 불안감을 느끼는 것 같다고 했다. 그녀는 아주 현명하게 자신의 증상들에 대해 의사와 지속적으로 상담하면서 어떻게 자신의 경험들을 되살려냈는지 분석했다. 분석하는 동안에는 어렸을 때 경험했던 고통과 슬픔을 찾아내지 못했지만 그녀의 상태는 많이 호전되었고, 그녀 스스로도 전보다 자유로워졌다고 했다.

그런데 그녀는 자신이 상담중에 단 한 번도 눈물을 흘린 적이 없다는 사실을 알게 되었다. 상담과정 자체가 사고와 언어 치료에 집중되어 있었던 것이다.

그러다 어느 날 해수요법 치료 중의 하나인 마사지를 받던 중에 놀랍게도 예전의 고통스럽고 슬픈 감정이 되살아났다. 수련의가 등을 바닥에 대고 누워 있는 그녀의 배를 부드럽게 쓸어주고 있었다. 배꼽 바로 윗부분에 손이 닿자 마리안느는 갑자기 울컥했다. 수련의는 문제의 그 부위를 쉬지 않고 둥글게 마사지해주면서 지금 어떤 감정을 느끼는지 이야기해 보라고 했다.

잠시 후, 마리안느는 온몸을 비틀며 통곡하기 시작했다. 7살 때 맹장 수술을 하고 병원 침대에 누워 여름휴가에서 돌아오지 않은 엄마를 기다리던 때의 기억이 되살아났던 것이다. 그렇게 오랫동안 슬픔의 정체를 찾아 헤맸는데 그것이 결국 그녀의 몸 한구석에 고스란히 감춰져 있었던 것이다.

감정뇌는 신체와 긴밀한 관계를 맺고 있기 때문에 언어 치료보다 신체 치료를 통해 해결하는 것이 효과적일 때가 있다. 물론 약물로 직접 신경의 기능을 조절할 수도 있지만 그밖에도 안구운동이나 심장박동의 변화, 수면의 주기 변화, 그리고 밤낮의 생체 리듬 변화와 수면의 관계, 수면시 움직임 등을 파악해서 조절할 수 있으며, 침술이나 음식물 조절로도 내재적인 생체리듬을 조절할 수 있다.

이 책을 읽어나가는 동안 우리는 감정적인 관계, 더 나아가 공동체 속에서 타인과의 인간관계 또한 매우 중요하다는 사실을 확인하게 될 것이다.

인지능력과 언어, 이성의 능력을 조절하는 대뇌피질

〈새로운 껍질〉이라고 불리는 신피질은 뇌의 특징인 주름진 표면을 이루는 부위를 일컫는다. 다시 말해 감정뇌를 감싸고 있는 덮개를 말한다. 신피질은 진화 단계에서 가장 최근에 형성된 층으로 대뇌 표면에 위치해 있다. 각기 다른 6개의 신경단층으로 이루어진 신피질은 마이크로프로세서처럼 가장 효과적으로 정보처리를 할 수 있도록 완벽한 조직을 갖추고 있다.

바로 이 조직체가 뇌에서 정보처리 역할을 담당하고 있다. 오늘날 사람의 얼굴을 조명이나 방향에 따라 다르게 인식할 수 있는 컴퓨터 프로그램을 개발하는 데는 아직도 어려움이 많다. 반면에 신피질은 몇 천분의 일초라는 찰나적인 순간에도 아주 쉽게 사람의 얼굴을 식별해 내는 능력이 있다. 청각의 경우, 태어나기도 전에 모국어와 외국어의 차이를 식별해내는 등, 소리에 관한 정보처리 능력도 매우 뛰어나다.[10]

인간의 경우, 이마 뒤쪽, 눈의 윗부분에 자리잡고 있는 소위 '전두엽피질'이라고 불리는 신피질이 가장 많이 발달되어 있다. 감정뇌의 크기는 종마다 거의 비슷하지만(물론 뇌의 크기에 따라 조금씩 다르긴 하지만) 인간뇌의 전두엽피질은 다른 동물에 비해 전체 뇌에서 많은 부분을 차지하고 있다.

신피질은 전두엽피질을 매개로 주의력이나 집중력을 조절하고, 충동이나 본능을 억제하며 사회적 관계와, 다마시오가 증명한 바 있는 인간의 도덕적 행동을 조절한다. 특히 신피질 덕분에 인간은 생각으로만 존재하는, 다시 말해 눈에 보이지 않고 손으로 만질 수도 없는 '상징'을 바탕으로 미래의 계획을 세울 수 있다. 신피질(인간의 인지능력을 담당하는 뇌)이야말로 집중력, 사고력, 예지력, 도덕적 행동들과 같은 인간존립의 가장 근본적인 요소들을 관장하는 곳이다.

감정뇌와 인지뇌가 조화를 이루지 못할 경우

감정뇌와 인지뇌는 거의 동시에 외부로부터 정보를 받아들인다. 이때 두 개의 뇌는 서로 협조하거나 아니면 경쟁하게 된다. 감정과 행동이 엇갈릴 때 다툼이 일어난다. 이와 같은 상호작용의 결과(협조관계이거나 경쟁관계)가 바로 우리가 외부세계나 다른 사람과 맺고 있는 관계에 대한 감정들을 결정하는 것이다. 이 관계가 경쟁관계일 때 우리는 불행하다는 느낌을 갖게 된다. 반대로 감정뇌가 우리를 감정적으로 느끼고 싶어 하는 방향으로 이끌어주고, 인지뇌가 가장 현명하게 이 방향으로 나아갈 수 있도록 해줄 때 우리는 내적인 조화로움을 느끼게 된다. ─ '원하는 대로 느끼고 현명하게 판단한다' ─ 바로 이럴 때 사람은 평안함을 느낀다.

감정의 단절

지금까지 인류의 진화는 가장 필수적인 것을 중심으로 진행되어 왔다. 진화는 무엇보다 한 세대에서 다음 세대로의 유전인자의 생존과 전이의 문제이다. 지난 수백만 년 동안 형성되어 온 뇌가 아무리 복잡하다고 해도, 집중력과 추리력 그리고 자신을 돌아보는 능력이 아무리 뛰어나다고 해도 만약 이런 능력들이 호랑이나 그밖의 위험한 적을 감지하는 데 방해가 된다거나 종족보존의 욕구를 느끼지 못하게 한다면 아마 인간이라는 존재는 이미 오래 전에 사라졌을 것이다.

다행히 감정을 지배하는 뇌는 항상 깨어 활동하고 있으며, 주변 환경을 감시하고 있다. 위험을 감지하거나 생존을 위해 꼭 필요한 기회가 오면 ─ 예를 들어 도움을 주고받을 동료, 필요한 구역이나 사물을 발견시 ─ 이 부위는 즉각적으로 몇천분의 일이라는 찰나에 인지뇌의 모든 작용들을 삭제해버리는 긴급 상황을 발동시키고, 활동을 중단한다.

이렇게 해서 뇌로 하여금 생존에 필수적인 것에만 몰두할 수 있게 한다. 운전을 할 때 운전석 옆자리에 앉은 사람과 계속 대화를 하는 상황에서도 우리가 달려드는 트럭을 무의식적으로 알아볼 수 있는 것도 같은 맥락이다. 감정뇌가 위험신호를 울려 위험이 사라질 때까지 우리의 관심을 한곳에 집중하게 한다.

카페 테라스에서 열심히 이야기를 나누던 두 남자가 미니스커트를 입은 매력적인 여자가 지나가는 것을 보고 갑자기 대화를 중단하는 것도 같은 맥락이다. 공원에서 이상한 개가 자기 아이 쪽으로 가까이 다가가는 것을 얼핏 보자마자 그 부모가 갑자기 하던 행동을 멈추고 조용해지는 것도 마찬가지다.

예일 대학의 파트리시아 골드만-라킥 연구진은 감정뇌가 인지뇌의 가장 발달된 부분인 전두엽피질을 단절하는 능력이 있다는 사실을 밝혀냈다. (컴퓨터 용어에서처럼 영어로 표현하면 '오프-라인'으로 만들기.) 심각한 스트레스를 받을 때 전두엽피질은 더 이상 반응하지 않고 행동을 조절하는 능력을 잃어버린다. 그때 본능적이고 반사적인 행동이 먼저 나타난다.[11] 긴급 상황에 직면할 때 인간은 훨씬 빠르고 반사적인 반응을 보이도록 진화해 왔다. 그것은 마치 생존의 문제에 직면했을 때 감정뇌가 인지뇌보다 우리를 더 잘 보호하도록 작용하는 것과 똑같다.

우리 옛 조상들은 야생의 대자연에서 살아왔다. 그때 이와 같은 긴급 시스템의 작동은 필수적이었을 것이다. 호모사피엔스가 출현한 뒤 수백만 년이 지난 오늘날 역시 일상생활을 영위하는 데도 이 시스템은 놀랍도록 유용하다. 하지만 인간의 감정이 지나치게 폭발할 때 감정뇌가 인지뇌보다 앞서서 우리의 사고 기능을 통제하기 시작한다. 그렇게 되면 우리는 자연스런 사고의 흐름을 통제하지 못하고 결국 적절하지 못한 행동을 하게 된다. 좋지 않은 일이 있거나 우울하거나 아니면 감정적으로 심한 충격을 받아 '화가 치밀어 오르는' 느낌이 날 때가 바로 이런 때이다. 이것은 신체적으로나 성(性)적으로, 또는 단순히 감정적 피해를 받은 사람들이 보이는 '지나치게 예민한 기질'을 설명해준다.

치료과정에서 감정적 단절이 일어나는 경우는 대개 다음의 두 가지 경우이다. 첫번째는 '외상 후 스트레스 장애(PTSD)'라고 불리는 것으로 강간이나 지진과 같은 심한 정신적 충격으로 인해 감정뇌가 지나치게 성실한 파수병이 되어 항상 깨어 있는 경우이다. 마치 위험하지 않은 상황은 있을 수 없다는 듯이 너무 자주 긴급상황을 발동시킨다.

다음의 예가 그 경우이다. 9·11테러에서 살아남은 한 여자가 내가 근무하고 있던 피츠버그 센터에 치료를 받으러 온 적이 있다. 그녀는 테러사건이 발생한 지 수개월이 지났는데도 빌딩에 들어갈 때마다 몸이 마비되는 것 같다고 호소했다.

두번째는 '불안장애'로, 심리학에서 '공포장애'라고 불리는 유형이다. 선진국에서는 20명 중 한 명이 공포장애를 겪고 있다.[12] 공포장애를 겪는 환자들은 겉으로 일어나는 증상들이 너무 심하기 때문에 바로 발작이 일어날 것 같다고 호소한다. 변연계가 갑자기 신체기능을 통제하는 것이다. 심장 박동이 빨라지고, 위가 뒤틀리는 것 같고, 손과 발이 떨리고, 곳곳에 땀이 맺힌다. 동시에 아드레날린이 과다분비되면서 인지능력이 마비된다. 아무리 인지뇌가 긴급 상황이 아니라고 해도 소용이 없다. 아드레날린에 의해 '단절되어 있는 한' 벌어지는 상황에 대처할 능력이 없기 때문이다.

이와 같은 불안장애를 경험한 사람들은 그때의 상황을 이렇게 표현한다. "머리가 텅 비어버리는 것 같아요. 아무 생각도 나지 않아요. 오직 나는 죽어가고 있구나. 앰뷸런스를 불러줘. 제발 당장…… 이런 생각뿐이죠."

인지능력의 마비

우리는 인지뇌가 감정을 조절해주기 때문에 광폭한 폭군처럼 본능과 반사작용에만 의존하지 않고 살아갈 수 있다. 스탠포드 대학이 발표한 뇌 사진을 보면 이와 같은 대뇌피질의 역할이 잘 나타난다. 학생들에게 짓이겨진 몸이나 얼굴 등 아주 끔찍한 사진을 보여주자 그들의 감정뇌 부위가 즉각적으로 반응하기 시작했다. 하지만 그들이 감정을 통제하려고 노력하는 동안 촬영된 뇌사진에 대뇌피질 부위가 가장 두드러지게 나타나는 것을 볼 수 있다. 이 부위가 감정뇌의 모든 활동을 저지하는 것이다.[13]

하지만 감정을 너무 의식적으로 통제하게 되면 감정뇌가 보내는 구조 신호를 듣지 못할 위험이 있다. 어렸을 때 감정 표현을 제대로 하지 못하고 성장한 사람들은 지나치게 감정을 통제한다. 예를 들어 "남자는 우는 게 아니야"라는 소리를 수십 번씩 들으며 성장한 사람은 결국 울어서는 안 된다고 세뇌당한다.

감정을 지나치게 통제할 경우, 적절한 반응을 보이지 못하는 무감각한 기질이 될 수 있다. 게다가 감정적인 정보를 충분히 접하지 못한 뇌는 여러 가지 다른 문제에 직면할 수도 있다. 이런 사람은 내면 깊은 곳에서 자신이 진정으로 원하는 것을 느끼지 못하기 때문에 쉽게 결정을 내리지 못한다. 내면 깊은 곳이란 심장과 배를 일컫는데, 이 부분이 바로 감정의 '내장 속' 울림이 퍼지는 부위이다.

예를 들어 지나치게 '수학적인 지식'을 가진 사람들은 두 개의 사진기나 두 대의 자동차 중 하나를 선택해야 할 때 너무 세밀한 부분에 집착하기 때문에 혼란스러워한다.

19세기의 피네아스 갸즈[14]처럼 잘 알려진 경우거나, 좀더 최근에 에스링거와 다마시오[15]가 설명한 〈E.V.R〉 환자처럼 보다 심각한 경우에는 신경이 손상되어 인지뇌가 감정을 느끼는 것을 방해할 때도 있다.

E.V.R의 예를 좀더 살펴보자. 지능지수가 130으로 다소 높았던 그는 동료들 사이에서도 인정받는 실력가였다. 회계원이었던 그는 일찍 결혼을 해서 자녀도 여러 명 있었고, 성실하게 교회생활을 하면서 매우 안정적인 삶을 누리고 있었다.

그런데 어느 날 뇌수술을 받고 나서 인지뇌와 감정뇌가 분리되는 일이 발생했다. 그는 점점 작은 결정도 스스로 내리지 못하게 되었다. 그에게는 모든 것이 '의미' 없어 보였다. 추상적인 사고능력을 잃었던 것이다. 그런데 이상하게도 지능검사는 — 지능검사야말로 추상능력을 측정하는 테스트인데 — 평균보다 월등히 높은 것으로 나타났다. 그럼에도 불구하고 그는 하루종일 무엇을 하며 시간을 보내야 할지 알지 못했다. 어떤 것을 선택해야 할지, 마음이 원하는 것이 무엇인지 몰랐기 때문에, 그는 아주 사소한 문제를 두고도 몹시 혼란스러워하다 결국 아무 결정도 내리지 못했다.

이렇게 해서 그는 직장을 잃게 되었고, 정상적인 결혼생활마저 힘들어졌다. 게다가 각종 사업에 손을 대는 바람에 전재산을 잃고 말았다. 지능지수는 여전히 높았지만, 어떤 것을 선택해야 할지 아무런 감정이 없기 때문에 행동은 엉망이 되어버린 것이다.

뇌손상을 입지 않은 사람들도 가끔 감정이 마비되는 경험을 하게 되는데, 이 경우 건강에 심각한 영향을 끼칠 수도 있다. 하지만 감정뇌와 인지뇌가 분리되어 있기 때문에 우리는 변연계에 나타나는 사소한 경계신호 정도는 무시할 수 있다. 사실 우리는 종종 힘든 직장생활과 그다지 평화롭지 못한 결혼생활 때문에 고통스러워할 때가 있다. 단지 밖으로 드러나지 않는 고통이기 때문에 당장 느끼지 못하고 있을 뿐, 고통 자체가 없는 것은 아니다. 우리의 몸이 감정뇌의 주요행동부위이기 때문에 이와 같은 어려움은 신체적 문제로 나타난다. 그 증상은 이유를 알 수 없는 피로감, 고혈압, 감기 또는 계속 재발하는 여러 가지 감염 증상, 심장질환, 장질환, 피부질환 등과 같은 전형적인 스트레스 증상들이다.

버클리 대학에서 이러한 현상을 연구한 결과, 부정적 감정 그 자체보다 인지뇌가 부정적 감정을 억압함으로써 심장과 동맥에 더 과중한 부담을 준다는 사실을 밝혀냈다.[16]

부처의 미소

조화로운 사회생활을 위해서는 즉각적이고 본능적인 감정적 반응과 원만한 사회관계를 위한 합리적인 대안들을 균형 있게 유지할 수 있어야 한다. 감정지능은 뇌의 신피질과 변연계가 매순간 긴밀한 협조관계를 유지해나갈 때 가장 잘 드러난다. 이런 상태에서는 사고나 결정, 행동들이 서로 알맞게 배열되어 특별한 주의를 기울이지 않아도 자연스럽게 진행된다. 우리는 매순간 어떤 결정을 해야 할지 알고, 추구하는 가치와 행동이 일치하기 때문에 별다른 노력 없이 자연스럽게 목표에 다가간다. 우리가 추구하는 것은 바로 이와 같은 평안의 상태이다. 다시 말해 그것은 방향을 일러주고 힘을 주는 감정뇌와 행동하게 하는 인지뇌 사이의 완벽한 조화가 이루어지는 상태를 말한다. 잘 알려진 심리학자인 크식스젠트미할리는 전후 혼란기를 겪고 있던 헝가리에서 성장했는데, 그는 일생동안 평안상태가 무엇인지를 근본적으로 이해하기 위해 연구에 몰두했다. 그는 이것을 〈흐름(flow)〉 상태라고 이름지었다.[17]

뇌의 조화상태를 표현하는 가장 간단한 심리학적 표지로 미소를 들 수 있다. 이는 다윈이 한 세기보다 더 이전에 생물학적 근원을 연구하는 과정에서 발견해 낸 것이다. 사회 규율상 어쩔 수 없이 거짓 미소를 지어야

2. 감정뇌와 인지뇌

할 경우에는 얼굴 전면의 관골근만이 움직이고 입술이 살짝 들어올려지면서 이가 보인다. 반면 진실한 '미소'를 지을 때는 눈가의 근육이 움직인다. 거짓 미소의 경우 인지뇌가 명령해도 눈가의 근육을 움직일 수 없다. 그렇기 때문에 눈은 결코 거짓말을 할 수 없다. 눈가의 주름이야말로 거짓 미소와 진실한 미소를 구분짓게 한다. 따뜻한 미소, 진실한 미소는 자신의 생각과 느낌을, 다시 말해 이성과 감정의 조화로운 상태를 상대방이 직감적으로 알 수 있게 해준다. 사람의 뇌는 이러한 〈흐름〉의 상태에 도달할 수 있는 타고난 능력을 지니고 있다. 가장 보편적인 상징이 바로 부처의 얼굴에 번지는 미소이다.

다음 장에서는 이와 같은 조화로운 상태에 이르는 자연적인 방법들을 소개할 것이다. 이를 통해 이성과 감정의 조화를 이룰 수 있기를 바란다. 살면서 큰 변화가 없는 지능지수와 달리 감성지수는 각 연령에 따라 교정이 가능하다. 언제든지 자신의 감정을 조절하고 타인과 원만한 관계를 유지하는 법을 배울 수 있다.

여기에서 기술된 첫단계가 의심의 여지없이 가장 근본적인 것이다. 스트레스를 해소하려면 평안한 마음으로 심장 박동수를 정상치로 유지하고, 불안감을 조절하고 통제함으로써 근본적인 에너지를 최대화해야 한다. 이것이 우리의 감성지수를 최대화할 수 있는 첫번째 열쇠이다.

3
감정과 이성

내가 비밀을 하나 가르쳐 줄게. 여우가 말했다.
아주 간단해. 가장 중요한 것은 눈으로 볼 수 없어.
마음으로만 볼 수 있지.

——생텍쥐페리, 『어린 왕자』

음악가의 심장

언젠가 헤르베르트 폰 카라얀이 자신은 음악을 위해서만 살고 있다고
말한 적이 있다. 아마 그는 자신의 말이 얼마나 진실이었는지 잘 알지 못
했을 것이다. 그는 30년 동안 베를린 필하모니 오케스트라 지휘자로 활
동하다 은퇴한 지 일 년 만에 세상을 떠났다. 한데 놀랍게도 호주 출신의
심리학자 두 명이 이 사실을 예견했었다. 12년 전, 그들은 다양한 음악적
자극에 반응하는 카라얀의 심장에 대해 연구했었다.[1] 그들은 카라얀이
감성적이고 감동적인 소절이 많은 베토벤의 레오노르 3번의 서곡을 연
주하고 있을 때 심장박동이 가장 큰 폭으로 뛴다고 했다. 또한 실제로 이
소절을 다시 듣기만 해도 그의 심장박동은 똑같이 강렬해졌다.

사실 레오노르 3번 말고도 지휘할 때 신체적으로 훨씬 더 많은 에너지
소모가 필요한 소절들이 많다. 하지만 카라얀은 이런 소절에서는 오히

43

려 심장이 아주 약하게 뛸 뿐이었다. 그는 그밖의 일상생활에도 그다지 마음을 쓰지 않는 것 같았다. 그의 전용 비행기가 긴급한 상황에서 이륙하거나 착륙할 때도 심장은 아주 약하게 뛰었다. 그의 심장은 음악을 위해서만 존재하는 것 같았다. 그러기에 음악에서 멀어졌을 때 그의 심장은 멎을 수밖에 없었던 것이다.

심장과 뇌의 밀접한 관계

누구나 한 번쯤은 그 부인이나 남편이 사망하자 곧 몇 달 만에 돌아가셨다는 할아버지나 할머니의 이야기를 들어보았을 것이다. 아들을 잃고 따라 죽었다는 어머니의 이야기도 있다. 사람들은 그들이 "마음의 충격을 받았다"고들 말한다. 하지만 의학계에서는 오랫동안 이와 같은 현상을 우연의 일치라고 가볍게 다루었다. 심장전문의와 정신과 전문의들이 이런 일화에 관심을 갖기 시작한 것은 불과 20년 전의 일이다.

연구 결과 스트레스가 흡연보다 심장에 더 위험하다는 사실이 밝혀졌다.[2] 게다가 심근경색의 결과로 우울증이 나타나는 경우, 다른 어떤 심장질환의 예후보다 더 나빠서 6개월 이내에 사망하게 될 확률이 높아진다.[3] 감정뇌가 정상적인 활동을 하지 못하면 심장이 고통을 받고, 결국 지쳐버리게 된다. 무엇보다 가장 놀라운 사실은 이런 관계가 상호적이라는 것이다. 매순간, 심장의 균형이 뇌에 영향을 미친다. 일부 심장전문의와 신경과 전문의들은 심지어 〈심장-대뇌계〉가 서로 떼어놓을 수 없는 관계라고 단언한다.[4]

심장과 뇌의 관계를 조화롭게 할 수 있는 약이 있다면 모든 신체조직에 좋은 효과가 있을 것이다. 노화현상을 지연시키고, 스트레스와 피로를 줄이고, 불안증을 없애고 우울증에 빠지지 않게 해줄 것이다. 편안하게 잘 수 있을 것이고, 낮에는 집중력이 높아지고 정확성이 길러질 것이다. 특히 뇌와 몸의 관계가 균형이 잡히면서 〈흐름〉의 상태를 유지할 수 있을 것이다. 결국 그 약은 혈압강하제, 안정제 또는 항우울제를 '모두 하나로' 결집한 약이 될 것이다.

만약 이런 약이 존재한다면 의사들 모두 서슴없이 이 약을 처방할 것이다. 어쩌면 정부에서 앞장서 치아를 위해 불소를 식수에 첨가하듯이 이 약품도 식수에 넣으려 할지도 모른다.

하지만 유감스럽게도 이런 기적의 약은 아직 없다. 그러나 얼마 전부터 심장과 뇌를 조화롭게 하는 간단하고 효과 있는 방법들이 알려졌다. 최근에 개발된 이 방법은 여러 연구 결과 사람을 생리현상적인 면에서 실제 나이보다 젊게 만들 수 있음이 밝혀졌다. 이것이 어떻게 가능한지 알아보기 위해 먼저 〈심장-대뇌계〉의 기능에 대해 짧게나마 언급해 보려 한다.

심장은 감정을 읽고 느낀다

우리는 여러 감정들을 머리가 아니라 가슴으로 느낀다. 그리고 이것을 당연한 일로 받아들인다. 일찍이 1890년에 하버드 대학의 교수이며 미국심리학의 아버지인 윌리엄 제임스는, 감정은 무엇보다 몸의 상태를 나타내고, 그에 뒤이어 머리에 감지되는 것이라고 발표한 바 있다. 그는 이런 결론을 감정에 따른 일반적인 경험을 통해 얻어냈다.

3. 감정과 이성

프랑스어에서는 '배가 뒤틀릴 정도로 무섭다' 혹은 '마음(심장)이 가볍다' 라는 표현이나 〈걱정하다〉라는 의미로 흔히 사용하는 '담즙이 나온다' 라든가, 〈궤양〉(ulcère)이라는 뜻도 있는 '마음에 상처를 입히다' (ulcéré)라는 표현처럼 몸과 관련된 표현들이 있다. 이런 것들은 단지 문체상의 표현만은 아니다. 우리가 일련의 감정상태에 놓여 있을 때 우리 몸이 느끼는 정확한 상태를 표현하는 것이다. 최근에는 내장과 심장이 몸의 〈작은 뇌〉처럼 수십만 개의 신경단위로 이루어져 있다는 사실이 밝혀졌다. 이렇듯 몸의 한 부위에 자리잡고 있는 작은 뇌들은 자기 스스로의 감지시스템을 가지고, 그 기능에 따라 활동을 조절한다. 그리고 경험을 바탕으로 변형하기도 하는데, 어떤 면에서 보면 모두가 고유의 기억을 형성해나간다고 할 수 있다.[5]

심장은 반자동적인 신경묶음을 지니고 있으면서, 동시에 호르몬을 생성해내는 공장이다. 고유의 아드레날린을 보유하고 있다가 가장 필요로 할 때 배출한다. 그와 동시에 혈압을 조절하는 ANF 호르몬을 분비하고 통제한다. 또한 사랑의 호르몬이라고 불리는 옥시토신(자궁수축호르몬 : 역주)을 분비한다. 예를 들어 수유할 때, 사랑하는 연인을 만날 때, 그리고 오르가슴을 느낄 때, 옥시토신이 핏속으로 흘러들어간다.[6] 심장에서 분비되는 모든 호르몬은 뇌에 직접적으로 작용한다.

마지막으로 심장은 몸의 여러 곳에서 감지되는 방대한 전자기장의 변화 조직체에도 참여한다.[7] 이렇듯 우리는 감정을 나타내는 언어에 심장이란 말이 많이 사용되는 이유가 괜한 것이 아니었음을 알 수 있다. 심장은 감지하고, 느낀다. 그리고 심장의 활동은 뇌를 비롯해 모든 생리현상에 영향을 미친다.

마리의 예를 통해 우리는 이런 결론들이 결코 이론적인 것만이 아니라는 사실을 알 수 있다. 50대의 나이에 접어든 그녀는 몇 년 전부터 시간과 장소를 불문하고 갑자기 불안장애가 일어날지 모른다는 생각에 시달리고 있었다. 무엇보다 심장이 지나치게 빨리 뛰어 고통스러워했다. 언젠가 어느 리셉션에 참석했는데 아무 이유도 없이 갑자기 심장이 요동치기 시작했다. 다리에 힘이 빠지면서 그대로 주저앉을 것 같아, 그녀는 옆에 있는 남자의 팔에 매달려야 했다.

그 후 그녀는 언제 또다시 심장이 발작을 일으킬지 모른다는 불안감에 시달려야 했고, 결국 조금씩 바깥 활동을 줄여야 했다. 리셉션 사건 이후 그녀는 친한 친구나 딸과 함께 동행하지 않고는 외출을 하지 않았다. 시골 별장에 갈 때도 절대 혼자 운전하지 않았다. 고속도로에서 심장이 언제 자신을 놓아 버릴지 모른다는 두려움 때문이었다.

마리는 발작의 이유를 전혀 알 수 없었다. 마치 심장이 어느 날 갑자기 자신도 알지 못하는 이유로 무엇인가에 두려움을 느끼기로 마음먹은 것만 같았다. 그러자 생각마저 혼란스러워지고 불안해지면서 몸이 흔들리기 시작했다.

주치의는 그녀의 상태를 그다지 심각하지 않은 심장판막 질환의 하나인 〈심장판막증〉이라고 진단했다. 그리고는 심장의 흥분을 막는 베타차단제를 처방해주었다. 그런데 약을 복용한 후로 오히려 더 심한 피로감에 시달렸고 악몽을 꾸기도 했다. 결국 약 복용을 중단해야 했다. 그녀가 나를 찾아왔을 때 《미국 심리학저널》에 실린 기사 하나를 막 읽고 난 참이었다. 심장의 박동이 갑작스럽게 빨라지는 것은 심장판막보다 뇌에 그 원인이 있어서 일부 심장병 환자의 경우 항우울제로 치료가 가능하다는 기사였다.[8] 그러나 처음에는 나도 동료의사와 유사한 처방을 했다. 게다가 마리는 내가 처방해준 약이 너무 많아 불편하다고 했다.

마리의 심장은 직접 심장을 길들이는 법을 배우면서 진정되기 시작했다. 그녀가 '심장에게 말하는 법'을 배운 다음부터였다.

감정뇌와 심장의 〈작은 뇌〉의 관계는 감정지능에 있어서 중요한 역할을 한다. 말 그대로 심장을 통제하는 법을 배우면서 감정뇌를 길들이는 법을 알게 되고, 반대로 감정뇌를 통제할 수 있을 때 심장을 길들일 수 있는 것이다. 심장과 감정뇌의 긴밀한 관계는 바로 〈자율신경계〉라는 것에 의해 형성되는데, 이는 우리의 의지나 의식의 통제를 받지 않고, 신체의 기관과 조직의 활동을 조절하는 신경계의 일부이다.

자율신경계는 교감신경과 부교감신경의 두 종류로 이루어져 있는데, 각각 감정뇌에 의해 신체에 자극을 전달한다. 촉진과 억제 작용을 담당하는 교감신경(〈교감신경〉이란 용어는 라틴어의 '관계하다' 라는 어원에서 유래되었다. 이는 신경의 가지들이 척추를 따라 있는 척수와 관계하고 있기 때문이다.)에서는 아드레날린과 노르아드레날린이 분비된다. 이 호르몬들은 심장박동의 촉진을 돕는다.

반면 부교감신경에서는 다른 신경전달물질이 분비되어 이완과 진정의 상태를 유지한다. (부교감신경에서 분비되는 신경전달물질은 아세틸콜린이다.) 즉, 심장의 이완을 돕는 것이다. 포유류는 이 두 가지(억제와 촉진)가 지속적으로 균형상태를 이룬다. 포유류가 환경의 변화에 빠르게 적응해 나갈 수 있는 것도 이 때문이다.

토끼는 자신의 굴 앞에서 한가로이 풀을 뜯다가도 레이더와 같은 두 귀를 쫑긋 세우고 주변에 있을지도 모를 적을 확인하기 위해 공기의 냄새를 맡는다. 위험신호가 지나가면 그때서야 다시 풀을 뜯는다. 포유류의 생리현상만이 이와 같은 유연성을 지니고 있다. 미리 예측할 수 없는 급커브 길을 지나가기 위해서는 브레이크와 액셀러레이터 같은 장치가 필요하다. 평상시 이 두 작용이 정상적으로 작동해야 하며, 필요할 때는 서로가 팽팽하게 맞서며 보완작용을 할 수 있어야 한다. (옆 페이지의 그림 2 참조)

미국 출신의 전문의 스테판 포르제스는 포유류들이 점점 더 복잡한 사회적 관계를 발달시키며 진화될 수 있었던 것은 자율신경계를 이루는 두 기관의 미묘한 균형 덕분이라고 했다. 그 중에서도 가장 복잡한 관계

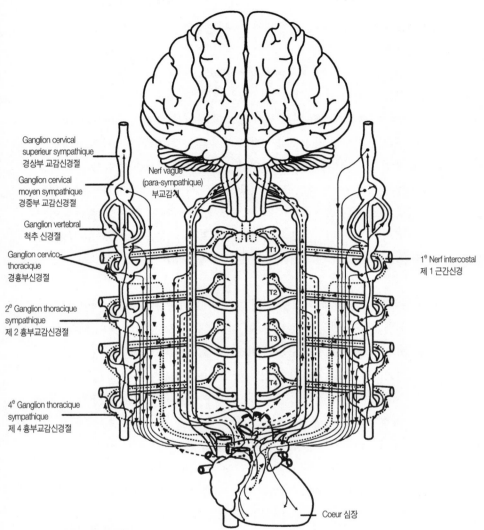

Ganglion cervical superieur sympathique
경상부 교감신경절

Ganglion cervical moyen sympathique
경중부 교감신경절

Ganglion vertebral
척추 신경절

Ganglion cervico-thoracique
경흉부신경절

2ᵉ Ganglion thoracique sympathique
제 2 흉부교감신경절

4ᵉ Ganglion thoracique sympathique
제 4 흉부교감신경절

Nerf vague (para-sympathique)
부교감계

T1
T2
T3
T4

1ᵉ Nerf intercostal
제 1 근간신경

Coeur 심장

[그림2] 심장-대뇌계

〈심장의 작은 뇌〉를 형성하는 신경의 반자동 망은 대뇌와 서로 깊이 연결되어 있다. 이 두 기관이 매순간 서로에게 영향을 주고받으면서 진정한 의미의 〈심장-대뇌계〉를 구성한다. 심장과 대뇌를 연결하는 메커니즘 중, 특히 자율신경계가 중요한 역할을 담당한다. 자율신경계는 심장의 기능을 활발하게 하고 감정뇌를 활성화시키는 〈교감신경계〉와 서로의 활동을 억제하는 〈부교감신경계〉로 이루어져 있다.

49

3. 감정과 이성

가 바로 사랑으로, 특히 두 개체가 서로 유혹하는 과정에서 가장 섬세하게 작용한다.

우리는 관심 있는 남자나 여자의 시선이 느껴질 때 심장박동이 빨라지고 때로는 얼굴이 붉어지는 경험을 해보았을 것이다. 이는 다시 말해 교감신경이 액셀러레이터를 좀 심하게 밟았기 때문에 일어나는 현상이다. 이때 우리는 정신을 가다듬고 자연스럽게 대화를 이끌어 나가려고 숨을 크게 내쉬기도 한다. 이때는 부교감신경이 브레이크를 밟았다는 뜻이다. 이와 같은 지속적인 조정이 없을 경우 정확한 감정풀이가 힘들어지기 때문에 사랑의 감정을 가지고 서로 접근하는 것이 훨씬 더 혼돈스럽고 어렵게 될 것이다. 이런 예는 자율신경계의 균형을 제대로 유지하는 능력을 갖추지 못한 청소년들에게서 흔히 볼 수 있다.

심장은 중추신경계의 영향을 받는 데에만 만족하지 않고, 뇌의 깊은 곳에 신경섬유를 전달한다. 바로 이 신경섬유가 모여 있는 곳이 뇌의 모든 활동을 조절한다.[9] 호르몬 분비관, 혈압, 신체자기장과 함께 심장의 〈작은 뇌〉 역시 신경섬유의 연결을 통해 감정뇌에 직접 작용한다. 다시 말해 심장이 제대로 작동하지 않게 될 경우 결국 감정뇌도 영향을 받게 된다. 이것이 마리가 겪고 있던 증상이었다.

이처럼 감정뇌와 심장 사이의 상호 작용을 직접 나타내주는 것이 정상적인 심장박동 간격이다. 자율신경의 교감신경과 부교감신경이 항상 균형상태에 있을 때 심장은 지속적으로 수축과 이완작용을 되풀이한다. 그 결과, 두 심장박동 사이의 간격이 결코 똑같지 않다.[10] 이와 같은 간격은 모든 생리현상의 촉진과 억제작용이 정상적으로 이루어지고 있다는 사실을 보여주기 때문에, 신체 상태가 매우 건강하다는 것을 의미한다. 이것은 일부 환자들이 겪는 부정맥 현상과는 아무 관련이 없다. 갑자기 심계항진(심장의 박동수가 몇 분 동안 급격하게 빨라지는 현상)이나 불안증을 동반한 흥분상태는 심장이 부교감신경계의 억제작용에 제대로 반응하지 않기 때문에 일어나는 비정상적인 증상이다.

반대로 심장이 조금의 변화도 없이 지나치게 규칙적으로 뛰는 경우도 상태가 심각한 것을 의미한다. 산부인과 의사들이 이를 처음으로 발견했다. 분만시 태아가 지나치게 규칙적인 심장박동을 보이는 이유는 태아가 심한 고통을 겪고 있기 때문이다. 이는 성인에게서도 마찬가지인데, 사람들은 죽음을 앞둔 몇 달 동안 심장이 아주 규칙적인 리듬으로 뛴다는 사실이 밝혀졌다.

심장박동의 비밀

나는 노트북 화면으로 나의 〈심장-대뇌계〉를 확인해 볼 수 있었다. 기계와 연결되어 있는 작은 골무 같은 것에 손가락 끝을 밀어 넣자, 컴퓨터가 내 검지를 통해 맥박수를 측정했다. 맥박과 맥박 사이의 간격이 좀더 짧을 경우, 즉 내 심장박동이 빨라질 때면 화면 위로 푸른색 선이 단번에 올라갔다. 그러다 간격이 넓어지면 — 심장박동이 조금 느려질 때 — 푸른 색 선이 다시 내려왔다.

나는 화면에 별다른 이유 없이 지그재그 모양으로 끊임없이 위아래로 움직이는 선을 지켜보았다. 매번 심장이 뛸 때마다 심장이 무엇인가에 적응하려고 노력하는 것처럼 보였는데, 그 굴곡 사이에는 수축과 이완의 어떤 전형적인 구조를 찾아볼 수 없었다. 화면에 나타나는 선은 제멋대로 치솟은 산맥의 봉우리처럼 보였다. 심장이 평균 62의 박동수를 보여도 70까지 올라갔다가 다시 아무런 이유도 없이 50이하로 떨어졌다.

담당기사가 정상적인 심장박동 간격이라고 말하면서 암산을 한 번 해보라고 제안했다.

"1356 빼기 9, 그리고 그 수에서 다시 9를 더 빼보세요……."

함께 실험을 하고 있던 다른 연구자들이 조금 신경 쓰이기는 했지만 별 어려움은 없었다. 그런데 놀랍게도 심장박동 간격이 더 불규칙적이고 복잡해졌으며 평균 심장박동수가 72까지 치솟았다. 숫자 몇 개를 더하고 빼는 데 일 분에 심장박동수가 10이나 차이가 나다니 믿을 수 없었다. 뇌가 활동하는 데 그만큼 많은 에너지가 소비된다는 사실이 놀라울 뿐이었다. 아니면 사람들 앞에서 큰소리로 암산을 해야 하는 것이 스트레스로 작용했는지도 모른다.

심장박동의 리듬이 빨라질수록 푸른선이 더 불규칙해진다고 담당기사가 설명했다. 이는 단지 정신적인 노력을 기울이기 때문이라기보다 불안한 상태를 나타내는 것이라고 했다. 그런데 나는 아무런 변화도 느끼지 못했다.

담당기사가 내게 심장 부위에 관심을 집중하고 행복했거나 기분 좋았던 기억을 떠올려 보라고 했다. 좀 의외의 제안이었다. 일반적으로 명상이나 긴장이완법은 내적인 평안상태에 도달하기 위해 머리를 비우라고 하지, 행복했던 기억을 되살려보라고 하지 않기 때문이었다. 나는 시키는 대로 해보았다.

놀라지 않을 수 없었다! 몇 초 사이에 푸른색 선이 완전히 변하기 시작했다. 불규칙적이고 예측할 수 없었던 선들이 물결처럼 규칙적이고 완만한 파장으로 바뀌는 것이었다. 심장이 이제 평화롭고 규칙적인 리듬으로 수축과 이완을 반복하는 것처럼 보였다. 운동선수가 힘을 쓰기 전에 근육을 수축, 이완하듯이 내 심장은 필요하다면 얼마든지 두 가지 작용을 잘 할 수 있다는 사실을 증명해 보이려는 듯했다.

노트북 화면의 아래쪽에 떠 있는 창은 100% 무질서한 생리상태에서

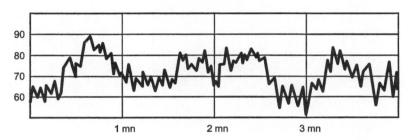

CHAOS(이상 심장박동)

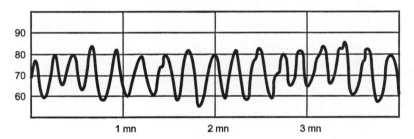

COHERENCE(정상 심장박동)

[그림3] 이상 심장박동과 정상 심장박동

스트레스나 불안, 우울증 또는 분노를 느낄 때 심장박동 간격은 매우 불규칙적인 '혼돈'의 상태가 된다. 반대로, 평안하고, 기분 좋고 동정심을 느낄 때 심장박동 리듬 간격이 '조화로워'지면서 매우 규칙적이 된다. 정상 심장박동은 정해진 시간 동안 간격을 극대화하고 좀더 큰 폭의 심장박동을 이끌어낸다. (이 사진은 캘리포니아의 Heartmath Institute de Boulder가 제작한 〈Freeze-Framer〉소프트웨어에서 제공한 것이다.)

80% 정도 조화로운 상태로 변하고 있음을 수치로 보여주고 있었다. 이처럼 심장을 의식하며 행복했던 기억을 되살리기만 해도 심장의 수축, 이완을 조절할 수 있었다.

지난 10여 년 동안 심장 수축 이완 프로그램을 통해 심장박동 간격 변화의 두 가지 특징이 밝혀지게 되었다. 그것은 바로 이상 심장박동과 정상 심장박동이다.

대부분의 경우, 심장박동 간격은 모호하고 질서가 없다. 산발적이고 불규칙적으로 촉진과 억제작용이 반복된다. 반면 심장박동 간격이 넓고 규칙적이면 촉진과 억제의 단계가 빨리 진행되며 규칙적이 된다. 이럴 때 우리는 심장박동 리듬이 조화로워진다고 한다.

사람은 태어날 때 심장박동 간격이 가장 넓고, 죽음에 가까워졌을 때 가장 좁아지는데, 살아 있는 동안 매년 약 3% 가량씩 줄어든다고 한다.[11] 이것은 우리의 생리현상이 점차 신체뿐만 아니라 정서적으로 환경 변화에 대한 적응력이 떨어지면서 유연성을 잃어가고 있다는 신호이다. 말하자면 노화현상이다.

심장박동 간격이 줄어든다는 것은 부교감신경계의 '긴장상태' 처럼 생리적 억제작용이 제대로 유지되지 못한다는 뜻이다. 사용하지 않는 근육은 시간이 지나면서 점차 약해지게 되고 촉진작용도 ― 교감신경계 ― 더 이상 하지 않게 된다. 만약 이렇게 수십 년간 지속된다면 우리의 생리현상은 마치 앞으로 나아가거나 갑자기 속력은 낼 수 있어도 더 이상 조절할 수 없는 자동차처럼 된다.

심장박동 간격이 줄어드는 것은 스트레스나 노화현상이 직접적 원인이 되는 고혈압, 심장질환, 당뇨병 합병증, 경색증, 급사 그리고 각종 암과도 연관이 있다. 심장박동 간격이 사라지거나, 심장이 더 이상 감정에 반응하지 않고, 특히 더 이상 '제동' 을 걸지 못하게 되면, 죽음이 가까이 와 있는 것이다.[12]

대기업 간부의 하루

마흔 살인 샤를르는 파리에 있는 백화점 부장이다. 그는 이 분야의 베테랑으로 고속 승진을 해왔다. 그런데 몇 달 전부터 그는 가슴이 심하게 두근거리는 현상 때문에 고통스러워하기 시작했다. 여러 심장 전문의를 찾아가 보았지만 원인을 알 수 없었다. 그는 언제 어디서 심장발작으로 또다시 응급실에 실려갈지 모른다는 두려움 때문에 일체의 운동도 그만두었다. 아내와 사랑을 나눌 때도 조심해야 했다. 심장을 지나치게 자극하지 말아야 했기 때문이다. 직장 환경은 '매우 정상적이며, 다른 직업에 비해 스트레스가 특별히 심하지 않은 편'이라고 말했다.

하지만 상담하는 동안 나는 그가 직장을 그만두고 싶어한다는 것을 알게 되었다. 남을 업신여기기를 좋아하는 그의 부서 책임자 때문이었다. 샤를르는 오랫동안 매우 공격적인 직장 환경에서 일하면서 상대의 기분을 상하게 하는 지적을 서슴지 않는 상사 때문에 많은 상처를 받았던 것이다. 게다가 남을 무시하는 상사의 이런 태도가 회사 내 동료들 사이에도 전파되어 있었다. 마케팅과 홍보, 회계부서의 직원들뿐만 아니라 샤를르의 동료들마저 모두들 서로 차갑게 대했으며 상처가 되는 지적들을 서슴지 않았다.

나는 샤를르에게 심장박동을 24시간 동안 측정해보자고 제안했다. 그리고 하루 동안 그가 무엇을 하고 지냈는지 노트에 자세하게 기록해보라고 했다. 심장박동 측정 결과를 분석하기 위해서였다. 심장박동 간격을 나타내는 푸른 선의 의미를 해독하는 것은 전혀 어렵지 않았다.

오전 11시, 그는 사무실에 앉아 마음을 차분히 가라앉히고 카탈로그에 실을 사진을 고르고 있었다. 이때 심장박동 리듬은 매우 일정하게 나타났다. 12시가 되자 갑자기 심장이 무질서에 가까울 정도로 뛰기 시작했

3. 감정과 이성

는데, 일 분간 박동수가 12나 증가했다.

이 시간, 그는 상사의 사무실로 걸어가고 있었다. 1분 후 심장이 더 빨리 뛰기 시작하더니 이 상태가 거의 2시간 가량 지속되었다. 그는 상사로부터 그가 몇 주 전부터 준비해 온 개발전략이 전혀 가치가 없으며, 프로그램을 개발할 능력도 없다고, 그러니 다른 동료에게 이번 일을 맡기는 것이 낫겠다는 지적을 받았다. 그는 상사의 사무실에서 나오면서 심장경련이 일어날 때의 전형적인 반응을 보였다. 가슴을 진정시키기 위해 회사 밖으로 나와야 했다.

오후에는 간부모임이 있었다. 30분이 넘게 샤를르의 심장박동이 매우 혼란스럽게 뛰었다. 그는 왜 그랬는지 기억이 나지 않는다고 했다. 한참 후에야 마케팅 담당자가 눈길 한 번 주지도 않고 카탈로그 주제가 회사가 추구하는 이미지와 부합하지 않는다는 지적을 했다고 말했다.

사무실로 돌아와서야 그는 혼란스런 상태를 어느 정도 진정시킬 수 있었고, 비교적 일정한 심장박동 리듬을 되찾을 수 있었다. 그때 그는 자신이 심혈을 기울여오던 프로젝트를 점검하고 있었다.

퇴근시간 교통정체로 또다시 심장이 불규칙적으로 뛰다가 집에 돌아와 아내와 아이들에게 키스하는 약 10분 동안 일정한 리듬을 되찾았다. 왜 겨우 10분간만 그랬을까? 인사를 끝낸 뒤, 텔레비전을 켜고 뉴스를 보았기 때문이다.

여러 연구 결과에 의하면 부정적인 감정과 분노, 불안감, 슬픔 등을 느낄 때, 또는 일상의 근심들이 많을 때 심장박동이 불규칙적으로 뛰고 예기치 않은 생리현상이 나타난다.[13] 반대로 긍정적인 감정들, 기쁨, 감사, 특히 사랑이 정상적인 심장박동을 유지하게 해준다. 이런 긍정적인 감정들이 몇 초 만에 심장의 정상적인 파장을 이끌어내는 것은 심장박동수 기록을 통해 바로 확인할 수 있다.[14]

누구나 그런 것처럼 샤를르 역시 일상의 생리현상에 혼돈이 일어나면서 에너지를 많이 소비해야 했다. 유럽 대기업 간부들 수만 명을 대상으로 실시한 조사에 따르면, 조사 대상자의 70% 이상이 "피로감을 느낀다"고 했는데, 그것도 "오랜 시간 동안"이거나 "거의 대부분의 시간 동안"이라고 대답했다. 그리고 전체의 50%가 "많이 지쳐 있다"고 대답했다.[15] 삶에서 일이 가장 중요한 부분을 차지하는 유능하고 의욕적인 사람들이 어떻게 이 상태에까지 이르게 되었을까? 일상에서 감정의 균형을 흔들어 놓는 것들, 다시 말해 계속 쌓여 온 혼란의 상태들이 결국에는 에너지를 고갈시켰기 때문이다. 그래서 대부분의 사람들이 다른 직장이나 다른 동료, 다른 가정, 다른 삶을 원하는 것이다.

물론 우리는 때때로 편안한 시간을 보내기도 한다. 그렇다고 항상 특별히 준비된 이벤트가 있어야 이런 시간을 갖게 되는 것은 아니다. 신경안정제나 환각제를(진정제를) 복용해야만 이런 편안함을 느끼는 것도 아니다.

캘리포니아의 한 실험실에서 심장박동에 관한 연구를 하고 있었다. 12살의 조쉬라는 아이는 그 연구소에서 일하는 아버지를 만나러 연구소에 자주 왔다. 그는 늘 마벨이라는 마브라도 사냥개를 데리고 다녔다. 어느 날, 연구진들은 조쉬와 마벨의 심장박동을 측정해보기로 했다.

둘 다 심장박동이 절반은 무질서하고 절반은 일정하게 나타났다. 지극히 정상적인 상태였다. 그런데 둘을 같이 측정하면 조쉬나 마벨 모두 심장박동이 일정했지만, 둘을 따로 떼어놓고 측정하면 조화로운 상태가 바로 사라졌다. 조쉬나 마벨에게는 단지 같이 있다는 사실만으로도 심장박동의 조화로운 상태를 유지할 수 있었던 것이다. 둘은 항상 붙어다녔기 때문에 본능적으로 그 사실을 알았던 것이다.

그들은 같이 있기만 해도 기분이 좋아지면서 자신들의 감정을 풍요롭게 할 수 있었다. 조쉬는 다른 개와 지낼 생각이 전혀 없었고, 마찬가지로 마벨도 다른 주인을 원하지 않았던 것이다. 둘의 관계는 내면의 조화로움을 가져다주는 관계였고, 이 사실이 둘의 심장에 울림을 주었던 것이다.

정상적인 심장박동은 다른 생체리듬에도 영향을 미친다. 정상적인 심장박동의 상태가 원만한 혈압 변동폭과 호흡 간격을 유지하게 해준다. 이렇게 해서 심장과 혈압, 호흡이라는 세 개의 시스템이 서로 조화를 이루게 되는 것이다.

여기서 '정상적'이라고 부르는 것은 마치 레이저 광선에서 빛의 파장이 단계적으로 번지는 것과도 같다. 이 파장이 레이저에 에너지와 힘을 전달해준다. 사방으로 흩어졌던 100와트짜리 전구의 에너지가 한 곳으로 모이면 철판에도 쉽게 구멍을 낼 수 있다. 이처럼 정상적인 심장박동 리듬을 회복하면 신체의 에너지를 절약할 수 있게 된다.

6개월 간 정상심박 훈련을 받은 뒤, 위에서 언급한 회사 간부들의 80%가 더 이상 "너무 피곤하다"는 대답을 하지 않았다. 불면으로 고생하는 사람들도 6배나 줄었고, "항상 긴장상태"라고 호소하던 사람들도 8배나 줄었다. 불필요한 에너지의 낭비를 막는 것만으로도 정상적인 생활을 되찾을 수 있었다.

샤를르는 컴퓨터를 보며 정상심박 훈련을 몇 차례에 걸쳐 받은 결과, 자신의 심장박동을 조절할 수 있게 되었다. 이것은 전혀 신기한 일이 아니며, 마술을 부린 것도 아니었다. 매일 조금씩 정상심박을 위한 훈련을 통해 샤를르는 부교감신경의 생리학적 억제기능을 회복할 수 있었던 것이다. 훈련을 잘 받은 조깅선수처럼 '정상적인' 상태로 돌아오는 것이 어려운 일이지, 일단 회복하고 나면 그 다음은 쉽게 진행된다. 억제기능과 조절능력을 되찾게 되면서 그는 아무리 힘든 외부환경에 부딪혀도 쉽게 생리적으로 영향을 받지 않게 되었다.

2달 간의 훈련 후, 샤를르는 운동을 다시 시작할 수 있었고, 아내와의 성관계도 정상으로 회복했다. 상사 앞에서도 정상적인 심장박동을 유지하면서 가슴이 느끼는 감각들에 정신을 집중하는 법을 배우게 되었고, 일시적으로 일어나는 생리적 변화에 휩쓸리지 않게 되었다.

그 결과, 그는 다른 동료들에게 상처를 주지 않으면서 그들의 공격성을 무마시킬 수 있는 재치 있는 대답을 쉽게 찾아 말할 수 있었다.

스트레스 관리방법

여러 실험 결과 정상적인 심박동이 뇌로 하여금 빠르고 정확하게 반응하게 한다는 사실이 밝혀졌다.[16] 일상생활에서 별다른 노력을 하지 않아도 자연스럽게 어떤 생각들이 떠오를 때가 있는데, 이때 이와 같은 사실을 가장 잘 느낄 수 있다. 이럴 때면 우리는 하고 싶은 말을 어려움 없이 찾아내고, 빠르고 효율적으로 행동한다. 아무리 뜻밖의 상황에 직면해도 쉽게 적응할 수 있게 되는데, 이는 생리학적 현상이 최상의 균형을 유지하며 최대한 열려 있는 상태로 상황에 맞는 해답을 찾을 수 있기 때문이다.

그렇다고 정상적인 심장박동의 상태가 이완의 상태를 뜻하는 것은 아니다. 또한 외부세계로부터의 고립을 의미하는 것도 아니다. 외부환경이 변하지 않거나 조용해야 할 필요는 없다. 오히려 정상적인 심박동의 상태는 외부세계와 정면으로 맞서나가는 상태이다. 물론 경쟁의 관계가 아니라 조화로운 관계를 맺도록 하는 것이다.

시애틀의 연구진들은 부모가 이혼한 다섯 살의 어린아이들을 대상으로 그들이 성장하는 데 생리적 균형이 얼마나 중요한 역할을 하는지 연구한 적이 있다. 이혼 전에 심장박동 간격이 가장 큰 폭으로 나타났던 아이들의 경우, 다시 말해 정상적 심박동의 능력이 가장 뛰어난 아이들을 대상으로 3년 후 다시 조사를 해보니, 가장 적게 영향을 받은 것으로 나타났다. 그밖에도 이 아이들은 학업 면에서도 뛰어난 집중력을 보였고, 다른 사람과도 협력할 줄 알았다. 게다가 정서 면에서도 많이 안정되어 있었다.

9살의 셀레스트는 나에게 어떻게 정상적인 심장박동을 되찾게 되었는지 자세히 설명해주었다. 그 아이는 전학을 가야 한다는 생각 때문에 심각한 고민에 빠졌다. 개학 몇 주 전부터 손톱을 물어뜯기 시작하더니 동생하고 잘 놀려고 하지도 않고 한밤중에 일어나 몸을 씻곤 했다.

가장 손톱을 물어뜯고 싶은 때가 언제였냐고 물었더니 서슴지 않고 "새 학교를 생각할 때마다"라고 대답했다.

그런데 다행히 셀레스트는 정신을 집중해 심장의 리듬을 조절하는 법을 배울 수 있었다.

며칠 후 셀레스트는 새 학교에 잘 적응하고 있다고 말했다.

"스트레스를 받으면 저는 제 심장 속으로 들어가 그 안에 살고 있는 작은 요정과 말을 해요. 요정이 내게 모든 것이 잘 될 거라고 속삭여주고, 어떨 땐 내가 해야 할 말과 해야 할 일들을 일러주기도 하는걸요."

나는 그 아이의 말을 들으며 조용히 미소 지었다. 우리도 언제나 우리 편이 되어주는 작은 요정 하나쯤 심장에 살게 하면 어떨까?

정상 심장박동을 유지하고 조절하는 법을 배울 수 있다는 것은 지금까지 스트레스 해소법에 관한 상식들과 상반되는 면이 있다. 만성적인 스트레스는 불안증세와 우울증의 원인이 된다. 또한 불면증, 피부노화, 고혈압, 심장경련, 근육통, 피부질환, 소화불량, 고질병 재발, 불임, 성기능장애 등 이미 스트레스 증상으로 잘 알려진 이런 증상들을 유발시키는데, 이 증상들은 신체에 좋지 않은 영향을 준다.

그밖에도 분노, 청력 감소, 집중력 감소, 자폐증, 협동심 감소로 인해 원만한 사회적 관계를 유지하기 힘들고, 직장생활을 하는 데 심각한 문제가 되기도 한다. 이것은 과로로 인한 스트레스의 전형적인 증상들로, 일뿐만 아니라 애정관계에서도 갑자기 꽉 막힌 것 같은 느낌을 주며 우리의 에너지를 고갈시킨다.

이때 우리는 흔히들 외부 환경을 탓한다. "상황이 조금만 달라져도 머리가 훨씬 맑아질 텐데, 그러면 몸 상태도 훨씬 좋아지겠지." 그러면서 우리는 이를 악물고 주말이나 바캉스를 기다린다. '나중에' 좋아질 날들을 꿈꾸면서. "모든 것이 좋아질 거야, 학업만 끝내면…… 다른 일만 찾게 되면…… 아이들이 집을 떠나기만 하면…… 남편과 헤어지기만 하면…… 정년퇴직만 하면……"

불행히도 이런 식으로 문제가 해결되는 경우는 매우 드물다. 환경이 달라져도 문제는 다시 생기기 마련이며, 찾아냈다고 믿었던 에텐동산은 시간이 지나면서 또다시 스트레스가 되어 돌아온다. 슬픈 일이지만 대부분의 경우 죽을 때까지 계속 이런 식이다.

기존의 정상적인 심장박동의 효용에 대한 연구로부터 밝혀진 결론은 완전히 정반대이다. 문제를 거꾸로 접근해야 한다. 끊임없이 이상적인 외부환경을 얻으려고 노력하기보다는 우리의 생리적 환경을 조절하려고 해야 한다. 생리적 갈등을 없애고, 정상적 심장박동을 회복하면 저절로 기분이 좋아지고 다른 사람과의 관계도 원만해질 것이다. 아울러 일처리 능력과 집중력도 향상되고 결과 또한 눈에 띄게 좋아질 것이다.

지금까지는 정신없이 외부환경만을 개선하려고 뒤쫓아 다녔지만 이제는 모든 것이 자연스럽게 가장 이상적인 환경으로 변할 것이다. 이는 정상적인 심장박동을 회복함으로써 얻게 되는 부수적인 효과이다. 스스로 신체 내부를 길들이면 외부의 환경에 쉽게 동요되지 않게 될 것이다.

이처럼 심장박동 측정기가 심장-뇌 시스템을 연구하는 데 사용됨으로써, 심장이 감정상태에 따라 즉각적으로 반응한다는 사실을 의심해 오던 사람들에게 이를 증명해보일 수 있게 되었다. 또한 컴퓨터를 사용하지 않고 스스로 정상 심장박동의 상태로 돌아가 일상생활에서 쉽게 그 효과를 느낄 수도 있다. 그 방법에 대해서는 다음 장에서 소개하기로 하겠다.

4
정상 심박동을 유지하라

숨의 끝에 놓인 '혁명'

내가 정신과 과장으로 일하는 병원에 중환자실 전문의로 근무하는 론이라는 의사가 있었다. 그는 이틀 전에 심근경색으로 입원한 32살의 젊은 대기업 간부일로 나를 찾았다. 그가 심각한 우울증 증세까지 보였기 때문이었다. 론은 서둘러서 환자의 상태를 살펴봐 달라고 부탁했다. 의학적으로 거의 회복 가능성이 없었기 때문이었다. 환자의 아주 미미한 심장박동 간격이 그의 상태를 알려주고 있었다. 론은 어떤 처방을 해야 할지, 누구와 의논해야 할지 몰라 막막해 하고 있었다. 불행하게도 그 당시 나 역시 별다른 해결책을 가지고 있지 않았다.

이와 같은 경우에 대개 그렇듯 그 환자도 정신과 의사를 만나려 하지 않았다. 나는 나름대로 그가 어떤 상황에서 심장발작을 일으켰는지, 고통스러울 것이라고 짐작되는 그의 사생활에 대해 질문을 했지만 그는 내내 입을 다물었다. 직장생활에 대해 몇 마디 했을 뿐이었다. 자기가 스트레스를 자주 받는 건 사실이지만 그렇다고 자기와 같은 상태에 있었던 동료들 모두가 심장발작을 일으키는 것은 아니지 않느냐고 했다. 어쨌든 그는 하버드 대학 출신인 자신이 정신과 의사로부터 어떻게 살아야 한다는 충고를 들을 이유가 없다고 생각하는 것 같았다.

처음에는 그에게 접근하는 것이 쉽지 않았지만 나는 그의 얼굴에서 어린아이에게서 볼 수 있는 연약한 면을 발견할 수 있었다. 어릴 때부터 그가 키워왔던 지나치게 거대한 야망이 이제는 어른이 된 그를 무너뜨리고 있는 것을 보면서 가슴이 아팠다. 나는 무뚝뚝하고 차가운 그의 얼굴 뒤로 한 번도 표현해보지 못한 아주 섬세한 예술가적 기질을 읽을 수 있었다. 그는 주치의가 그렇게 말렸는데도 일을 해야 한다고 하면서 그 다음날로 퇴원했다.

6개월 후, 그가 두번째 심장 발작으로 죽었다는 소식을 론에게 듣고는 나는 몹시 착잡해 했다. 병원에 실려 올 시간조차 없었다고 했다. 그는 결국 자신의 섬세한 예술적 감각을 살려보지 못한 채 죽음을 맞이해야 했던 것이다. 그에게 전혀 도움이 되지 못했기에 더 안타까웠던 것 같다. 그 당시만 해도 동료와 나는 심장박동 간격을 넓혀 정상적인 심장박동에 이를 수 있는 아주 단순하면서도 효과적인 방법이 있다는 사실을 모르고 있었다.

이 방법은 캘리포니아에 있는 정상 심박동 연구센터인 하트매쓰 (Heartmath) 연구소에서 개발되어 여러 단계의 임상실험을 거친 것이다.[1] 요가나 명상 아니면 모든 형태의 긴장이완 방법들과 마찬가지로 이 방법의 첫단계는 무엇보다 관심을 자신의 내면으로 향하는 것으로 시작된다. 처음 이 훈련을 할 때는 외부세계와 단절되어 몇 분 동안이라도 일상의 걱정과 근심을 잊도록 해야 한다. 걱정거리를 잠시 내버려두고, 심장과 뇌의 균형과 더불어 둘만의 내밀한 관계를 회복해야 할 시간이라고 스스로를 설득해야 한다.

이 상태에 도달하기 위한 가장 효과적인 방법은 숨을 아주 천천히 그리고 깊게 쉬는 것이다. 이와 같은 호흡법은 부교감신경계를 자극하고 생리학적으로 〈억제작용〉 쪽으로 기울게 한다. 숨을 내쉴 때 모든 관심은 호흡하는 데만 집중하다가, 숨을 들이쉬게 될 때 잠시 몇 초 동안 숨쉬기를 멈추어야 한다. 그래야 효과를 극대화할 수 있다. 날숨이 부드럽고 가벼운 숨으로 자연스럽게 바뀌도록 내버려 두어야 한다.(내가 개인적으로 숨쉬기요법을 훈련하던 1970년대 무렵, "혁명은 총 끝에 있다"라는 말은 세계 어디에서나 흔히 들을 수 있었는데 무척 인상적이었다. 그 이후에도 이 말은 종종 생각났다. 신체의 평형 면에서 볼 때 내적인 평안이라고 할 수 있는 "혁명"은 바로 숨의 끝에 있다.)

동양의 명상법에서는 크게 숨을 내쉬면서 아무 생각도 하지 말라고 한다. 하지만 심장박동을 최상의 상태로 유지하기 위해서는 10초에서 12초 가량 안정을 한 뒤, 의식적으로 관심을 심장부위로 집중해야 한다. 이 두번째 단계로 자연스럽게 넘어가기 위한 가장 쉬운 방법은 우리가 심장을(심장이 직접적으로 느껴지지 않으면 가슴의 중심부라고 생각하면 된다) 통해서 숨을 쉬고 있다는 것을 상상하는 일이다. 천천히 그리고 깊게(억지로가 아니라 아주 자연스럽게) 지속적으로 숨을 쉬면서 각각의 들숨과 날숨이 몸의 가장 중요한 부분인 심장을 통과하고 있다고 느끼면서 머릿속으로 그려봐야 한다. 들숨이 심장을 통과하면서 몸이 필요로 하는 산소를 가져다주고, 날숨이 더 이상 필요치 않은 더러운 쓰레기를 밖으로 내보낸다고 상상하는 것이다.

부드럽게 천천히 숨을 들이쉬고 내쉬면서 심장이 신선한 공기로 채워지고 맑아지며 안정을 찾아간다고 상상한다. 심장이 주는 선물을 마음껏 즐기면 된다. 심장을 마치 따뜻한 목욕물에 들어가 아무 간섭도 받지 않고 마음대로 헤엄치고 물장구치며 노는 어린아이라고 상상해 보라.

사랑하는 아이처럼, 그저 자연스럽게 자기 모습 그대로이기를 원하는 아이라고 상상해 보라. 부드럽고 따뜻한 공기를 끊임없이 가져다주면서 원하는 대로 커가기를 바라며 바라보는 아이처럼 말이다.

세번째 단계는 가슴이 뜨거운 열기로 차오르면서 확장되는 듯한 느낌으로, 생각과 숨쉬기를 통해 더욱 이 느낌을 강하게 하는 것이다. 감정적으로 수년간 학대를 받아왔기 때문에 때때로 심장은 오래전부터 겨울잠을 자는 동물이 봄의 첫 햇살을 바라보는 것과 같을 것이다. 오랫동안 움츠려 있던 동물은 맑게 갠 날이 금세 사라지지 않을 것이라는 확신이 있어야 눈을 뜨기 시작할 것이다. 이를 위해 가장 효과적인 방법은 감사하는 마음이 직접 가슴에 그대로 전달되도록 하는 것이다.

심장은 특히 감사하는 마음에 민감한데, 사람이든 사물이든 또는 따뜻한 날씨에 대한 것이든 어찌됐든 모든 형태의 사랑에 가장 민감하게 반응한다. 많은 사람들은 자기가 사랑하는 아이나 자신을 사랑하는 아이의 얼굴을 떠올릴 때, 하다못해 애완동물을 떠올리기만 해도 충분히 그런 반응을 보인다.

어떤 이에게는 평화로운 자연의 풍경이 내면의 기쁨을 가져다준다. 스키를 타며 내려오거나 골프장에서 아주 멋진 스윙을 했을 때, 또는 요트를 타던 때와 같은 행복했던 순간들을 기억해내는 것으로 충분한 사람들도 있다. 이러한 훈련과정중에 심장에서 태어난 미소가 마치 얼굴에서 피어나는 것처럼 입가로 미소가 가만히 번져가는 것을 볼 수 있다. 그런데 바로 이때가 정상적인 심장박동이 가능해지는 순간이다.

심장은 감정뇌의 통역자

《미국 심장의학 저널》에 발표된 연구에 따르면 하트매쓰 연구소의 연구진들은 기억이나 상상의 한 장면만으로도 빠르게 심장박동이 정상적인 단계로 옮겨갈 수 있다고 한다.[2] 정상 심장박동은 빠르게 감정뇌에 전달되어 안정감을 가져다주고, 모든 생리적 현상이 정상으로 변화된다. 감정뇌는 심장박동을 더욱 정상으로 강화하면서 이 메시지에 반응한다. 이와 같은 상호작용을 지속하면서 약간의 훈련을 계속하면 최적의 심장박동 리듬을 30분 이상 유지할 수 있게 된다. 심장과 감정뇌의 일치감이 자율신경계(부교감신경과 교감신경)를 안정시켜 준다. 이 균형상태에 이르게 되면 우리는 예상치 못한 일에 대처할 수 있게 된다. 동시에 감정뇌는 보다 직관적이 되고, 인지뇌를 통한 사고력과 추상적 추리력 그리고 예지력은 커지게 된다.

이 기술에 익숙해질수록 정상적인 심장박동을 유지하는 것이 보다 용이해진다. 일단 내적으로 이와 같은 상태에 이르면 자신의 심장과 직접 대화를 할 수 있게 된다. 심장 안에 살고 있는 작은 요정과 말을 한다는 9살의 아이처럼 심장에게 직접 물어볼 수도 있다. '정말로 내가 그를 사랑하고 있는 것일까? 정상적인 심장박동에 이르렀을 때 단지 질문을 던지고 심장의 반응을 조심스럽게 지켜보면 된다. 심장이 몸 안의 열기를 또 다른 파도로 만들어내면 그를 계속 만나고 싶다는 뜻이 될 것이다. 반대로 조금 물러서는 느낌이 들면서 정상적인 리듬이 주춤해진다면 이것은 그를 피하고 싶고, 자신의 에너지를 다른 곳에 쏟고 싶다는 뜻이다.

물론 이런 방법이 항상 좋은 해결책은 아니다. 많은 커플의 경우, 잠시 동안의 힘든 시기가 지나고 관계가 다시 회복되기 전까지 마음이 다른 곳에 가 있을 수 있기 때문이다. 어쨌든 자신의 마음이 무엇을 원하는지를 잘 아는 것은 매우 중요하다. 이것은 현재의 삶에 많은 영향을 주기 때문이다.

진정한 내적인 대화를 나눌 때 심장은 '깊은 자아'로 가는 다리 역할을 할 것이며, 직접적인 의사소통을 가능케 하는 감정뇌의 통역자가 될 것이다. 그러므로 감정뇌가 합리적인 사고로 결정한 방향과는 다른 쪽으로 이끌고 있지는 않은지 항상 점검해야 한다. 만약 그렇다면 감정뇌가 인지뇌와 충돌하거나 사고 능력에 방해를 주기 전에, 또는 에너지가 만성적으로 고갈되는 일이 없도록 다른 계획들을 세워 감정뇌가 안심하도록 해야 한다.

우리는 초 단위로 우리의 생각이 심장박동에 어떤 영향을 미치는지를 심장박동 간격 측정 프로그램을 통해 그래프로 확인할 수 있다. 심장과 평온한 내면에 관심을 집중시키면 파동이 매우 규칙적이고 부드러운 단계로 옮겨가는 것을 볼 수 있다.

반면, 부정적인 생각이나 고민거리에 우리를 맡겨버리면 ― 제멋대로 심장을 내버려두면 흔히 일어나는 반응인데 ― 몇 초도 지나지 않아 심장의 정상적인 리듬이 줄어들면서 대신에 이상 심장박동 상태가 자리를 잡기 시작한다.

분노를 그대로 내버려두면 이상 심박동의 리듬이 당장이라도 폭발할 듯이 날뛰면서 화면 위에 험악한 산악지대의 그림을 그리기 시작한다. 〈바이오피드백〉(생체의 신경, 생리상태 등을 어떤 형태의 자극정보로 바꾸어서 그 생체에 전달하는 조작 : 역주) 프로그램은 즉각적으로 심장박동 상태를 알려주게 되어 정상적인 심박리듬을 찾는 훈련에 도움을 준다.

물론 컴퓨터 없이 정상 심박리듬을 되찾는 방법이 예전에도 있었다. 예를 들어 요가를 배우는 사람들을 대상으로 심전도 검사를 했더니 쉽게 정상 심박리듬에 도달하는 것을 볼 수 있다. 마치 그들의 생리적 상태는 부분적으로 규칙적인 훈련을 통해 변화된 것 같았다.

치유

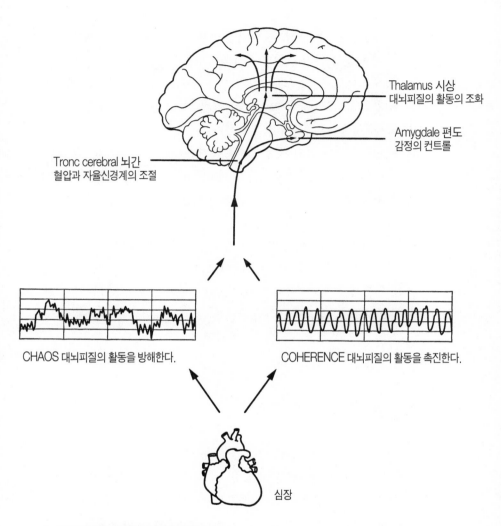

Thalamus 시상
대뇌피질의 활동의 조화

Amygdale 편도
감정의 컨트롤

Tronc cerebral 뇌간
혈압과 자율신경계의 조절

CHAOS 대뇌피질의 활동을 방해한다.

COHERENCE 대뇌피질의 활동을 촉진한다.

심장

[그림4] 심장은 대뇌의 활동을 촉진한다.
여러 연구 결과, 정상 심장박동은 직접적으로 대뇌의 활동에 영향을 주는 것으로 나타났다. 정상심장박동이 대뇌의 활동을 촉진하는 데 비해, 이상 심장박동상태는 조화로운 대뇌의 활동을 방해한다. 이와 같은 반응은 스트레스를 받거나 어려운 임무를 수행해야 할 때면 더 빠르고 정확하게 나타난다. (위 그래프의 사진은 HeartMath Institute, LLC의 연구팀장인 로린 마크크래티의 세미나 발표에서 인용한 것이다.)

한번은 신앙심이 매우 깊은 어떤 친구를 대상으로 실험을 해본 적이 있었다. 처음에 그는 겨우 정상 심박의 35%를 기록할 뿐이었다. 그러자 그는 내 지시대로 따르는 대신 자기가 늘 하던 습관대로 기도를 해보겠다고 했다. 그는 기도를 할 때 내가 묘사한 그 열기를 가슴속 깊이 느낄 수 있고 행복한 느낌을 갖게 된다고 했다.

얼마 지나지 않아 그의 정상 심박리듬이 80%까지 올라갔다. 그 친구는 자기 나름대로의 방식으로 초월적이고 따뜻한 세계에 맞닿아 있다는 느낌에 빠져들면서 자신의 생리 상태를 최상의 균형상태로 회복할 수 있었던 것이다.

반면 또 다른 사람들에게는 이런 기도의 효과가 전혀 없었다. 오히려 부정적인 결과까지 나오기도 했다. 바로 이런 경우에 바이오피드백이 유용할 수 있을 것 같다. 특히 초기에 개인마다 자신에게 적합한 생리 상태를 찾으려 할 때 가장 효율적인 단계를 측정할 수 있기 때문이다.

정상 심박동의 놀라운 효력

자신의 심장이 정상적인 단계로 진입하는 것을 컴퓨터로 직접 보면, 자신의 생리학적 현상을 스스로 조절할 수 있다는 확신을 가질 수 있다. 자신의 심박변화를 본 환자들은 후에 심장경련이나 공황상태를 극복하고, 전학을 가거나 대중 앞에서 이야기를 할 때도 불안증세를 통제할 수 있게 되었다. 나는 정신분석학이나 심장학적인 면에서 실시된 이 임상 실험 결과 덕분에 이를 확인할 수 있었다.

스탠포드 대학의 루스킨 박사는 국민건강 연구소의 연구기금을 지원

받아 이상 심박증세가 심한 환자들을 대상으로 치료를 실시했다. 대부분의 환자들이 신체적 이상증세(숨막힘, 피로, 부종 등)와 함께 불안장애, 우울증에 시달리고 있었다.

그런데 치료를 시작한 지 6주 만에 정상 심박조절 방법을 배운 환자들에게서 스트레스(22%)와 우울증의 강도(14%)가 상당히 완화된 것을 볼 수 있었다. 게다가 그들의 신체적 상태 — 숨을 가쁘게 몰아쉬지 않으며 걸을 수 있는 상태 — 또한 현저하게 호전되었다.

반면, 기존의 치료법을 받은 환자들의 경우는 처음과 비교해서 상당히 악화된 것으로 드러났다.[3]

런던에 있는 대기업인 쉘(Shell), 브리티시 페트롤리엄(BP), 휴렛 팩커드(HP), 유니레버사와 홍콩 상하이 은행(HSBC) 등에서 일하는 약 6천 명에 달하는 임원들이 정상 심박동 훈련을 받았다.

미국에서도 모토롤라의 파견 직원과 캘리포니아 주정부 직원들을 포함해 수만 명의 사람들이 하트매쓰 연구소에서 같은 훈련을 받았다. 그 결과 신체적, 감정적, 사회적인 세 가지 수준에서 스트레스가 모두 감소했다.

신체적인 측면에서는 훈련 한 달 만에 마치 몸무게를 10킬로그램 뺐을 때와 비교될 만큼 고혈압 수치가 줄어들었고, 소금을 배제하는 식이요법보다 두 배의 효과가 있었다.[4] 또한 호르몬 분비도 정상적으로 돌아왔다. 주 5일, 하루에 30분씩 실시하는 훈련을 받은 지 한 달 만에 DHEA(젊음의 호르몬)[5] 비율이 100%나 증가했다. 같은 기간 동안 혈장 내 콜레스테롤 수치가 — 집중력과 기억력 감소만큼이나[6] 고혈압 증가와 피부노화, 여드름과 같은 피부 트러블을 가져와 스트레스 호르몬이라고 불리는 콜레스테롤이 — 23%나 감소했다.[7]

훈련에 참가한 여성의 경우 분노와 우울증, 피로감이 현저히 줄어들면서 폐경기 증상이 매우 완화되었다. 이와 같은 호르몬의 변화는 신체 내부 깊숙이까지 적절한 균형을 회복했다는 것을 보여주는데, 무엇보다 약이나 변연계 호르몬 투입이라는 외부적 도움 없이 가능했다는 사실이 놀라웠다.

게다가 면역계도 정상 심장박동 훈련의 혜택을 보는 것으로 드러났다. 면역글로빈 A(IgA)는 몸 내부에서 병원균(바이러스, 박테리아, 곰팡이)에 저항하는 첫번째 방어선이다. 면역글로빈 A는 코나 목, 가슴, 장 그리고 질처럼 병원균의 지속적인 침입을 받는 곳의 점액막 표면에서 끊임없이 재생성된다.

실험 참가자들을 대상으로 화가 나게 했던 경험들을 떠올려 보라고 했다. 그러자 기억을 다시 떠올리기만 해도 몇 분 동안 이상 심장박동 현상이 나타났다. 이와 같은 상태가 지속되자 면역글로빈 A 분비가 평균적으로 6시간 가량 줄어들면서 병원균에 대항하는 능력이 떨어졌다. 반면 긍정적인 기억을 떠올릴 경우, 같은 시간 동안 면역글로빈 A의 분비가 상당히 증가된 것으로 나타났다.[8]

피츠버그 연구진은 10년 전 《뉴잉글랜드 의학 저널(New England Journal of Medicine)》을 통해 스트레스 수치와 감기에 걸릴 확률 사이에는 매우 밀접한 연관이 있다고 밝힌 바 있다.[9] 부정적 감정이 심장-뇌 시스템과 면역글로빈 A 분비에 영향을 미치기 때문이다. 가정이나 직장, 혹은 거리에서 불화가 생길 때마다 외부의 공격에 대항하는 첫번째 방어선이 6시간 동안 보초를 소홀히 하게 된다. 물론 정상적인 심박리듬을 유지할 수 있는 경우는 예외이다.

기업인을 대상으로 연구한 결과, 정상 심장박동을 회복하면 생리적으로도 긍정적인 영향을 받아 전형적인 스트레스 증상들이 줄어든다고 밝혀졌다. '자주 아니면 거의 대부분' 심장경련을 겪는다던 임원의 수가 6주 동안 47%에서 30%로 줄어들었고, 3달이 지나자 25%로 격감했다. 몸이 경직되는 증상을 호소하던 사람들의 경우는 그 수치가 41%에서 15%

로, 그리고 3달 후에는 6%로 현저하게 감소되었다. 불면증은 34%에서 6%로, 피로감은 50%에서 12%로, 그리고 요통을 포함해서 각 부위의 통증의 경우는 30%에서 6%로 줄었다.

실험 참가자들은 대개 직장에서 받는 스트레스가 거의 '일상적인' 것으로 마치 산업혁명 당시 광산이나 공장의 노무자들에게 육체적 피로가 일상적인 것과 같았다. 생리적 현상을 조절하는 훈련을 받은 실험 참가자들은 이제 업무상 겪는 스트레스로 인해 예전처럼 끊임없이 에너지 손실을 겪지 않게 되었다.

심리학적인 차원에서 볼 때도 매우 놀라운 결과였다. 대부분의 대기업 임원들이 '불안증세'를 호소했는데 그 수치가 33%에서 5%로 격감했고, '불만족' 스럽다고 대답한 사람은 30%에서 9%로, '분노'를 느낀다는 경우는 20%에서 8%로 각각 감소했다. 많은 수의 참가자들이 자신들의 감정을 조절할 수 있게 되었다고 대답했다. 정상 심박리듬 훈련을 통해 부정적인 사고가 어떤 도움도 되지 않는다는 사실을 깨닫고, 좀더 밝게 직장에서 일할 수 있게 되었다고 고백했다.

앞에서 살펴본 샤를르도 통계적 수치를 보면서 이 사실을 인정했다. 하지만 변화는 천천히 일어났다. 그는 정상 심박리듬 훈련을 받기 전, 자신이 얼마나 모든 것을 '마음에 담아 두었는지'를 떠올리면서 어떻게 그렇게 오랫동안 그 상태로 지내왔는지 이해하지 못하겠다고 했다. 그는 상사의 지적을 너무 오랫동안 잊지 않고 마음에 담아두었기 때문에 퇴근하고 집에 돌아와서도 떨쳐버리지 못하고 밤새 잠을 설치기도 했던 것이다. 이런 상태가 때때로 몇 주까지 계속되기도 했다.

이제 그는 안정을 되찾았고, 그에게 '쏟아지는' 지적들을 내버려 둘 수 있게 되었다. 어쨌든 상사는 누구에게나 그런 식으로 말을 했다. 그것이 그의 대화 방식이었던 것이다. 그것은 그의 문제이지 샤를르의 문제가 아니었다. 샤를르는 자신의 생리현상을 안정시키는 법과 흥분하지 않는 법을 배웠다. 그의 고혈압 수치가 현저하게 낮아진 것을 보고 담당 의사는 식이요법을 시작했느냐고 물을 정도였다.

직장 내에서 혹은 일상에서 맺게 되는 사람들과의 관계에서 자신들의 내적 반응을 조절하는 법을 배운 그룹은 비교적 조화롭게 일을 진행한다. 6주나 혹은 6개월의 훈련을 받은 영국 내 몇 개 기업 임원들은 전보다 머리가 더 맑아졌으며, 서로의 의견에 귀를 기울이고, 좀더 효율적으로 회의를 진행할 수 있게 되었다고 했다. 같은 훈련을 받은 시카고의 간호사 그룹은 일에 대한 만족도가 눈에 띌 만큼 향상되었다고 했다. 동시에 이 간호사들의 담당 환자들도 처우가 많이 좋아졌다고 대답했다. 훈련을 받은 다음해, 이 간호사 그룹의 이직률은 20%에서 4%로 크게 줄어들었다.[10]

마지막으로 대학 입학자격시험에 떨어진 미국 고등학생들을 대상으로 내면적 자아를 효과적으로 통제할 수 있는 훈련을 한 후에 스트레스 상황에서 각자의 능력을 얼마나 발휘할 수 있는지를 조사해 보았다. 8주 동안 매주 두 시간의 리듬으로 훈련을 했는데, 훈련을 받지 않은 학생들의 경우 전체의 42%가 수학시험에 합격한 것에 비해, 훈련을 받은 학생들의 경우는 64%로 드러났다. 물론 정상심박 리듬이 수학적 지식을 높여주는 것은 아니다. 하지만 이미 알고 있는 사실들을 시험시간 동안 충분히 발휘할 수 있게 해주는 것이다.[11]

감정의 문을 열게 하는 대화 기술

아동심리학자인 프랑소와즈 돌토는 고통당하고 있는 아이들과 대화하는 법을 누구보다 잘 알았다. 왜 아픈지도 모르면서 고통스러워하는 아이들에게 그녀는 마법과 같은 질문을 던진다.

"심장이 무엇을 느끼고 있니?"

이렇게 독특한 그녀만의 질문들을 통해 '나는 이렇게 해야 하는데' 혹은 '이렇게 하면 안 되는데'와 같은 복잡한 사고나 자신에 대한 고정관념을 가로질러 감정의 문을 직접 연다. 그녀는 아이들에게 그들이 진정으로 원하는 것, 깊이 감춰진 욕구들, 그리고 결국에는 그들의 행복과 불행을 결정짓게 되는 것들과 직접 만날 수 있게 해주었다.

어른들의 경우도 마찬가지다. 합리적인 사고방식으로 인지뇌를 통해서만 행동하려는 어른들의 경우가 특히 그렇다. 그들은 심장에서 일어나는 반응에 관심을 두기 시작하자마자 전혀 알지 못했던 감각과 감정의 세계가 열리는 것을 경험한다. 정상 심장박동을 회복하고부터 자신 안에 있는 직감적인 자아가 지금까지 자신들을 인도해왔다는 사실을 깨닫게 되면서 내면적 자아에 대한 따뜻한 애정을 느끼게 된다.

동양의 전통종교들은 바로 자신의 내면적 자아에 대한 애정에서부터 세상을 향한 자비심이 태어난다고 말한다. 자신 안에 있는 지혜를 의식할 수 있어야 다른 이들에게도 다가갈 수 있는 것이다.

나 역시 종종 심장의 직감에 호소한다. 환자 중에 온몸이 아프다고 하는 젊은 흑인여자가 있었다. 며칠 동안 각종 검진을 해보았지만 어떤 이상증세도 발견하지 못했다. 담당의는 추가 검진이 더 이상 필요하지 않다고 했다. 그녀는 진통제를 처방해달라고 했지만 병명도 모르고 진통제를 줄 수는 없는 일이었다.

대부분의 경우, 이렇게 상황이 복잡해지면 정신과 의사의 도움을 요청하는데, 그녀는 자신의 문제가 "머릿속과 관계 있다"는 말에 오히려 화를 냈다. 그녀는 추가검진을 강력하게 주장하는 자신의 엄마와 함께 면담할 수 있어야 나를 만나겠다고 했다. 추가검진을 해주지 않는 것은 엄

75

연한 인종차별 문제라고 주장했다. 그녀가 백인도, 부자도 아니기 때문에 병원 측이 거부하고 있다는 것이다.

그녀를 만났을 때 나는 분노에 가까운 불쾌감을 느꼈다. 그녀는 나를 보자마자 욕을 퍼붓기 시작했다. 내게는 무척 힘든 하루였다. 나는 아주 차갑게 그녀를 돌려보냈다. 피가 머리 끝까지 솟구치는 느낌이 들었다. 앙갚음을 하고 싶다는 생각마저 들었다. 학생에게 우롱당한 선생처럼 나는 먼저 그녀의 '불손한 행동'에 어떻게 대응을 할까만을 생각했다. 그러다 내가 지나치게 흥분하고 있다는 것을 깨닫고는 천천히 숨을 들이마시고 내쉬기를 반복했다. 심장에 관심을 집중하고 정상적인 심장박동 리듬을 회복하려고 노력했다.

그러면서 해질녘 아들과 함께 은어낚시를 했던 노르망디의 어느 여름밤을 떠올렸다. 마음이 진정되자 정신도 맑아졌다. 그제서야 나는 문제를 다른 방법으로 해결해야겠다는 생각이 들었다.

새로운 생각들은 내 안의 다른 곳에서 오는 것 같았다. 그녀가 자기에게 도움을 주고자 하는 사람들에게 그토록 분노하고 있다는 것은 분명 그동안 심한 고통을 받아왔다는 뜻이라는 생각이 들었다. 어쩌면 그녀는 그동안 수없이 거부당하고 이해받지 못했을지도 모르는 일이었다. 내 행동 역시 대부분이 백인인 병원 의사들에 대한 그녀의 선입견을 바꾸지 못했을 것이다. 다루기 어렵고 힘든 그런 사람을 도와주는 것이 결국 내 임무가 아닌가? 정신과 의사인 나조차 그녀와 정상적인 대화를 나누지 못한다면 과연 누가 할 수 있다는 말인가? 어떻게 앙갚음을 해야겠다는 생각을 할 수 있었는지? 그것은 결코 해결책이 될 수 없다.

갑자기 나는 새로운 접근 방법이 떠올랐다. 그녀의 입원실에 가서 이렇게 이야기하기로 했다. '당신은 나뿐만 아니라 내 동료들에게도 최선을 다한 치료를 받을 권리가 있습니다. 그렇게 해드리지 못한 것에 대해 정말 죄송스럽군요. 원하신다면 제가 이 병원에서 어떤 일이 있었는지 조사해보겠습니다. 무슨 이유로 당신이 실망하게 되었는지 알고 싶은데 괜찮으세요?

일단 이렇게 대화를 시작하면 그녀가 왜 그렇게까지 고통스러워하는지 좀더 정확하게 알 수 있을 것 같았다. 그 후에 소용도 없고, 괴롭기까지 한 여러 검진들을 피하고 새로운 치료를 제안해볼 수 있지 않을까. 시도해 본다고 손해 볼 것은 없었다.

나는 그녀의 입원실에 가서 나의 생각을 이야기했다. 굳어 있던 그녀의 얼굴이 점차 밝아지기 시작했다. 그녀는 여러 차례 응급치료를 거부당했을 뿐만 아니라 의사들로부터 무시당했다고 했다. 그제서야 나는 그녀와 좀더 친밀한 대화를 할 수 있었다. 그녀는 엄마에게 밖에 잠시 나가 있어 달라고 하더니 자신이 과거에 창녀생활을 했고, 한때 마약 중독자였다고 했다. 지금 그녀가 겪고 있는 것은 마약 중독으로 인한 후유증이었다. 해결할 수 없는 어려운 문제가 아니었다. 적절한 치료약을 처방해주겠다고 약속했다.

우리는 둘 다 좋은 감정을 가지고 헤어질 수 있었다. 그녀는 드디어 누군가 자기를 진심으로 보살피려 한다는 사실을 알게 되었고, 나는 의사로서의 직분을 성실히 수행할 수 있었다. 그녀의 입원실에서 나오면서 한때 분노로 그녀를 또 한번 병원에서 내쫓을 뻔했다는 생각이 들자 소름이 돋았다.

이혼을 하고 다섯 살 난 아들과 함께 살고 있는 크리스틴 역시 정상 심박동 회복 훈련을 받은 뒤, 위의 경우와 비슷한 경험을 했다. 그녀는 아들에게 토요일에 동물원에 가자고 약속을 했었다.

토요일 아침, 막 외출하려고 하는데, 아들은 신발을 찾을 생각도 하지 않는 것이었다. 시간에 쫓겨 허둥거리고 있는데 친구가 했던 말이 떠올랐다.

4. 정상 심박동을 유지하라

"만일 지금 네 아들이 혼란스러워 하는 것을 제대로 도와주지 못하면 앞으로 더 어려워질 거야. 아무리 힘들어도 너무 조급해 하지 말고, 그 녀석이 조금 더 클 때까지 기다려주렴."

그렇지만 그녀는 아들에게 아주 차갑게 자기의 물건도 제대로 챙기지 못한다고 야단을 쳤고, 그래서 매일 늦는다고 꾸짖었다. 토머스는 갑자기 바닥에 앉아 팔짱을 끼고는 맞기라도 한 아이처럼 신경질을 부리려는 참이었다. 크리스틴은 더 이상 참을 수 없었다. 계속 되풀이되는 아들과의 실랑이질에 지쳤고, 감정적으로 엄마를 조종하려고 하는 아들을 더 이상 '봐줄 수 없다고' 생각하고, 혼자 밖으로 나왔다.

자동차에 올라탔을 때에야 그녀는 자신의 상태를 돌아볼 수 있었다. 화가 나고 신경이 곤두서 있었다. 게다가 아들과의 실랑이로 주말이 엉망이 될 거라는 생각에 더 화가 나 있었던 것이다.

그녀는 그제야 정상심박 훈련을 떠올리고 실행에 옮겨보았다. 차츰 안정을 되찾기 시작하자 다른 생각이 들었다. 토머스가 자기 물건을 제대로 챙기지 못해 늦는 것이 아들의 잘못이 아니라, 엄마 아빠의 이혼으로 인한 혼란스러움 때문이라면? 그녀는 갑자기 자기 자신이 두려움과 슬픔을 어떻게 표현할지 몰라 당황하는 다섯 살 난 꼬마아이가 된 것만 같았다. 만약 자기라면 그런 상황에서 자신을 이해해주지 않는 엄마에게 어떻게 행동할지를 상상해 보았다. 그녀 역시 아들처럼 신발을 제자리에 놓지 않는 따위의 그다지 중요하지 않은 문제에 집착했을지도 몰랐다. 그렇다면 아들에게 어떤 모습을 보여야 할까? 지금 막 그녀가 한 것처럼 문을 거칠게 닫고 나오면서 아들 스스로 이 상황을 헤쳐나가도록 내버려두어야 할까?

갑자기 그녀는 과감히 엄마로서의 '위엄'을 버려야겠다고 마음먹었다. 아들에게 다가가 천천히 이야기를 나누기로 했다.

"화를 내서 미안해. 사실 동물원 가는 건 그리 중요하지 않아. 중요한

건, 바로 네가 지금 슬퍼하고 있다는 거야. 지금 같은 상황에서는 너무도 당연한 일이지. 마음이 슬프니 물건을 잘 챙기고 싶지 않을 거야. 엄마도 슬프단다. 그래서 화를 자주 내나 봐. 그런데 엄마는 우리가 서로의 마음을 잘 알면 지금 같은 어려운 시기를 좀더 쉽게 지날 수 있을 것 같다는 생각이 드는구나⋯⋯"

토머스는 얼굴을 들어 엄마를 바라보더니 와락 울음을 터트렸다. 그녀는 아들을 품에 꼭 껴안아 주었다. 잠시 후 토머스는 다시 웃을 수 있었고, 하루종일 재미있게 보낼 수 있었다. 그날 하루 토머스는 어느 때보다도 차분하게 행동했다.

정상 심박리듬을 되찾아 감정적인 에너지가 자유롭게 되면 서로 화해하는 말이나 상황을 쉽게 찾아낼 수 있다. 쓸데없이 낭비하는 에너지를 얼마나 절약할 수 있는지!

성관계시에도 중요한 정상심박리듬

정상 심박리듬은 내적인 평안상태를 이끌어내는 방법이지만 그렇다고 긴장 이완의 방법은 아니다. 오히려 적극적으로 행동하도록 하는 훈련방법이다. 이런 훈련은 일상생활을 하면서 얼마든지 할 수 있다.

심장박동이 120일 때나 55일 때 어느 경우에도 정상 심박리듬에 도달할 수 있다. 오히려 달리기나 각종 경기를 할 때, 승리의 기쁨을 맛보거나 패배의 아픔을 견뎌야 할 때, 심지어 성관계시 절정의 상태에 달했을 때도 정상 심박리듬을 유지할 수 있도록 하는 데 궁극적인 목표가 있다.

동양의 성 관련 책들은 무엇보다 즐거움을 최대로 느끼면서도 자신의 상태를 조절할 수 있는 정신집중을 통해서 심장의 에너지 문을 여는 것이 얼마나 중요한 일인지를 강조하고 있다. 도교나 힌두교 사제들은 컴퓨터 프로그램이 존재하기 훨씬 이전부터 성관계에 있어서 정상적인 심장박동이 얼마나 중요한지를 파악하고 있었다.

정상 심박 훈련을 규칙적으로 실시한 사람들의 결과는 놀라웠다. 불안증세와 우울증 조절, 고혈압 저하, DHEA 분비율 증가, 면역시스템 강화 등의 결과는 단순한 노화방지 차원이 아니라 진정한 의미에서 생리적 재생 효과라고 할 수 있다. 어쨌든 이렇게 놀라운 효과를 볼 수 있었다는 것은 그만큼 스트레스로 인해 신체적, 정신적으로 많은 손상을 입었다는 뜻이다. 만일 스트레스가 그렇게 많은 피해를 가져오는 것이라면 스트레스를 내적으로 조절할 수 있을 때 많은 문제를 해결할 수 있을 것이다. 이는 너무도 당연한 사실이다.

하지만 아직 아물지 않은 상처를 간직하고 사는 사람들에게는 내적인 자아로 관심을 돌린다는 것이 결코 쉽지 않은 일이며 여전히 고통스러운 일이다. 이런 경우에는 정상 심박의 근원으로 거슬러 올라가는 일조차 차단되어 있을지 모른다. 주로 과거에 너무 심한 충격을 받아 심장, 다시 말해 감정뇌가 예전처럼 기능하지 못하는 경우라고 볼 수 있다. 단지 나침반이 아니라 깃발 전체가 돌풍 속에 휘둘리고 있는 것이다.

이럴 때는 놀라운 효과를 나타내는 다른 방법에 호소해야 한다. 그것이 바로 〈안구운동에 의한 신경과 감정의 통합〉이다.

5

자가치유법
안구운동에 의한 신경과 감정의 통합(EMDR)

고통의 흔적

사라는 지난 1년 동안 삐에르와 지내면서 그와 결혼하게 될 것이라고 믿고 있었다. 그런데 어느 날 갑자기 삐에르가 절교 선언을 했다. 그때까지만 해도 서로의 관계가 흔들릴 만한 조금의 조짐도 없었다. 둘다 호기심이 많았고, 똑똑했으며(두 사람 모두 변호사였다) 정신적으로나 육체적으로 모든 면에서 서로에게 잘 어울리는 커플이었다. 그녀는 그의 체취, 목소리, 호탕하게 웃어대는 버릇들 등 그의 모든 것을 좋아했다. 그녀는 삐에르의 부모님도 무척 좋아했다. 당연히 그와 함께 멋진 미래를 꾸며갈 거라고 확신하고 있었다.

그런데 어느 날 삐에르가 큼직한 리본이 달린 오렌지 나무 한 그루와 편지를 가지고 그녀를 찾아왔다. 편지에는 그가 차마 입으로는 전할 수 없는 아주 차갑고 냉혹한 글들이 적혀 있었다. 옛날 애인과 다시 만나기 시작했는데 옛 애인은 자기처럼 성당에 나가고 있으며, 그녀와 결혼하기로 했으며, 자신의 결정을 번복할 생각은 조금도 없다고 적혀 있었다.

그 사건 이후, 사라는 완전히 달라졌다. 어떤 일에도 좀처럼 흔들리는 법이 없었던 그녀였는데, 지난 일이 조금만 생각나도 곧바로 불안에 휩싸였다. 오렌지나무는 물론이고 아파트에 있는 나무 옆에도 앉지 못했다. 자기 이름이 적힌 봉투만 보아도 심장이 정신없이 뛰기 시작했다. 때로는 아무 이유도 없이 그와 헤어지던 장면이 '섬광처럼' 지나갔다.

그녀는 눈앞에서 끔찍한 순간들을 다시 보고 있었다. 밤이면 자주 삐에르 꿈을 꾸었는데, 그가 떠나가는 장면이 대부분이었고, 잠에서 깰 때면 땀에 흠뻑 젖어 있었다. 옷 입는 취향도 완전히 달라졌고, 예전처럼 당당하게 걷지도 않았고, 웃지도 않았다.

오랫동안 그녀는 자신이 겪고 있는 일을 이야기하지도 못했다. 어떻게 그렇게까지 그와의 관계를 제대로 파악하지 못하고 있었는지, 자신에 대한 부끄러움 때문에 그때 생각이 조금만 나도 울었다. 자신에게 일어난 일을 설명하는 데 적절한 단어를 찾는 것도 힘들어했다. 겨우 머릿속에 떠오르는 말들은 아무 의미도 없었으며 벌어진 상황과는 전혀 연관이 없었다.

주위에서 흔히 볼 수 있듯 사라의 경우는 정신적 충격이 뇌에 아주 깊은 상처를 남긴 경우이다.

하버드 대학 정신과에서 정신적 충격으로 인한 장애에 대해 실시한 연구가 있다. 정신적 충격을 입은 환자들에게 자신들이 겪은 사건을 정리해 자세히 들어보도록 했다. 그러면서 동시에 스캐너로(PET 스캔) 뇌의 반응을 기록했다. 사라의 경우처럼 많은 사람들이 〈외상 후 스트레스 장애(PTSD-post traumatic stress disorder)〉라고 불리는 증상을 앓고 있다. 몇 분 동안 사건 당시의 충격을 다시 되살리면 뇌의 활성화된 부분과 그렇지 않은 부분을 스캐너로 관찰할 수 있다.

연구 결과는 매우 설득력이 있었다. 파충류에 있어서 공포감을 조절하는 감정뇌의 중심에 위치한 신경핵이라고 할 수 있는 편도선 부위가 정확하게 반응했다. 환자들은 마치 이야기를 듣고 있다기보다 하나의 사진을 보고 있는 것처럼 안구피질 부위가 확실히 반응했다. 더욱 신기한 것은 언어중추가 있는 브로카 영역이 완전히 '무반응' — 일종의 마비 상태 — 상태였다는 것이다. 마치 외상 후 스트레스 장애를 겪는 환자들이 "내가 겪은 일을 도저히 말로 표현할 수 없어요"[1]라고 종종 말했던 것에 대해 신경학적으로 '확증' 시켜준 것 같았다.

정신과 전문의와 정신분석학자들은 과거의 심한 정신적 충격으로 인해 남은 상처가 쉽게 사라지지 않는다는 사실에 모두 의견을 같이한다. 때로는 사건이 있은 지 수십 년 뒤까지 이와 같은 증세가 지속적으로 나타나는 경우도 있다. 특히 전쟁참전 경험자나 강제수용소 생존자들의 경우에는 더욱 그렇다. 하지만 일상 생활에서 입은 충격도 오래 가는 경우가 많다. 최근의 연구결과에 따르면 신체적으로 폭행을 당한 뒤(주로 강간이지만 때로는 강도를 당한 경우도 있다) '외상 후 스트레스 장애(PTSD)'를 겪는 대부분의 여성 환자들이 10년이 지난 후에도 여전히 심각한 증상을 호소한다는 사실이 밝혀졌다.[2]

이해할 수 없는 것은 바로 환자들 대부분이 그렇게 고통스러워하지 않아도 된다는 것을 너무도 잘 알고 있다는 점이다. 그들은 아무리 끔찍했던 기억이라 해도 전쟁은 이제 끝났고, 강제수용소나 강간도 이미 지나간 기억일 뿐이라는 것을 잘 알고 있다. 더 이상 위험에 처해 있지 않다는 것을 잘 알고 있다. 그들은 잘 알고는 있지만 그렇게 느끼지는 못하는 것이다.

지워지지 않는 흔적

우리는 살면서 '외상 후 스트레스 장애'라고 부를 만큼 심한 충격은 아닐지라도 여러 작은 충격들을 겪곤 한다. 누구나 한번쯤은 초등학교 시절 괴팍한 선생님 때문에 마음의 상처를 받은 경험이 있을 것이다. 그리고 한번쯤은 여자친구나 남자친구로부터 매몰차게 버림받은 경험도 있을 것이다. 이보다는 좀더 심각한 경우이지만 유산을 하거나 직장을 잃은 사람들도 있고, 그밖에도 이혼이나 가까운 사람이 죽게 되어 그 충격에서 헤어나지 못하는 사람들도 많다.

이럴 때 사람들은 쉬지 않고 생각한다. 친구나 부모의 위로나 충고의 말을 듣고, 신문이나 잡지에서 관련된 기사들을 찾아 읽기도 한다. 관련 서적을 구입해 읽는 사람도 있다. 물론 이런 노력들이 사건의 상황을 다시 생각해보는 데 도움이 되는 건 사실이다. 그리고 모든 것이 이제 지난 일이라고 여겨야 한다는 것도 잘 알고 있다. 하지만 여전히 문제에서 헤어나지 못한다. 감정들이 깨끗이 정리되지 않는다. 과거의 상황에 대해 합리적으로 이해하고 지나갔는데도 여전히 과거에 집착하고 있는 자신의 모습을 보게 된다.

자동차 사고를 당한 경험이 있는 사람은 대개 오랜 시간이 지난 후에도 사고가 났던 길을 지나갈 때면 불안해 하고 긴장하곤 한다. 과거에 강간을 당한 적이 있는 여자는 사랑하는 남자와 침대에 나란히 누워 있을 때도 여전히 힘들어하는 경우가 있다. 그 이유는 강간을 당했던 사실이 인지뇌의 일부분에 그 충격의 흔적을 남겨 고통스런 심적외상을 지속적으로 상기시키고 있는 감정뇌를 통제하기 어렵게 하기 때문이다.

이에 관련해 뉴욕대학의 실험실에서 루이지애나 출신의 뇌 연구가인 조세프 르두는 감정의 흔적들이 뇌에서 어떻게 기능하는지에 대한 새로운 이론을 발표했다. 어릴적에 조세프 르두는 정육점 주인이었던 아버지가 소의 뇌장(뇌척수액 : 역주)을 어떻게 꺼내는지를 지켜보았다. 그때 그는 뇌 조직의 생김새에 호기심을 갖게 되었다.

르두는 우뇌와 좌뇌의 차이에 대해 오랫동안 연구한 뒤, 감정뇌와 인지뇌의 관계에 대해서도 관심을 기울였다. 그는 공포감이 학습되는 것은 신피질을 통해 일어나는 것이 아니라, 오히려 그 반대라는 사실을 밝혀낸 학자 중의 한 사람이다. 동물이 어떤 것에 대해 공포감이 학습되면 그 흔적이 직접 감정뇌에 형성된다.[3] 예를 들어 쥐에게 벨소리를 들려준 뒤 바로 전기충격을 가하면 그 다음부터 벨소리가 들리기 시작하자마자 바로 전기충격이 가해올 것을 예상해서 잔뜩 움츠린다. 마치 충격을 경험한 사람들처럼 쥐도 몇 달 동안 전기충격을 가하지 않고 한참 후에 다시 같은 벨소리를 들으면 공포에 떨며 몸을 움츠린다.

쥐를 대상으로 〈심리치료〉를 할 수도 있다. 벨소리를 들려주고 전기충격을 가하지 않는다. 여러 번에 걸쳐 이 실험을 계속하면 쥐는 벨소리를 들어도 공포에 떨지 않는다. (벨소리가 더 이상 고통과 관련이 없기 때문이다.) 그렇게 고통스러웠던 벨소리가 울려도 쥐는 아무 관심도 없이 하던 일에만 몰두하는 것을 볼 수 있다. 두려움의 흔적이 감정뇌에서 사라졌기 때문이다. 파블로프 이후, 행동심리치료법은 조건반사를 '소멸'시키는 치료법으로 잘 알려져 있다.[4]

하지만 모든 것이 그렇게 간단한 것은 아니다. 파블로프가 고안해낸 것보다 더 흥미로운 것이 있는데, 공포감을 통제하는 것은 오로지 그 통제 능력에 달려 있다는 사실이다. 르두 실험실의 연구가들은 쥐에게 바로 이 '소멸'의 방법으로 더 이상 두려움을 갖지 않도록 전두엽 부위의 피질의 일부를 제거했다.(이 부위가 쥐들에게도 가장 '인지적인' 피질이다.) 관찰 결과는 놀라웠다. 전면피질을 제거해 낸 결과 쥐는 종소리를 듣자마자 또다시 '치료' 전에 반응을 한 것과 똑같이 그 자리에서 굳

5. 자가치유법 : 안구운동에 의한 신경과 감정의 통합(EMDR)

어졌다. 감정뇌는 결코 공포감을 조절하는 법을 학습하지 못한다는 뜻이다. 쥐는 단지 〈인지뇌〉에 해당하는 신피질 덕분에 두려움을 통제하는 것을 배웠을 뿐이다. 아무리 쥐를 대상으로 치료법이 완벽하게 성공했다고 해도 여전히 감정뇌 부분은 충격의 흔적이 고스란히 남아 있다는 것이다. 그렇기 때문에 인지뇌에 이상이 생기거나 인지뇌가 제대로 작동하지 않으면 공포감은 즉각적으로 다시 살아날 것이다.[5]

임상실험 결과를 보면서 우리는 어떻게 감정뇌에 새겨진 충격의 흔적이 수십 년 후에 다시 살아날 수 있는지를 이해하게 된다.

내 환자 중에 60살의 폴린느의 경우를 보면 감정뇌에 남아 있는 두려움의 흔적이 얼마나 심각하고 비극적인지를 잘 알게 될 것이다. 그녀는 새로 옮긴 부서의 상사를 견디지 못해 나를 찾아왔다. 그녀는 자신을 대하는 상사의 행동이 조금도 이상하지 않다는 사실을 잘 알고 있었다. 문제는 그녀에게 있다는 것도 잘 알고 있었다.

2주 전에는 상사가 자기 뒤에 서 있어서 아주 중요한 고객과 전화를 계속할 수 없었다고 했다. 그녀는 10년 전에도 똑같은 문제로 직장을 잃었던 적이 있었다. 지금은 무슨 일이 자기에게 일어났으며 어떻게 극복해야 하는지도 잘 알고 있었다.

얼마 지나지 않아 나는 그녀의 아버지가 차갑고, 자주 화를 내고, 난폭하기도 했다는 사실을 알게 되었다. 여러 번 어린 그녀를 때린 적도 있다고 했다. 그때의 상황을 좀더 자세히 이야기해보라고 했다.

그녀가 다섯 살 되던 해 어느 날 아버지가 아주 자랑스럽게 새 자동차를 몰고 집에 돌아왔다. 아버지가 무척 기분이 좋아보였기 때문에 그녀는 그 기회에 아버지와 가까워지고 싶었다. 그래서 새 자동차를 더욱 깨끗하게 윤을 내야겠다고 마음먹었다. 아버지가 집안에 들어가자 폴린느는 양동이와 걸레를 들고 힘껏 자동차를 문지르기 시작했다. 그런데 걸

레에 작은 돌멩이가 걸려 있었다. 자동차는 여기저기 긁혀서 엉망이 되어버렸다. 아버지에게 자기가 한 일을 자랑하려고 다가서자 아버지가 버럭 화를 냈다. 매를 맞을까봐 벌벌 떨면서 그녀는 자기 방 침대 밑에 숨었다. 그때의 기억은 마치 지울 수 없는 사진 하나가 그녀의 머릿속에 박혀 있는 것처럼 선명했다. 아버지의 발이 자기 옆으로 점점 다가온다고 느낄수록 그녀는 가엾은 동물처럼 방바닥에 바싹 붙어 두려움을 견뎌내야 했다. 그때의 그 장면과 함께 감정도 고스란히 되살아났다.

내 앞에는 다섯 살 난 꼬마아이가 두려움에 떨면서 일그러진 얼굴로 곧 심장발작이라도 일으킬 것처럼 거칠게 숨을 몰아쉬고 있었다. 50년이 지나서도 그녀의 뇌와 온몸은 두려움이 남긴 흔적을 고스란히 간직하고 있었다.

전기충격에 반사적으로 묶인 르두의 쥐는 그 자극과 조금만 닮은 자극에도 바로 공포에 떨었다.[6] 폴린느의 경우도 상사가 조금만 자기 아버지를 생각나게 해도 지금까지 불안감을 느끼는 것이다.

사실상, 변연계에 가해진 심리적 상처는 인지뇌의 적응능력이 조금만, 그것도 아주 잠시 동안 뒤떨어져도 바로 반응한다. 예를 들어 알코올은 전두엽피질의 정상적인 기능을 방해한다. 그렇기 때문에 술을 조금만 많이 마셔도 '억제받지 않은' 것 같은 느낌이 든다. 알코올 때문에 전혀 해롭지 않은 상황을 거꾸로 공격당하고 있다고 판단하고 난폭하게 행동할 수도 있다.

이런 상황은 변연계에 남아 있는 두려움을 통제하기 너무 피곤하다거나 아니면 다른 일에 지나치게 몰두해 있을 때도 일어난다.

신비로운 안구치료법

외상 후 스트레스 장애(PTSD)는 정신과의사들이 흔히 다루는 증상들 중의 하나이다. 그것은 현재의 사실들과 과거의 정신적 충격으로부터 남아 있는 올바르지 못한 감정들 사이의 단절로 인해 발생한다고 알려져 있다. 그렇기 때문에 정신과 의사들은 치료가 매우 힘들다는 것도 잘 알고 있다.

여러 치료 경험 결과, 단지 오래된 감정들과 현재의 호전된 상황을 연결한다고 해결되지는 않는다는 것이 밝혀졌다. 전문의들은 때로 과거에 입은 충격적인 사건들을 이야기하는 것이 오히려 증상을 악화시킬 수도 있다고 한다. 약물 치료도 그렇게 효과적이지 않다.

1990년 초반,《미국의학 협회지(Journal of the American Medical Association)》(아마도 세계에서 가장 널리 읽히는 의학협회지일 것이다)에 실린 외상 후 스트레스 장애(PTSD) 치료방법 논문에 의하면 PTSD 완치용 치료제는 현재까지 없으며 단지 제한적인 효과를 보이는 치료제가 있을 뿐이라고 한다.[7]

폴린느와 같은 환자들을 대할 때면 나는 자주 이와 같은 치료 현실을 의식하지 않을 수 없었다. 동료들처럼 나 역시 오래 전부터 폴린느와 같은 환자들을 치유하기 위해 노력해왔지만 결과는 그렇게 만족스럽지 못했다. 그러던 중에 너무나도 놀라운 비디오를 보게 되었다.

한 의학 세미나에서 있었던 일이다. 캘리포니아 출신의 심리학자인 프란신느 샤피로가 EMDR(영어로는 'eye movement desensitization and reprocession' 즉, '민감소실 및 재처리요법 안구운동')이라는 주제에 대해 발표를 했다. 이것은 그녀가 직접 개발한 치료법으로 그동안 의학계에서는 치료효과를 놓고 의견이 분분해 있었다.

나 역시 이 치료법을 들어보기는 했지만 그다지 신뢰하지 않았다. 눈을 리드미컬하게 움직여서 충격적인 감정들을 완치할 수 있다는 생각 자체가 내게는 무척 우스꽝스럽게까지 보였다. 그런데 샤피로 박사가 비디오로 보여준 환자들 중 한 사람이 내 관심을 끌었다.

60세인 매기는 담당 의사로부터 암말기라는 진단을 받았다. 앞으로 겨우 6개월 정도만 살 수 있는데, 통증도 심할 거라고 했다. 그녀는 27년 전, 암으로 첫번째 부인과 사별한 적이 있는 남편 헨리와 살고 있었다. 매기가 남편에게 자신의 병에 대해 털어놓자 두려움을 참지 못한 헨리는 다시는 똑같은 고통을 겪고 싶지 않다면서 그녀 곁을 떠났다.

매기는 차츰 심각한 우울증에 빠져들었다. 자살하려고 권총을 준비하기까지 했다. 이 사실을 안 친구들이 헨리에게 다시 매기 곁으로 돌아오도록 설득했다. 하지만 매기는 너무나 심각한 마음의 상처 때문에 잠들지 못했고, 끊임없이 헨리가 자기 곁을 떠나는 악몽에 시달렸다. 그녀는 헨리가 잠시 장을 보러 나가는 것도 견디지 못했다. 두 사람의 생활은 완전히 엉망이 되어갔고, 매기는 자신에게 남은 소중한 시간들을 그렇게 낭비하고 있다는 사실에 더더욱 분개했다.

어느 날 우연히 그녀는 신문에서 충격 치료법에 관한 기사를 읽고 EMDR 초기 치료법 임상실험에 참여하기로 마음먹었다. 프란신느 샤피로 박사는 바로 그 임상실험에 참여한 매기를 담당한 의사이다. 박사는 첫번째 임상실험이 어떻게 진행되었는지 녹화한 비디오를 보여주었다.

첫 임상 실험 때 매기는 남편이 자기를 떠나는 장면을 이야기하지도 못했다. 치료 상담자가 그때의 기억을 이야기해 보라는 말만 해도 그녀는 두려워 숨이 막힌다고 했다. 오랫동안 설득한 후에야 겨우 헨리가 떠나던 날의 기억을 조금씩 더듬어가며 이야기하기 시작했다.

담당의사가 눈앞에서 손을 오른쪽에서 왼쪽으로 계속해서 움직여 보라고 했다. 꿈에서(REM 수면단계—뇌파로 볼 때 가장 편안한 수면상태—로 안구가 빠르게 움직인다) 갑작스럽게 일어나는 안구운동과 비슷한 움직임을 끌어내기 위해서였다. 마치 기억이 몸 전체에 새겨져 있는 것 같았다. 그녀는 온힘을 다해 아픈 기억을 끄집어내기 시작했다.

그러자 점차 두려움이 커져가면서 심장이 빠르게 뛰기 시작했다. 그녀는 "몸 전체가 아프다"고 했다. 그런데 눈 운동을 시작한 지 몇 분 되지 않아서 그녀의 얼굴이 달라지기 시작했다. 입가에 놀라움을 금치 못하는 표정을 짓더니 선언하듯 크게 말했다.

"떠났어요! 기차가 떠나듯이 말이에요…… 창가로 무엇인가 그 자리에 온전히 있는 것이 보이더니 갑자기 사라졌어요. 이제 그 일은 과거의 일일 뿐이에요. 다른 것으로 채워졌어요. 그것을 지금 바라보고 있어요. 아름다움인지 아니면 고통인지 모르지만 이제는 이미 과거의 일이에요…… 어떻게 그렇게 오랫동안 마음 상하고 지냈는지……"

그녀의 태도도 달라졌다. 여전히 불안해 보였지만 몸을 곧게 세우고 있었다. 가만히 미소를 짓기까지 했다. 담당의사가 안구운동을 멈추고 어떤 생각들이 머릿속을 지나갔는지 물었다. 그녀가 대답했다.

"아주 재미있는 일이 있었어요. 나는 현관 앞에 서 있었고 헨리가 오솔길 쪽으로 멀어지고 있었어요. 저는 생각을 했죠. '만약 그가 지금과 같은 상황을 견뎌낼 수 없다면 그의 문제일 뿐이야. 내 문제는 아니라고.' 그리고 손을 흔들며 인사를 했어요. '바이 바이 헨리, 바이 바이' 상상이 가세요? '바이 바이 헨리, 바이 바이' 라고 제가 말했다니까요."

그 후 몇 차례 30초에서 1분을 넘지 않는 아주 짧은 안구 운동을 하자 매기는 쉽게 자신이 죽음을 맞이하는 장면을 상상할 수 있게 되었다. 침대 주위에 모여 있는 친구들을 보면서 혼자가 아니라는 사실에 평안을 느낄 수 있었다. 계속 안구훈련을 받으면서 그녀는 처음의 두려움을 벗어버리고 확신에 찬 표정을 짓게 되었다. 그녀는 손으로 무릎을 치면서 말했다. "이제야 고귀하게 죽을 수 있는 자신이 생겼어요. 아무도 나를 방해할 수 없어요."

비디오가 상영되는 약 15분 동안 담당의사는 환자에게 열 마디도 채 하지 않았다.

그 시간 동안 내 안에 있는 과학자는 내게 귓속말을 했다. "특별한 경우일 뿐이야. 플라세보 효과(투약형식에 따르는 심리효과 : 역주)일 뿐이라고." 하지만 내 안에 있는 의사가 대답했다. "그럴지도 모르지. 하지만 이런 플라세보 효과라면 내 환자들도 경험할 수 있으면 좋겠군. 한번도 이런 경험을 해본 적이 없지 않은가?"

결국 심각한 정신적 충격에 시달리고 있는 80명의 환자를 대상으로 실시한 EMDR 치료법 연구 결과를 보고 나자 내 마음은 완전히 돌아섰다. 이 연구결과는 과학적이면서 방법론 측면에서도 정확성을 요구하는 심리의학회지에 발표되었다. 3차례의 훈련을 끝내자 환자의 약 80%는 더 이상 외상 후 스트레스 장애를 보이지 않았다고 했다.[8] 이는 폐렴에 항생제 치료를 할 때의 완치율과 비슷한 수치이다.[9] 정신의학에서 아무리 강력한 약물이라고 해도 3주간의 치료로 이와 같은 완치율을 보인 적이 없었다. 당연히 나는 이 치료법이 계속적으로 같은 효과를 보이지 못할 거라고 생각했다. 하지만 80명의 환자를 인터뷰한 결과 오히려 치료기간 3주 후보다 시간이 지날수록 그 효과가 더 뚜렷해졌다는 사실을 알 수 있었다.

그럼에도 불구하고 내게 안구치료법은 여전히 불가사의한 치료법이었다. 그동안 나는 언어를 중요한 요소로 다루며 인내심을 가지고 오랜 기간 동안 상담 치료해왔고, 전이과정을 분석해왔다. 안구치료법은 이런 나의 정신분석학적 치료방법에 반대되는 개념이었다.

하지만 눈에 띄는 결과를 보면서 치료효과를 알기 위해서는 내 스스로 배워야 한다고 마음먹었다. 새로운 방법을 시도해보지 않는 것은 마치 페니실린이 처음 도입될 때 설폰아미드의 약효를 믿지 못해 사용하지 않는 것과 다를 바 없다고 생각했다. 설폰아미드는 강력한 물질이라 조심스럽지만 오래전부터 꾸준히 사용되었고 그 효과도 믿음직스럽지 않았던가…….

뇌의 자가 치유 능력

14살 생일에 나는 오토바이를 선물로 받은 적이 있다. 그런데 그 다음 날 접촉사고가 났다. 주차되어 있는 자동차들 사이로 오토바이를 몰고 달렸는데 갑자기 앞쪽에서 자동차 문이 열리는 것이었다. 브레이크를 밟았지만 이미 늦었다. 온몸에 멍이 시퍼렇게 든 것은 물론이고 나의 감정뇌도 충격을 받았다.

정신적인 충격은 며칠 계속되었다. 다른 일에 온전히 몰두하지 않을 경우, 나도 모르게 사고를 생각하고 있었다. 밤에는 꿈을 꾸기도 했다. 위험하다는 생각 때문에 며칠 동안 나는 오토바이 타는 것이 조금도 즐겁지 않았다.

그런데 일 주일쯤 지나 몸의 상처가 다 아물게 되자 그동안의 부정적인 생각들이 모두 사라지고 조금만 기회가 생겨도 오토바이를 타려고 했다. 물론 그전에 비해 정차되어 있는 자동차들을 더욱 조심했고, 자동차 문이 열릴 것을 대비해서 충분한 간격을 두었다. 다행히 그때의 사고는 내 통제 하에 있었던 것이다. 사고에서 배워야 할 점만을 취했다. 쓸모없는 감정들과 부정적인 기억들은 몸 밖으로 밀어낼 수 있었다.

EMDR치료법의 기본은 정확하게 말해 우리 모두에게 이러한 감정적 충격을 스스로 치유할 수 있는 기제가 몸 안에 있다는 것을 전제하는 것이다. 담당전문의들은 이 기제를 〈정보처리 적응기제〉라고 부른다. 원리는 매우 간단하다. 위의 오토바이 사고처럼 우리는 여러 크고 작은 충격을 경험한다. 그런데도 대부분의 경우, 우리는 외상 후 스트레스 장애 증상을 보이지 않는다. 마치 소화기관이 우리 몸에 필요한 것만을 취하고 나머지를 몸 밖으로 밀어내는 것처럼 신경계가 필요한 정보나 교훈만을 취하고 사고가 일어난 후 더 이상 필요하지 않은 감정이나 생각들 그리고 심리학적 활성화들은 며칠 내에 처리해 버린다.10)

물론 심리학적 기제는 이미 프로이트가 사용했던 용어이다. 프로이트는 자신의 논문 〈애도와 슬픔〉에서 이것을 "애도작업"이라고 표현했다. 사랑하는 사람이 죽거나 아끼던 물건을 잃어버렸을 때, 혹은 잘 알고 있다고 믿었던 세계가 위협적으로 느껴졌을 때, 신경계가 일시적으로 정상적인 기능을 중단할 수 있다. 기존의 지표들이 기능을 잃어버린 것이다. 생리학자들이 〈호메오스테시스〉라고 부르는 균형 상태를 회복하려면 어느 정도의 시간이 필요하다. 이를 거치고 나면 일반적으로 신체 조직이 더 강화된다. 시련을 견디고 난 뒤, 새로운 자원을 비축하게 된다. 어려운 상황이 닥쳐도 좀더 여유를 가지고 잘 적응하게 된다.

프랑스의 보리스 크룰니크와 같은 작가들은 어떻게 적대감이 〈탄성에너지〉11)를 이끌어내는지 증명해 보였다. 각 시대마다 그에 맞는 표현이 있기 마련이다. 산업혁명 시대에 글을 썼던 프로이트는 이 과정을 애도작업이라고 했다.

EMDR은 정보통신발달이 가히 혁명을 이루고 신경과학이 빠르게 발전하는 시기에 샌프란시스코의 팔로 알토라는 학교 부근에서 처음 쓰이기 시작했다. 이 새로운 학설은 같은 유형의 뇌 조정 기제를 충분히 〈정보처리 적응기제〉라고 이름 지을 만한 유사성이 있다.

5. 자가치유법 : 안구운동에 의한 신경과 감정의 통합(EMDR)

하지만 일부 상황에서는 이 기제도 특별한 효력을 발휘하지 못할 수 있다. 고문이나 강간을 당하거나 또는 자식이 죽는 일(내 환자들 중에는 자녀가 불치병에 걸리거나 죽었을 때 가장 힘들어했다)같이 충격이 너무 심할 경우가 그렇다. 때로는 이보다 덜 심각한 상황일 때도 같은 반응을 보일 수 있다. 예를 들어 어린아이처럼 자기 보호 능력이 부족하거나 그밖의 특별히 취약한 상황에 놓여 있는 경우가 그러하다.

간호사 안느

간호사인 안느는 자신에 대한 부정적 이미지 때문에 만성적인 우울증에 시달리자 몹시 고통스러워하면서 병원을 찾아왔다. 그녀는 스스로를 뚱뚱하고 '구역질이 날 정도로' 못생겼다고 생각했다. 하지만 객관적으로 보았을 때 그녀는 오히려 귀여운 편이었고 몸무게도 평균치에 가까웠다. 게다가 성격도 매우 밝고 적극적인 편이었기 때문에 그녀가 자신에 대해 갖고 있는 이미지는 많이 왜곡된 것이었다.

그녀와 상담을 하는 과정에서 나는 그것이 3년 전 그녀가 임신했을 때 출산을 앞둔 몇 달 동안 갖게 된 이미지라는 것을 알게 되었다. 그녀가 남편에게 시간을 같이 보내주지 않는다고 여러 차례에 걸쳐 불평을 하자 남편은 그녀에게 "당신, 정말 고래 같은걸. 정말 역겹다니까!"라는 말을 던진 것이다.

다른 때라면 더 심한 말을 들었다고 해도 아마 그녀는 씩씩하게 대응할 수 있었을 것이다. 남편 역시 폴 뉴먼은 아니라고 대꾸해 주었을 것이다. 하지만 그녀는 임신 기간 내내 많이 힘들어하고 있었다. 일도 그만

두어야 했고 출산 후에 다시 직장을 찾을 수 있을지도 자신이 없었다. 게다가 그녀는 어렸을 때 아버지가 엄마 곁을 떠난 것처럼 남편 역시 아이가 태어나면 자기 곁을 떠날지 모른다는 생각 때문에 두려워했다.

그녀는 무기력했고 무방비 상태로 내버려져 있었다. 이런 상황에서 남편의 지적은 그야말로 치명적이었던 것이다.

사건 자체의 공격성 때문이든 아니면 사건을 겪는 사람이 심리적으로 약한 상태에 있었기 때문이든, 고통스런 사건은 말 그대로 '충격적인' 기억으로 남을 수 있다.

EMDR 치료법에 따르면 충격적인 사건에 관련된 정보들이 잘 소화되어 받아들여지는 대신에 신경계에 갇혀서 처음 충격을 받았을 때처럼 그대로 입력되어 남는다고 한다. 여러 영상이나 사고, 소리, 냄새, 감정, 신체적 감각, 자신에 대해 갖게 된 확신들("아무것도 할 수 없다. 나는 결국 버림받고 말 것이다.")이 신경에 저장되어 스스로 커나간다고 한다. 그리고 이것은 감정뇌에 뿌리를 박고 합리적인 사고와는 동떨어져서 처리되지 않은 정보묶음이 된다. 그러다 충격을 상기시키는 작은 신호만 있어도 자신도 모르게 다시 작동하기 시작하는 것이다.

몸의 기억

일단 뇌에 입력된 기억은 그중 한 요소만 떠올려도 자극을 받게 된다. 컴퓨터의 메모리에 저장된 것을 찾아내려면 정확한 주소가 필요하다. (도서관 사서가 책장에서 책을 찾아내려면 정리해놓은 자리에 대한 정확한 정보가 필요한 것과 같다.) 반대로 뇌에 기록된 정보는 유추의 방법으로 상기될 수 있다. 경험했던 사건을 상기시킬 만한 요소 하나만으로도 과거의 기억이 완벽하게 재현된다.

이와 같은 기억의 특성은 이미 잘 알려진 사실이다. 우리는 이것을 〈내용물에 의한 접근〉과 〈부분적인 일치에 의한 접근〉[12]이라고 부른다. 이는 충격적인 기억인 경우 아주 중요한 영향을 끼칠 수 있다. 때로는 사건과 관련된 어떤 영상이나 소리, 냄새, 감정, 생각 혹은 신체적 감각만으로도 정리되지 않은 채 저장된 기억의 전부를 상기시킬 수 있다. 고통스런 기억들은 자주 몸을 통해 불러내지곤 한다.

나는 수술실에서 막 나온 젊은 여자의 회복실로 호출되었을 때 처음으로 기억에 대한 신체적 언어의 중요성을 실감했다.

간호사들은 전신마취에서 완전히 깨어나지 않은 그 여자가 너무 많이 흥분한 것 같다고 했다. 간호사들은 그녀가 몸을 너무 흔들어 몸에 꽂혀 있는 바늘이 빠질 것 같다며 초조해 했다. 할 수 없이 손목을 침대에 묶어야 했다.

얼마 후, 그녀는 갑자기 깨어나서는 공포에 질린 얼굴로 미친 듯이 소리를 지르기 시작하는 것이었다. 그녀는 막무가내로 묶여 있는 줄을 끊으려고 했다. 심장박동 및 혈압마저 아주 위험한 수치를 보였다.

재빨리 묶인 줄을 풀어주어 겨우 진정시키자 그녀는 지금 막 겪은 기억에 대해 이야기했다. 어렸을 때 양아버지가 자기를 침대에 묶어놓고 담뱃불로 지졌다고 했다. 끔찍한 기억들이 비활성화 상태로 저장되었다가 손목을 조이는 듯한 느낌 때문에 갑자기 잠자고 있던 기억이 되살아난 것이었다.

EMDR의 힘은 무엇보다 여러 감각들을 — 시각적, 감정적, 인지적, 그리고 신체적(몸의 느낌들) — 통해 충격적인 기억을 되살린 뒤, 그때까지 비활성화된 흔적을 소화해내지 못했던 〈정보처리 적응기제〉를 자극하는 것에 있다.

꿈을 꾸는 동안 즉각적으로 일어나는 운동과 비슷한 안구운동은 외부의 도움 없이 뇌의 자연적 치유기제가 해낼 수 없었던 것을 가능하게 해준다. 수세기 전부터 자연적인 치유법이나 약초가 몸의 자가 치유기제를 자극해온 것처럼 안구운동법은 심리적인 충격을 치유하는 것을 도와주는 자연적인 자가 치유 기제라고 할 수 있다.

환자들은 안구운동을 실시하는 동안 프로이트가 제안한 〈자유 연상〉을 자발적으로 하고 있는 것처럼 보인다. 그런데 우리는 이와 같은 자유 연상법이 명령에 의해서 실행하기 매우 어렵다는 것을 잘 알고 있다.

환자들은 꿈을 꾸듯이 조각난 기억들을 이어주는 하나의 커다란 기억의 망을 통과한다. 대부분 그들은 정신적 충격을 준 사건과 연관 있는 장면들을 먼저 떠올린다. 그 이유는 이런 운동이 비슷한 마음의 상처(예를 들어 사람들 앞에서 무시당했던 일들)를 받았던 경우나 또는 비슷한 감정(무기력했던 느낌)을 생각나게 하기 때문이다.

그때, 스스로 잘 알지 못했던 감정들이 갑자기 물밀듯이 격하게 표면으로 떠오르는 경험을 하게 된다. 마치 안구운동을 통해 꿈에서 일어나는 것처럼 충격적인 기억과 연결된 모든 영상들이 자연스럽게 떠오르는 것처럼.

그리고 이때는 현재와 관련된 정보를 담고 있는 인지망에 접속할 수 있게 된다. 그러면서 더 이상 무기력하지 않고 과거의 위협에 굴복하지 않는 현재 성인의 모습을 되찾게 되는데, 그 모습이 감정뇌에까지 구체적으로 형성되는 것이다. 다시 말해 새롭게 회복된 모습이 두려움과 절망으로 얼룩진 신경의 흔적을 지우고 자리 잡게 되는 것이다. 이때 사람이 완전히 달라져, 새로운 사람으로 보이는 경우도 있다.

몇 년 동안 안구운동법을 직접 실시하고 시술해 왔지만 지금도 그 효과에 놀라지 않을 수 없다. 나는 동료인 심리학자들과 정신과의사들이 새로운 이 요법을 의심의 눈으로 바라보는 것을 이해할 수 있다. 나도 처음에는 그들과 같은 반응을 보였기 때문이다. 하지만 내 진료실에서 뿐만 아니라 여러 연구를 통해서 목격할 수 있는 너무나도 명백한 효과를 어떻게 부정할 수 있단 말인가? 나는 의학에서 안구운동요법만큼 놀라운 효과를 거둔 치료법을 거의 알지 못한다.

그럼, 이제 안구운동요법에 대해 알아보자.

6

안구운동(EMDR)의 놀라운 효력

성폭행당한 공포심을 이겨낸 릴리안

연극배우 릴리안은 이름 있는 극장에서 연기 지도까지 했던 유명 배우다. 그녀는 세계 각지를 돌아다니면서 공연을 한 경험이 많기 때문에 두려움을 극복하는 방법쯤은 누구보다 잘 알고 있다고 생각했다. 그런데 그녀가 내 진료실을 찾아왔다. 오랜 세월 동안 괴롭혀왔던 두려움에 또다시 사로잡혔기 때문이다. 신장암 선고를 받고부터였다.

상담하면서 나는 그녀가 아주 어렸을 때 친아버지에게 여러 번에 걸쳐 성폭행을 당했다는 사실을 알게 되었다. 암선고를 받고 그녀가 느끼는 무기력감과 두려움은 끔찍한 일을 어쩔 수 없이 고스란히 당해야 했던 어릴 적에 느꼈던 것과 같았던 것이다. 그녀는 여섯 살 때 겪었던 그날의 일을 정확하게 기억하고 있었다.

그날 릴리안은 정원의 철망에 허벅지 안쪽이 찢겨서 깊은 상처를 입었다. 아버지가 그녀를 병원으로 데려갔는데, 의사는 소녀의 아버지가 보는 앞에서 마취도 하지 않은 채 치골까지 이어지는 상처를 바늘로 꿰맸다. 집에 돌아왔을 때 아버지는 어린 딸을 침대에 엎드려 놓고 목덜미를 손으로 눌러 꼼짝 못하게 하면서 성폭행을 했다. 그것이 첫번째 폭행이었다. 그 후 그녀는 몇 년 동안 정신분석 치료를 받았다고 했다. 의사에게 아버지와의 관계에 대해서도 자세하게 털어놓았다고 했다.

그녀는 이제 과거의 기억을 다시 떠올리는 일이 아무 소용이 없다는 것을 잘 안다고 했다. 하지만 나는 그녀가 어렸을 때 당한 성폭행과 성인이 된 뒤 암선고를 받고 느끼는 불안감 사이에는 병에 대한 절대적인 무력감과 두려움이라는 공통분모가 개입하고 있기 때문에 두 사건이 매우 복잡하게 연관되어 있다고 생각했다.

나는 어렸을 때의 사건을 좀더 자세하게 알아보자고 했다. 그녀는 어렵게 그러겠다고 대답했다. 이렇게 해서 그녀는 일련의 EMDR 훈련을 통해 여섯 살 난 어린 소녀의 공포를 다시 느꼈고, 그 감각이 온몸을 관통하는 것에 전율했다. 그러자 그녀의 머릿속에 그 당시 가졌던 생각 하나가 떠올랐다.

'만일 그것이 내 잘못이었다면? 내가 정원에서 넘어졌기 때문에, 그리고 수술을 하는 동안 아버지가 내 성기를 보았기 때문에 결국 내게 그런 짓을 저지르게 된 것은 아닐까?'

대부분의 성폭행 희생자들이 흔히 그렇듯이 릴리안도 이 끔찍한 사건에 자신도 일부 책임이 있다고 느꼈던 것이다.

나는 그녀에게, 방금 말한 것을 곰곰이 생각하면서 안구 운동을 계속하라고 말했다.

삼십 초 후에 그녀는 안구 운동을 그치고는, 다시 생각해 보니 그건 자신의 잘못이 아니었다고 말했다. 당시 그녀는 아주 어린 아이였으며, 아버지의 역할은 딸을 보살피고 보호해 주는 것이었다고. 자신이 그 같은 끔찍한 폭행을 당해도 좋을 만한 일을 조금도 하지 않은 것만은 확실하다고 말했다. 그녀는 그저 정원에서 넘어졌을 뿐이었다. 그것은 그녀처럼 호기심 많고 활발한 소녀에게는 언제나 일어날 수 있는 일이었다.

어른의 눈으로 바라보는 관점과 그리고 그녀의 감정뇌 속에 오래도록 남아 있던 일그러진 영상이 내가 보는 앞에서 차츰 상호 관련성을 갖기 시작했다.

다음 안구 운동을 하는 동안 그녀의 감정에 변화가 일어났다. 공포감이 정당한 분노로 변한 것이다. '어떻게 아버지가 내게 그런 짓을 저지를 수 있었지? 그리고 엄마는 도대체 어떻게 몇 년 동안이나 그런 짓을 묵인하고 모른 체할 수 있었단 말인가?' 그녀의 이런 생각들과 함께 마치 그녀 몸의 감각들도 할 말이 많다는 듯 돌변하기 시작했다. 불과 몇 분 전까지 목덜미를 짓누르는 것 같은 억센 손길의 감각, 그리고 복부를 쥐어뜯는 듯한 공포감이 일순간 다른 감각으로 변화한 것이다. 분노가 막 폭발하려고 할 때처럼 그녀는 가슴과 턱뼈가 심하게 당기는 느낌이 들었다.

많은 심리치료 전문가들은 성폭행당한 사람들을 치료할 때 무엇보다 치료 목표를 그들이 느끼는 공포감과 무력감을 정당한 분노로 변화시킬 수 있도록 돕는 데 두고 있다. 안구운동(EMDR)의 경우도 마찬가지인데, 환자가 자신의 내부로부터 이러한 변화를 느낄 때까지 계속한다.

그 후 몇 차례의 안구운동을 통해 릴리안은 자신을 어린 소녀, 즉 감정적으로 버림받고 성적으로 폭행당하는 어린 소녀의 모습으로 대상화시켰다. 그녀는 가엾은 어린 아이에게 깊은 슬픔과 한없는 연민을 느꼈다. 엘리자베트 퀴블러-로스가 기술한 비애의 단계에서처럼, 릴리안의 분노는 슬픔으로 변했다.[1] 그리고 그녀는 이제 자기가 능력 있는 어른이 되었으니 이 아이를 보살펴 줄 수 있다고 생각했다. 그제야 그녀는 자기가 왜 그렇게 미친 듯이 자신의 아이들을 감싸고 보호했는지 그 이유를 깨달았다. 마치 '새끼를 지키는 암사자' 처럼 말이다.

마침내 그녀는 차츰 자신의 아버지 이야기를 꺼냈다. 그녀의 아버지는 2차 세계대전이 발발하자 네덜란드에서 아주 어린 나이로 대독 레지스탕스에 참가했다. 그러던 중 체포되어 혹독한 고문을 받아야 했다. 그녀는 어렸을 때부터 엄마와 할아버지, 할머니에게서 그 일이 있은 뒤부터 아버지가 완전히 다른 사람이 되었다는 말을 항상 들었다.

그녀는 마음속으로 아버지에 대해 막연한 동정과 연민을 느꼈다. 아니, 아버지를 이해할 수 있을 것 같았다. 그러자 아버지가 사랑과 연민을 갈구하는 사람처럼 보였다. 하지만 무감각하고 메마른 그의 아내나 감정을 겉으로 드러내지 말아야 하는 문화적 전통 속에서 움츠러든 그의 부모 또한 그에게 연민과 사랑을 베풀 줄 몰랐다.

그녀는 이제 아버지를 길 잃고 어찌할 바 모르는 남자, 너무나 가혹한 일들을 경험했기 때문에 '미쳐버릴 수밖에 없었던' 사람이라고 생각했다. 이제 현재의 아버지에 대해 그녀는 이렇게 말한다. "가엾은 노인, 제대로 걷지도 못할 만큼 쇠약한 노인…… 그의 삶은 너무나 힘든 것이었어요. 아버지에 대해 슬픔밖에 느껴지지 않는군요."

불과 한 시간 사이에, 그녀는 폭행당한 어린 소녀의 공포감으로부터 가해자를 받아들이고 더 나아가서 그에게 연민을 느끼는 차원으로까지 옮겨갔다. 그것은 가장 성숙한 어른의 관점이다. 그녀는 정신분석학이 기술하는 애도의 통상적인 단계 모두를 하나도 빠짐없이 밟아나갔다. 마치 몇 달, 아니 몇 년에 걸친 심리치료요법의 효과가 단 한 번의 치료로 압축된 듯 보였다.

이렇듯 인체의 정보처리 적응 기제를 자극함으로써 환자는 과거의 사건들과 어른이 된 현재의 성숙한 관점을 관련지어 생각할 수 있게 되었다. 이 관련성이 일단 확고하게 자리잡으면 비활성화된 정보들은 소화가 되면서 ― 생물학자들은 '대사화(代謝化) 되었다고 표현하겠지만 ―

102
치유

부적절한 감정을 표출하지 않게 된다.

이제 릴리안은 최초의 폭행에 대한 기억을 떠올리면서도 그것을 감정의 동요 없이 바라볼 수 있게 되었다. "이제는 내가 관찰자가 된 느낌이에요. 멀리 떨어져서 바라볼 뿐이죠. 이제 그런 일은 하나의 기억이나 영상에 불과해요."

비활성화 상태의 '변연계'의 짐을 덜게 되면서 과거의 기억이 더 이상 공포나 고통으로 느껴지지 않게 된다. 그리고 짓눌렸던 기억들에서 벗어나게 된다. 이것만으로도 상당한 진전이다. 하지만 완전히 아물지 않은 상처처럼 마음속에 여전히 남아 있는 정신적 외상의 치료는, 옛 기억이 중화되었다고 해서, 아주 끝난 것은 아니다.

릴리안은 몇 가지 심리적 문제와 더불어 정신적 외상을 치료하면서 자기 안에 내재해 있는 어떤 힘을 발견할 수 있었다. 그녀는 자기 안에 그런 힘이 있었다는 사실조차 몰랐기 때문에 언젠가 사용하게 될 거라고 전혀 예상치 못한 그런 힘이었다. 이렇게 해서 그녀는 자신의 병에 맞설 수 있었고, 자신이 죽을 수도 있다는 사실을 아주 담담하게 받아들이기 시작했다. 그녀는 의사들의 치료에 철저하게 따르며 암 치료에 도움이 되는 여러 대체요법들도 공부해 지혜롭게 이용했다. 무엇보다 그녀는 병을 앓는 동안에도 자신에게 충실한 삶을 계속해 나갔다.

그녀가 정기적으로 한 달에 한 번씩 만나던 상담치료 담당의가 어느날 내게 전화를 걸었다. 그녀의 갑작스런 변화에 놀랐다고 하면서 무슨 일이 있었느냐고 물었다. 그녀가 겪었던 근친상간의 문제는 담당의사의 분석을 통해 이미 해결되었는데, 나와 그녀가 시도한 것은 어떤 면에서 달랐던 것일까? 프랑스나 미국의 대부분의 정신 분석가들은 환자들을 치료하면서 나와 비슷한 경험을 통해 안구운동(EMDR) 훈련법을 인정하기 시작했는데 릴리안의 상담치료 담당의도 마찬가지였다.

그 이후로 그녀가 상담 치료를 받는 데 있어 안구운동(EMDR) 훈련법

6. 안구운동(EMDR)의 놀라운 효력

은 아주 중요한 부분을 차지하게 되었다.

이런 일이 있고서 삼년 동안, 릴리안은 암 수술을 받고, 화학요법과 방사선 치료 등 힘든 항암치료를 받았지만 그 어느 때보다도 활기에 넘쳤다. 질병에 대한 투지와 생명력이 그녀에게 어떤 광채를 갖게 해주었다. 그녀는 다시 무대에 섰고, 지금은 중단했던 연기 지도도 하고 있다. 그녀가 이런 상태로 오래 지낼 수 있기를 바랄 뿐이다. (물론 안구운동(EMDR) 요법이 암을 치유하는 것은 아니다. 그럼에도 불구하고 말기적 상황에 처한 다른 많은 환자들의 경우처럼, 나는 안구운동(EMDR) 요법이 암 치료에 있어서 중요한 부분이라고 생각한다.)

코소보의 아이들

인체의 정보처리 적응기제의 작용은 아이들의 경우에 더 빠르게 효과가 나타난다. 보다 단순한 인지구조와 보다 확산적인 연상경로 덕분에 여러 단계들을 건너뛰게 만드는 것이다.

코소보 전쟁이 끝나고 몇 달 후 나는 정서장애 치료사의 자격으로 그곳에 갔다. 어느 날 그곳에서 나는 아이 둘을 만나보라는 요청을 받았는데, 그들은 오누이 사이였다.

전쟁이 일어났을 때 민병대들이 그들의 집을 포위했다. 아버지는 그들이 보는 앞에서 민병대에 의해 살해되었다. 소녀는 자신의 방에서 이마에 권총이 겨누어진 상태로 민병대에게 강간당했다. 그 후 그녀는 그때의 충격 때문에 자기 방에 발을 들여놓지 못했다. 한편 소년은 삼촌과 함께 지붕을 통해 달아났는데, 삼촌은 민병대가 던진 수류탄에 맞아 즉

사했고, 소년은 복부에 심한 부상을 당했다. 군인들은 소년이 죽었다고 생각해서 버려두고 갔다.

그 후 두 아이는 끊임없는 불안감 속에서 살았다. 잠을 제대로 자지 못했고, 음식도 거의 먹지 않았으며 집 밖으로 조금도 나가려고 하지 않았다. 여러 번 소아과 의사가 그들을 찾아갔지만 어떻게 도와주어야 할지 몰랐다. 소아과 의사가 그들에게 특별한 관심을 가진 것은 아이들의 집안과 오랫동안 친하게 지냈기 때문이었다. 그곳 의사들에게 외상 후 스트레스 장애(PTSD) 진단법을 전수하는 것이 나의 업무였는데, 바로 그 소아과 의사가 나에게 그 남매를 도와달라고 부탁했다.

소아과 의사를 통해 아이들에 관한 이야기를 듣는 동안 나는 그들을 돕는 것이 아주 어려운 일이라고 느꼈다. 특히 통역사를 통해 의사소통을 해야 하는 것이 더 어려웠다. 그들은 끔찍한 기억을 떠올릴 때마다 너무나도 심한 감정의 동요를 겪었다.

하지만 처음 안구운동을 해보라고 했을 때 두 아이 모두 혼란스러워한다거나 충격을 받는 느낌이 없다는 사실에 놀라지 않을 수 없었다. 그래서 나는, 통역사가 옆에 있어서 그들이 연상작용을 하는 데 방해를 받거나 아니면 외상이 너무나 강했기 때문에, 그때의 감정에 접근조차 하지 못하는 거라고 (정신 치료에서는 〈분리 현상〉이라고 부르는데) 생각했다. 그런데 놀랍게도 그들은 이제 아무 고통도 느끼지 않고 폭력적인 장면을 떠올릴 수 있다고 말했다. 아무리 생각해도 불가능한 일이었다. 며칠 뒤에 문제가 전혀 해결되지 않았다는 걸 확인하게 될 거라는 생각만 들었다.

나는 다른 장면을 떠올리게 하면서 치료를 계속할 마음으로 일 주일 후에 다시 아이들을 찾아갔다. 아이들의 숙모는 내가 아이들을 만났던 그날 저녁부터 정상적으로 식사하고 밤에도 문제없이 잠을 잘 잤다고 했다. 지난 3월 이후 처음 있는 일이라고 했다.

6. 안구운동(EMDR)의 놀라운 효력

나는 놀라지 않을 수 없었다. 게다가 여자아이가 자기 방에서 잠을 잤다니! 나는 내 귀를 믿을 수 없었다. 그 아이들이 너무나 얌전하고 착한 아이들이라 내가 아무 도움을 주지 못했다는 말을 감히 할 수 없었던 것일까? 아니면 단순히, 고통스러운 사건에 관해 내가 또다시 물어보는 것을 원치 않아서일까? 그들이 아무런 증상도 없다고 말한다면 다시 시작하지 않을 거라고 생각했기 때문일까.

그러나 그 아이들을 만났을 때 나는 정말 달라졌다는 것을 알 수 있었다. 아이들은 미소 짓고 있었다. 그렇게 기운 없이 침울하게만 있던 아이들이었는데, 이제는 그 또래의 아이들처럼 장난을 치기도 했다. 얼굴에서도 안정감이 엿보였다.

전쟁 전에 벨그라드에서 의학을 공부했던 통역사도 아이들이 확실히 달라졌다고 했다. 그래도 나는, 안구운동(EMDR) 요법을 아이들에게 사용해본 여러 전문가들의 말을 직접 들을 때까지는, 이 치료법의 효과에 대한 의구심을 버리지 못하고 있었다. 전문가들에 의하면, 아이들의 경우 이 치료법에 훨씬 빠른 반응을 보였고, 어른들보다 덜 예민하게 반응한다고 말했다.

코소보에서의 실험 이후, 어린이 PTSD 치료에 관한 연구 보고가 처음으로 있었는데 안구운동(EMDR) 요법이 아주 어린 나이의 아이들에게도 효과적이라는 점을 알게 되었다.[2] 연구 결과, 안구운동(EMDR) 요법의 효과가 내가 코소보에서 목격했던 것처럼 기적적이지 않을지도 모르지만 상당히 뛰어나다는 사실만은 분명했다.

안구운동(EMDR)에 대한 이견들

안구운동(EMDR) 요법의 개발과정에서 가장 흥미 있는 것 중의 하나는 정신의학과 정신분석이 보인 저항적인 태도이다. 2000년 한 해 동안 PTSD 치료에서 가장 자주 이용된 데이터베이스(다트마우스 재향군인 병원이 구축한 PILOTS 데이터베이스)에는 PTSD 치료에 있어서 투약처방을 포함한 그 어떤 치료법보다 많은 안구운동(EMDR) 요법 임상연구가 기록되어 있다. 이는 아주 흥미 있는 연구결과로 세 건의 〈메타 연구(발표된 모든 연구를 대상으로 하는 연구)〉는 안구운동(EMDR) 요법이 기존의 어떤 치료법 못지 않은 효과가 있었을 뿐만 아니라 치유도 빠르고, 내성이 강한 치료법으로 보인다고 결론지었다.[3]

하지만 오늘날까지도 안구운동(EMDR)은 대부분의 미국 대학에서 '논란이 많은' 방법으로 간주되고 있다. 한편 네덜란드, 독일, 영국, 이탈리아 등지에서는 거부 반응이 심하지 않다. 미국의 일부 교수들은 서슴지 않고 이 치료법을 하나의 '유행'이나 '마케팅 기술'[4]이라고 몰아붙이기도 한다. 존경받는 과학자들이 이 같은 태도를 보인다는 것은 실로 놀라운 일이 아닐 수 없다. 사실에 근거하지 않는 태도이기 때문이다. 안구운동(EMDR)의 메커니즘을 잘 이해하지 못했기 때문일 것이다.

사실 이러한 현상은 의학의 역사에서 흔히 볼 수 있는 일이다. 아직 이론적 조명을 받지 않은 어떤 획기적인 돌파구가 제시될 때마다 대학측으로부터 조직적이고 강력한 반발이 제기되곤 했기 때문이다. 특히 그 치료법이 '자연스러운' 것이거나 '너무 단순한' 것처럼 보일 때는 반발이 더 심했던 것 같다.

안구운동(EMDR)과 비슷하면서 가장 잘 알려진 이와 같은 예로 루이-페르디낭 셸린느가 자신의 의학박사 학위논문에서 다룬 필립 스멜웨이

6. 안구운동(EMDR)의 놀라운 효력

즈 박사의 이야기를 들 수 있겠다.

헝가리의 의사인 스멜웨이즈는 임신부의 출산시 무균상태의 중요성을 증명했는데, 그것은 파스퇴르의 연구보다 20년을 앞선 것이었다. 그 당시 젊은 스멜웨이즈가 조교수로서 근무했던 산부인과 병원에서는 출산한 지 며칠 만에 임산부 열 사람에 아홉 명 꼴로 산욕열로 목숨을 잃었다고 한다.* 비엔나의 가장 극빈층 여성들은 위험부담이 있다는 것을 너무나 잘 알고 있었지만 다른 해결책이 없었기 때문에 어쩔 수 없이 병원을 찾아왔다.

스멜웨이즈는 놀라운 직관력으로 다음과 같은 시험을 해보자고 제안했다. 즉 임산부의 분만을 유도하기 직전에 흔히 맨손으로 시술을 했던 모든 의사들에게 환자의 성기에 손을 대기 전에 석회수에 손을 씻어야 한다는 것이었다. 이를 실천하게 하기 위해서 그는 많은 노력을 해야만 했다. 당시는 아직 세균의 존재가 발견되기 전이었기 때문에 눈에 보이지도 않고 냄새도 없는 무엇인가가 손을 통해서 옮겨갈 수 있다는 생각은 전혀 논리적이지 않았다.

하지만 실험의 결과는 참으로 놀라웠다. 한 달 후, 환자의 사망률이 세 명당 한 명에서 스무 명당 한 명 꼴로 대폭 줄어들었다.

스멜웨이즈는 결국 이 실험 때문에 해고를 당했다. 석회수에 손을 씻는 것을 귀찮게 생각한 동료들이 모의를 해서 그를 면직시키도록 한 것이다. 당시로서는 그 같은 결과에 대해 설득력 있는 설명을 할 수 없었기 때문에 스멜웨이즈는 빛나는 실험에도 불구하고 웃음거리가 되고 말았다. 그는 파스퇴르와 리스테르가 세균을 발견해내기 몇 년 전에 거의 정신이상 상태로 세상을 떠났다.

잘 알려지다시피 이 두 사람은 스멜웨이즈가 경험적으로 밝혀낸 현상

---

* 열 사람 중에 아홉 사람이 아니라, 세 사람 중에 한 사람이다. 작가 셀린의 천재적인 과장법은 이미 그의 의학박사 학위 논문에서부터 나타나기 시작했다.

을 과학적으로 설명하는 데에 성공했던 것이다.

최근 정신의학 분야의 예를 들자면, 미국 정부가 조울증 치료에서 리튬의 효과를 인정하기까지는 20년 이상이 걸렸다.* 그 당시만 해도 리튬은 대뇌 중추신경 시스템의 작용과는 전혀 상관없는 〈천연 암염 무기물〉이라고 알려져 있었고, 그 작용 메커니즘도 알지 못했기 때문에, 리튬을 조울증 치료에 사용한다는 것은 일반 정신의학계의 강한 반발을 불러일으켰다.

또 다른 최근의 예로, 1980년대 초, 위궤양의 원인이 세균 감염 때문일지 모른다는 생각(H.Pylori)에 따라 항생제 치료를 받았던 사람들은 의학계의 웃음거리가 되었다. 그러나 그로부터 10년이 지난 후, 의학계는 이 사실을 받아들였다.**

안구운동(EMDR), 수면, 꿈

우리는 지금도 안구운동(EMDR)이 어떻게 해서 그렇게 놀랄 만한 결

---

* 1949년 오스트레일리아의 존 F.J. 케이드가 이 사실을 증명했지만, 미국의 정신과 의사들은 1960년대 중반까지도 그것을 이용하지 않았으며, 1974년에야 비로소 공식적인 인정을 받았다. 최근 리튬이 유전정보의 전사(轉寫)와 키나제 C. 단백질 억제 작용에 영향을 미친다는 것이 밝혀짐으로써 몇 가지 해결의 실마리가 제시되기는 했지만, 2002년 현재 여전히 리튬의 작용은 완전히 규명되지 못한 부분이 남아 있다. (H.K. 만지, W.Z. 포터(외), 1995, 〈신호 변환 경로: 리튬의 작용에 대한 분자 표적〉, 일반정신의학 자료집, 52호, 531-543쪽)

** 이것을 발견한 사람은 또 다른 오스트레일리아인 베리 마셜 박사이다. 그는 자신의 관찰을 믿으려 하지 않았던 동료들의 태도에 절망한 나머지, 스스로 박테리아 농축 튜브를 집어삼킴으로써 그것이 위궤양의 원인이 된다는 것을 증명해 보였다.

과를 가져올 수 있는지 잘 알지 못한다. 하버드 대학의 수면과 꿈에 관한 신경생리학 연구 센터의 스틱골드 교수가 제시한 가설에 따르면, 눈의 움직임 혹은 주의력의 방향을 유도하는 기타 다른 형태의 자극들이 대뇌의 기억을 재구성시키는 데에 중요한 역할을 한다고 한다.

이 같은 현상은 안구운동(EMDR) 요법으로 치료를 하는 동안에 나타나는데 수면중이거나 꿈을 꾸고 있을 때도 나타난다. 《사이언스》지에 게재된 논문을 통해 스틱골드와 그의 동료들은, 꿈의 생리학이 감정에 의해 서로 결부되어 있는 여러 기억들 사이의 연상관련성을 자극하고 변환시킨다는 가설을 내놓았다.[5] 스틱골드 교수는 안구운동(EMDR) 요법을 시행하는 도중에 감각중추를 자극해 이와 유사한 메커니즘을 가동시킬 수 있을 것이라고 생각한다.[6]

다른 연구자들은 안구의 움직임이 첫번째 요법을 실시하자마자 바로 '필연적인 이완 반응' 을 유도한다는 사실을 증명했다. 이 같은 변화는 즉시 심장박동수의 감소 그리고 체온상승으로 확인할 수 있다.[7] 따라서 안구운동(EMDR)의 자극이, 정상적인 심장박동과 마찬가지로, 부교감신경계의 활동을 강화시킨다고 생각할 수 있다.

스틱골드의 가설은 안구의 움직임과는 다른 형태의 자극을 이용하는 안구운동(EMDR) 요법이 어떻게 좋은 결과를 얻을 수 있는가 하는 점을 납득시켜준다. 우리가 잠을 자면서 꿈을 꾸는 동안에 청각 기능 역시 자극을 받는데, 이때 피부의 표면에 무의식적인 근육수축이 일어나는 것을 확인할 수 있다.[8] 어떤 의사들은 리시버를 이용해서 양쪽 귀에 번갈아 소리를 들려주거나 혹은 피부를 톡톡 두드린다든지 피부에 진동 자극을 주기도 해 근육수축을 확인할 수 있었다. 우리는 8장에서 피부 자극이 어떻게 해서 감정뇌의 활동을 직접적으로 변화시킬 수 있는가를 살펴볼 것이다.

정보처리 적응기제, 또 그것이 원활한 "흡수작용" 을 하게 하거나 혹은

치유

그것을 가속화시키는 여러 다른 방식에 관해서는 앞으로 많은 것이 밝혀져야 한다. 그동안 안구운동(EMDR) 요법은 이에 관한 여러 과학적 연구 덕분에 빠른 속도로 입지를 넓혀가고 있다.

오늘날 미국의 심리치료 공인 연구단체인 미국 심리학회[9]와 국제 외상 스트레스 학회(약칭 ISTSS, 이 단체는 증명된 과학적 지식을 근거로 해서 적절한 PTSD 치료법을 제시한다.)[10] 그리고 영국 보건성은 안구운동(EMDR) 방식이 PTSD 치료에 효과적이라는 사실을 공식적으로 인정하고 있다. 프랑스, 독일, 네덜란드에서는 안구운동(EMDR) 요법 강좌가 대학에 개설되기 시작했다.

프랑스에서 안구운동(EMDR)은 차츰 정신분석 및 인지 행동 치료법에 통합될 것으로 전망되는데, 그 같은 분야들과 여러 면에서 아이디어를 공유하고 있기 때문이다. 안구운동(EMDR)은 정신분석과 배치되는 방식이 아니다. 오히려 프로이트적인 정신분석가이건, 라캉과 같은 정신분석가이건, 혹은 클라인과 같은 정신분석가이건, 안구운동(EMDR)에서 자신의 작업을 원활하게 만들어줄 효과적이고 보조적인 하나의 도구를 발견할 것이다.*

작은 외상들이 큰 흔적을 남긴다

안구운동(EMDR)의 발견은 정신의학과 정신분석학의 치료방식에 변

---

* 이 자연스러운 공존관계에 대한 증거로는, 정신요법 전문의에게 수여되는 최고의 명예인 지그문트 프로이트 의학상이 2002년에 프랜신 샤피로에게 주어졌다는 사실을 들 수 있다. 이 상은 세계 정신요법 학회와 비엔나 시가 공동으로 수여한다.

화를 가져올 수 있을 것이다. 19세기 말, 피에르 자네 그리고 지그문트 프로이트가 제시한 대담한 가설은 의사들의 진료실에서 매일 관찰하게 되는 대부분의 심리적 장애(우울증, 불안증세, 식욕부진, 거식증, 알코올이나 약물 남용 등)는 그 원인이 과거에 있었던 심리적으로 충격적인 사건에 있다고 단정했다. 이 발견은 정신의학에서 중요한 공헌이었지만, 그 같은 증상으로 고통을 받는 사람들을 신속하게 치유시켜줄 만한 치료방법이 뒤따르지 못했다.

그런데 정서 장애의 흔적이 안구운동(EMDR) 요법에 의해 제거되고 나면 대부분 그런 증상은 완전히 사라지고 환자의 새로운 인격이 드러난다. 이 증상의 원인을 규명할 수 있는 방법을 찾아내고 — 증상을 '통제' 할 수 있을 뿐 아니라 — 그것을 신속하게 적용한다면 환자는 좋아질 것이다. 게다가 우리는 일상생활에서 흔히 '경미한 심리적 충격' 을 겪는데, 이것은 외상 후 스트레스 장애(PTSD)와는 전혀 다른 증상의 원인이 되기 때문에 안구운동(EMDR) 요법이 중요한 것이다.

호주의 한 병원 응급실에서 행해진 연구를 통해 '경미한' 정서적 충격의 다양한 결과들을 확인할 수 있다. 연구자들은 일 년에 걸쳐 응급실로 실려 온 교통사고 환자들을 관찰하고 일 년 후, 그들을 상대로 일련의 심리테스트를 실시했다.

그 결과에 따르면 응답자의 절반 이상이 사고를 당한 후 정신병적 증세를 보였다. 확인된 증후군 중에서 외상 후 스트레스 장애(PTSD)의 빈도가 가장 낮은 것으로 나타났다. 가장 많이 앓는 증상은 단순한 우울증, 불안증세와 공포감 등이었다. 상당히 많은 환자들이 식욕부진, 거식증 혹은 알코올이나 약물 남용 증세를 보였지만, 그밖의 다른 증상은 관찰되지 않았다.

이 연구의 핵심적인 결론은 고통스러운 감정적 상처를 남겼을지 모를 과거의 사건들을 정확히 규명해야 하는 것이 단지 PTSD만이 아니라는 사실이다. 모든 형태의 우울증과 불안증세의 경우에도 환자의 과거를 통해 지금 장애요소로 작용하는 증상을 일으킨 것이 무엇인지 조직적으로 밝혀내고 확인해야 한다. 그리고 나서 이 정서적 흔적들을 될 수 있는 한 모두 제거해야 한다.

앞 장에서 언급했던 간호사 앤은 자신의 몸매에 지나치게 신경을 써서 우리가 처음 대면했을 때는 지방흡입술 수술을 하지 않으면 거울 앞에서 자신의 몸을 바라볼 수 없을 것이라고 했다. 그녀를 절망에 빠뜨린 거울에 비친 자신의 모습을 놓고 우리는 첫번째 안구운동 치료법에 착수했다. 곧 그녀는 자신의 모습을 처음 자기가 임신했을 때 모욕적인 말을 하던 전남편의 기억과 결부시켰다. 이 기억이 되살아나는 동안 마치 지난 삼 년 동안 그녀의 가슴속에 고스란히 간직되어 있었던 모든 감정들을 다시 겪는 것처럼 한없이 눈물을 흘렸다.

그리고 조금 시간이 흐른 뒤 어떤 냉정함이 그녀의 얼굴에 떠올랐다. 그녀는 약간 당황한 표정으로 나를 바라보면서 이렇게 말했다.

"내 뱃속에 들어 있는 게 자기 아이인데 어떻게 그런 말을 내뱉을 수 있었을까요?"

나는 그녀에게 지금 한 말만을 생각하면서 안구운동을 다시 해 보라고 말했다. 그러자 이번에는 미소를 짓기 시작했다. "비열한 자식! 꼴도 보기 싫어요!" 그녀는 웃으면서 이렇게 말했다. 나는 처음의 영상, 즉 거울 속에 비췄던 그녀의 벗은 몸을 언급한 다음, 지금 눈에 들어오는 모습이 어떠냐고 물었다. 그녀는 "두 아이를 낳은 서른 살 된 여자의 정상적인 몸⋯⋯"이라고 대답했다.

물론 안구운동(EMDR)이 만병통치약은 아니다. 나는 실험을 통해, 어떠한 증상이 충격을 주었던 과거의 사건과 관계가 없는 경우에는 그다지 큰 효력이 없다는 사실을 확인했다. 물론 도움은 되겠지만 그 결과가 아주 신속하거나 놀랍지는 않았다.* 반면, 이와 같은 상황에는 생체 리듬에 직접적으로 작용하는 여러 가지 자연요법들이 있다. 감정뇌가 심장 박동의 변화나 수면이나 꿈의 영향에만 좌우되는 것은 아니다. 감정뇌는 모든 리듬을 함께 나누는 보다 큰 주변 환경에 동화되기 때문에, 밤과 낮이 교대되는 태양의 리듬, 달과 같은 주기성을 갖는 월경주기, 그리고 사계절의 주기적 변화와 긴밀한 관계를 맺는다.

앞으로 살펴보게 되겠지만 보다 장기간에 걸쳐 이루어지는 이 같은 주기적 순환 역시 정서적 평안함을 회복할 수 있는 방법을 제시한다.

---

* EMDR은 또한 명백하게 생물학적 원인에 의한 우울증이나 정신병적 강박관념(정신분열증 따위) 혹은 치매증상의 치료에는 권장되지 않는다.

7

빛의 에너지
새벽 시뮬레이션을 통한 생체 시계 조절

새벽은 사람에게 길을 떠나게 하고
또 일을 시작하게 한다.
———헤시오도스

쿡 박사와 에스키모인들

프레데릭 쿡 박사는 노련한 북극 탐험가였다. 19세기에 그의 원정대
가 얼음 속에 갇혀 꼼짝 못 하게 되었을 때도 그는 아무리 최악의 기후조
건이라도 극복할 수 있을 거라는 희망을 한번도 버린 적이 없었다.

그러나 그가 예기치 못했던 것은 그 시련이 신체적인 것이 아니라 감
정적인 것이었다는 데에 있었다. 겨울이 시작되는 시점에 진로가 막힌
쿡 박사와 그 일행들은(그 당시 북극 탐험대에 여자대원은 없었다) 완전
한 암흑 속에서 68일간을 견뎌내게 된다.

쿡은 일지에 이렇게 기록하고 있다.

〈낮의 길이는 빠른 속도로 짧아지고 밤의 길이는 눈에 띄게 길어져 간
다…… 절망적인 암흑의 베일이 지금까지 보았던 백야의 광채 위에 내
리 덮이면서 영혼을 갉아먹는 고통을 우리의 혈관 속에 주입한다.〉

겨울의 암흑 속으로 빠져 들어감에 따라 쿡은 대원들이 점점 회의적이고 무감각하게 변해가는 것을 보았다. 그는 대원들에게 모닥불을 크게 피워놓고 매일 몇 시간씩 쪼이라고 명령했다. 그들을 가장 기쁘게 한 것은 불에서 나오는 열기보다는 빛 그 자체인 것 같다고 쿡은 일지에 기록했다.

쿡은 또한 봄의 태양빛이 에스키모인들의 본능을 아주 강하게 자극하는 것처럼 보인다고 기록하고 있다.

〈이 미개인들의 성욕은 주기적인 것이어서, 그들은 밝은 햇빛이 나온 지 며칠 후부터 성교를 시작한다. 사실 이 시기가 되면 그들은 솟구쳐 오르는 강한 성욕 때문에 어쩔 줄 몰라 하면서 몇 주일 동안 대부분의 시간을 이 본능을 만족시키는 행위에 몰두한다.〉[1]

이미 성경은 쿡이 이와 같은 사실을 기록하기 훨씬 전에 빛과 태양이 사람의 기분과 본능에 미치는 영향에 대해 언급했다. 당연히 음울한 겨울보다 봄에 더 행복하다는 사실이 너무나 당연하다고 생각하기 때문에 우리는 종종 태양빛이 기분의 변화와 건강의 회복에 큰 영향을 미친다는 사실을 잊고 지낸다.

빛은 감정뇌의 본질적인 몇 가지 기능에 직접적인 영향을 미치고 심지어는 그것을 통제하기도 한다. 인공조명이 없는 자연 상태에서 살아가는 동물들은 낮과 밤의 길이에 따라 잠을 자고 일어난다. 태양빛은 또한 대부분의 생체기능을 조절하는데, 음식물에 대한 욕구나 성욕뿐만 아니라 새로운 것에 대한 탐구의 욕망까지도 조절한다.

실험실에서 실험을 해보면, 겨울이 끝날 무렵 모든 본능적인 변화를 일으키는 것은 기온의 변화(혹은 봄의 꽃가루에 노출되는 것)가 아니라 빛의 작용임을 알 수 있다. 눈을 통해 뇌 속으로 들어온 빛의 효과는 감정뇌의 중심에 있는 시상하부라는 특정 세포군에 직접적으로 전달된다. 이 시상하부는 지극히 미세하기는 하지만(성인의 두뇌용적의 1% 정도에 불과하다) 인체의 모든 호르몬 분비를 관리한다. 따라서 시상하부의 지배를 받는 것은 식욕, 리비도(성욕), 수면 주기, 생리 주기, 체온 조절, 지방의 신진대사 그리고 특히 기분과 활동 에너지 등이다.

인간의 대뇌 변연계 구조도 다른 동물과 동일하기 때문에 우리의 생체 기능과 본능적 욕구 또한 마찬가지 방식으로 영향을 받는다. 그리고 이러한 현상은 남성보다 여성에게서 더 뚜렷하게 나타난다. 여성은 거의 40년 동안 매달 호르몬 분비의 주기적 변화를 경험하기 때문에, 자신들의 신체 기능과 정서가 어느 정도로 가변적이며 자연의 리듬과 일치하는지를 더 잘 알고 있다.

인간은 전기를 사용할 수 있게 되고 나서야 비로소 통상적으로 잠자는 시간과 깨어 있는 시간을 조절하는 빛의 자연적인 주기로부터 어느 정도 벗어났다. 그러나 우리가 겨울에 사용하는(겨울 동안 우리에게 작용하는) 인공적인 빛은 흐린 겨울날의 자연 채광과 비교해볼 때 1/5에서 1/20에 불과하다. 그러므로 사무실의 인공불빛이 태양빛의 작용을 완전히 대신하는 것은 불가능한 일이다.

우리 몸의 생체 시계

마케팅 분야의 전문가인 파스칼은 고급 제품을 생산하는 프랑스 대기업에서 일을 하고 있다. 그녀는 적어도 한 달에 한 번은 아시아나 미국으로 출장을 간다. 처음에 그녀는 이 출장을 매력 있는 근무조건이라고 생각했다. 하지만 일 년이 지나자 그것은 그녀가 가장 싫어하는 일이 되었다. 특히 서쪽에서 동쪽으로 이동하는 여행이 더 끔찍하다는 것을 알게 되었다. 그럴 때면 아침에 너무 일찍 잠에서 깨어날 뿐 아니라 며칠 동안 가슴이 싸늘한 느낌이고 뱃속이 더부룩하고 뭔가 가득 찬 기분이었다. 생리가 시작되기 전의 느낌과 비슷한 것으로 그녀는 그 때문에 항상 우울해 했다.

그녀는 그때마다 자주 눈물을 흘렸다. 텔레비전 광고만 보고도 그랬고(아이가 엄마를 보고 미소 짓는 장면에도 목이 메이는 것 같았다) 여행을 떠날 때마다 친구 집에 맡겨야 했던 고양이에 대해 누군가가 물어볼 때도 그랬다.

수면 주기에 영향을 미치는 것은 밤과 낮의 교체뿐만이 아니다. 수많은 다른 생리적 리듬들이 24시간에 걸친 주기에 따른다. 체온은 아침에 가장 낮았다가 활동적으로 움직이는 낮의 끝 무렵(18시 혹은 19시경)에 상승한 다음 다시 낮아진다. 주요 스트레스(자극, 긴장) 호르몬인 코르티솔(부신피질 호르몬) 등 여러 가지 호르몬의 분비 역시 24시간 주기에 따른다.

위액의 분비와 소화활동도 마찬가지다. 흔히 이 리듬들은 모두가 (서로 동화되어) 관련을 맺으면서 진행된다. 체온과 코르티솔은 아침에 잠에서 깨어나면서부터 상승하기 시작하고, 장의 운동은 하루 세 끼 식사의 리듬에 따라 움직이다가 수면중에는 활동이 둔해진다. 하지만 20세기에 생리학자들은 비행기를 타고 동일 시간대를 넘어가면 이 질서에 문제가 생길 수 있다는 사실을 발견했다.

이와 같은 다양한 리듬들은 각자 내면적인 '생체시계'에 따라 움직이기 때문에, 반드시 수면과 깨어 있음의 주기가 제시하는 신호에 따르는 것은 아니라는 점이 밝혀졌다. 심지어 꿈을 꾸려는 경향 — 수면을 연구하는 생리학자들은 그것을 〈꿈의 충동〉이라는 시적인 표현으로 부르는데 — 까지도 수면의 리듬과는 별개인 자신만의 고유한 리듬을 갖고 있다는 것이다.

우리는 밤의 후반기, 즉 통상적으로 깨어나기 몇 시간 전에 주로 꿈을 꾼다. 우리가 잠을 자지 않고 뜬눈으로 밤을 새웠다고 하더라도 아침 다섯시에서 여덟시 사이에는 〈꿈의 충동〉을 느끼게 된다. 그 시간이 되면 우리의 뇌는 지금까지 하던 일을 중단하려 하기 때문에 사고가 흐트러지면서 제멋대로 달아나 버린다. 그렇게 되면 근육이 갑자기 풀어지고 고개는 저절로 앞으로 숙여진다.

밤새도록 무리하게 운전을 한 사람에게는 이 시간대가 사고를 일으키기 쉬운 가장 위험한 때이다. 그것은 단순히 수면 부족 때문에 피곤하다는 의미가 아니다. 자신도 모르는 사이에 우리의 뇌가 꿈을 꾸려고 하기 때문이다.

일반적으로 꿈의 주기는 잠의 주기와 연결되어 있다. 아무리 동일 시간대에서 움직인다고 해도, 그리고 새로운 시간대 지역에서 자정부터 아침 여덟시까지 똑같이 잠을 잔다고 해도 여러 가지 생리적 리듬들이 다시 조화로운 관계를 이루기까지는 며칠이 소요된다. 예를 들어 꿈은 자신의 활동 시간에 나타나려고 고집을 피운다. 그것은 리야드에서는 오전 열시인데 시드니에서는 오후 다섯시일 수도 있는 것이다. 그러면 수많은 생체 기능들이 교란되기 시작하는데, 그것이 바로 시차 때문에 생겨나는 증상을 설명해 준다.

강도는 다소 약하지만 이와 동일한 현상이 발생하는 것은 긴 주말저녁을 즐긴 다음 아침 네시나 다섯시에 잠자리에 들 경우이다. 다음날 정오까지 잠을 잔다고 해도 잠의 주기는 신체의 다른 생리적 리듬과 일치하지 못하게 된다. 예를 들어 수면이 후반부에 진입할 무렵, 이미 코르티솔은 상승하기 시작하는데 꿈의 수면기는 벌써 지나가 버린다. 그렇게 되면 그날의 나머지 시간들은 안개 속처럼 몽롱하고 무기력한 느낌이고 때로는 가벼운 우울증마저 나타난다. 어떤 사람들은 그것을 '우울한 일요일'이라고 부른다.

우리 몸의 모든 생체시계를 시간에 맞도록 조절하는 방법은 다음과 같다. 태양을 향해 하루 종일 따라 움직이는 해바라기처럼, 시상하부도 빛에 대해서 극도로 민감하다. 시상하부의 생리적 기능은, 낮이 길어지고 짧아지는 현상을 바짝 따라가기 때문에 인간의 신체와 뇌를 계절의 리듬 속으로 끌어들여 거기에 맞추면 된다. 방향이 올바르게 설정되면 호르몬 분비와 신경전달 물질에 대한 시상하부의 통제기능은 놀랄 만큼 정확해진다.*

가을에 이어 겨울이 되면서 낮의 길이가 짧아지기 시작하면 세 사람 중 한 명꼴로 생리적인 변화를 느낀다. 이는 겨울나기라는 생리적 현상에 영향을 받았기 때문일 것이다. 밤이 길어지면서 아침에 일어나기가 힘들어지고, 빵, 감자, 파스타, 초콜릿, 사탕 따위가 더 먹고 싶어지고, 몸의 기력과 성욕이 떨어지고, 새로운 계획에 대한 동기가 약화되고, 사고가 둔해진다.

11월에서 3월 사이, 위도 40도 이상의 지역(유럽에서는 마드리드, 미국에서는 뉴욕)에 거주하는 사람의 10% 가까이가 이러한 증상 때문에 명백한 우울증세를 보인다.[2] 가장 놀라운 것은 이러한 증상이 심리적이라기보다는 신체적이라는 점이다. 그것이 정서적 고통의 결과가 아니라 생체리듬의 변화 때문이라고 본다면, 아마 당연한 일인지도 모른다.

---

* 예를 들면 수면 호르몬인 멜라토닌의 분비는, 통상적인 시간을 기준으로, 밤에 침대 머리맡의 전등을 끄고 난 몇 분 후부터 시작된다. 이 분비 작용은 저녁 내내 계속되다가 새벽에 조금이라도 빛에 노출되면 단 몇 초 사이에 중단된다.

잠 못 드는 밤

프레드를 처음 진료실에서 만나던 날, 나는 2년 동안 그를 괴롭혀온 증상에 대해 어떠한 심리학적 접근도 없었다는 것에 놀랐다. 마흔 살인 프레드는 회사의 사장으로 항상 성공적으로 일을 해냈다. 근사한 외모에 호감이 가는 성격의 소유자인 그는 내가 던지는 아주 개인적인 질문에도 아무런 거리낌 없이 대답했다.

다른 사람들과 마찬가지로 그 역시 때때로 어려운 시기를 보내기도 했지만 그가 들려준 이야기 속에서는 그다지 심각한 고통의 흔적을 찾아볼 수 없었다. 물론 회사를 경영하다 보면 불확실한 요소도 많고, 스트레스도 받기 마련인데 프레드는 자연스럽게 그런 환경에 익숙해졌다. 그의 말을 빌리자면 "하나의 도전, 하나의 자극제"일 뿐이었다. "그런 일도 없었다면 너무 심심했겠죠."라고 그는 말했다. 그는 업무나 상황 때문에 짓눌리는 느낌을 받은 적이 없다고 했다.

프레드는 여러 가지 증상 때문에 이미 많은 의사들로부터 진료를 받았다. 그는 점점 심해지는 만성적인 피로감, 명료하지 못한 사고력, 불규칙하고 깊지 못한 수면, 목과 어깨의 통증 때문에 결국 근무시간을 단축할 수밖에 없었다. 그가 등줄기를 따라서 느껴지는 고전적인 '통증 부위'를 지적하자, 의사들은 〈근섬유통〉이라는 진단을 내렸다.

근섬유통은 잘 알려지지 않은 병으로 우울증세와 피로감, 일상생활을 유지하기 어려울 정도의 근육통이 함께 따른다. 환자들 못지않게 의사들도 이 병을 두려워하는데, 그것은 한정된 효과밖에 없는 항우울증 치료를 포함하는 여러 가지 요법에도 불구하고, 만성화되는 경향이 있기 때문이다. 이 병에 걸린 환자들은 '몸'이 아플 뿐이기 때문에, 담당 의사가 정신과 의사나 심리치료사에게 진료를 받아야 한다고 제안하면 그 이유를 잘 이해하지 못한다.

프레드는 이미 이 모든 과정을 다 경험했다. 그는 정규 치료 코스의 의사들뿐만 아니라 많은 대체의학 전문가들도 만났다. 그는 심리치료를 받았고, 소염제를 다량 복용했다. 또 여러 가지 항우울제 치료를 받았지만 그 부작용을 견뎌낼 수 없었다. 이런 의사들과 마찬가지로 나 또한 어디에서부터 시작해야 좋을지 몰랐다. 그런데 프레드의 이야기 중, 한 대목이 나의 주의를 강하게 끌었다.

이 모든 증상은 한두 주일 동안 잠을 제대로 자지 못한 다음에 시작된 일이었는데, 그러는 동안 그는 아침에 '기력'이 없었으며, 침대에서 일어나기가 몹시 힘들었다고 했다. 그 다음에는 통증이 느껴졌고, 통증 때문에 잠을 이루기가 더 힘들어졌다고 했다. 그의 불면증이 시작된 것은 11월이었는데, 그것은 낮의 길이가 가장 빠르게 줄어드는 때이다.

나는 프레드에게 다른 치료를 또 받아보라고 권하고 싶지 않았다. 시간도 빼앗길 것이고 불확실한 결과를 위해 불쾌한 부작용을 견뎌야 하기 때문이었다.

반면 내가 생각하고 있는 방법을 적용한다면 통증도 없을 것이고 또 지금까지의 습관을 바꿀 필요도 없었다. 내가 처음으로 시도해보려는 것은 인위적으로 새벽의 빛을 만들어서 치료하는 것이었는데 나 자신도 그것이 그렇게 좋은 결과를 가져올 줄은 예상하지 못했다.

1980년 이후 미국의 국립 정신건강 연구소와 스칸디나비아의 여러 연구소들에서는 계절적 원인에 따른 우울증 치료를 위해 광선요법의 유용성을 실험해 왔다.

하루에 삼십 분씩 아주 강력한 인위적인 빛(10,000룩스, 다시 말하면 보통 전구보다 약 20배 더 밝은 빛)을 쪼이게 했더니 동절기 우울증이 약 두 주일 만에 치료되었다는 결과가 나왔다. 하지만 환자들은 매일 특수 램프의 불빛 앞에 삼십 분씩이나 앉아 있어야 한다는 것에 불만족스러위했다.

　지난 10년 동안 시애틀의 리처드 에이베리 박사는 획기적인 새 방법을 도입했다. 아침에 깨어나야 할 시간에 10,000룩스나 되는 가혹한 조명에 노출시키는 대신, 자연스럽게 새벽 분위기를 조성해서 차츰차츰 잠에서 깨어나도록 하는 것이다. 인간의 대뇌는 감은 눈꺼풀을 통해서도 이 같은 신호를 포착할 수 있기 때문이다.

자연스러운 새벽 만들기

　겨울에 아침 7시면 아직도 캄캄한 밤이다. 고요함을 깨뜨리는 자명종 소리가 당신의 꿈을 방해한다. 눈꺼풀은 아직도 무거운데, 당신은 힘들게 손을 뻗어 이 침입자의 소리를 끈다. "5분만 더……" 당신은 가련한 목소리로 핑계를 댄다. 하루를 시작하는 일은 이처럼 힘들다. 다른 방법이 없을까?

　그런 경우에는, 침대 머리 전기스탠드에 간단한 장치를 해보자. 7시에 일어나고 싶으면 이 장치를 이용해서 6시 15분쯤부터 방을 환하게 만드는 것이다. 불빛은 아주 부드럽게 처음에는 아주 느리지만 점점 빠르게 당신을 새로운 하루로 안내할 것이다.

　당신의 눈은 아직 감겨 있지만 이 빛의 신호에 아주 민감하게 반응한다. 왜냐하면 그것은 아득한 옛날부터 모든 동물들을 깨어나게 만들던 잠의 열림 장치이기 때문이다. 수백만 년에 걸쳐 진화를 하는 동안 인간의 감정뇌는 이 신호를 해독하는 법을 익혔다. 그래서 우리의 두뇌와 우리의 몸은 이 새벽의 신호에 완전하게 적응하게 되었다.

아무리 약하다고 하더라도 한줄기 빛이 감은 눈꺼풀 위를 스치기 시작하면, 곧 시상하부는 이제 잠에서 빠져나와야 할 시간이 되었다는 메시지를 받는다. 당신은 바로 자연스럽고도 부드럽게 잠에서 깨어나지만, 꾸고 있던 꿈을 방해하지 않으면서 이제는 꿈을 마무리해야 한다는 사실을 감지한다. 코르티솔은 아침의 호르몬 분비를 시작하고 체온도 하루를 준비하기 위해 상승한다.

빛을 좀더 강하게 하면, 깊은 잠을 특징짓는 두뇌의 전기적 활동이 가벼운 잠의 단계로 이동했다가 바로 완전한 깨어남으로 옮겨간다. 이처럼 부드러운 방법만으로는 깨어날 자신이 없는 사람을 위해서는, 다시 말해 빛의 신호가 충분히 효과적이지 못할 경우에 대비해서…… 자명종 소리를 내는 기구가 부착되어 있는 것들도 있다.

시애틀(미국에서 가장 강우량이 많은 도시)에서 5년 동안 연구를 진행했던 에이베리 박사는, 이 새벽 시뮬레이션이 계절적 우울증과 관련 있는 동면 증세를 치료하는 데 놀랄 만큼 뛰어난 효과를 나타낸다는 사실을 증명했다.

인간의 뇌는 예고도 없이 갑자기 쏟아지는 강렬한 인공 불빛보다는 이처럼 자연스러운 방식을 더 잘 받아들이는 것 같다.[3] 게다가 이 효과는 우울증 치료에만 국한된 것이 아니다. 몇몇 환자의 배우자들이 실험에 간접적으로 참여했는데, 그들은 이 부드러운 잠깨기를 통해 에너지가 충전되는 느낌이었다고 진술했다.

프레드는 즉시 이 새벽 시뮬레이션 프로그램을 시험해 보기로 했다. 그는 인터넷으로 시뮬레이션 기구를 주문했다. 물건이 도착하자 곧 침대 머리맡의 전기스탠드를 이 작고 검은 상자에 연결했는데 아침 6시 15분부터 프로그램이 작동하도록 했다. (만일의 경우를 대비해 자명종을 일곱시에 맞춰두었다.)

다음날 아침 그는 램프의 불빛이 가장 강해졌을 때 잠에서 깨었는데,

그것은 자명종이 울리기 오 분 전이었다.

일 주일도 못 되어서 그는 잠에서 깨어나는 방식에 변화가 생긴 것을 알게 되었다. 반쯤 잠든 상태에서 꿈을 꾸면서도 그는 아침이 되었다는 것을 알아차렸다. 그러면서도 그는 얼마동안 좀더 꿈속으로 다시 빠져 들어갔다. 이런 일이 한두 번 반복된 다음 그는 몸과 정신이 점점 더 깨어나고 있음을 느꼈고, 따라서 잠 속으로 다시 들어간다는 생각에서 점점 멀어졌다.

두 주일이 채 지나지 않아 그는 낮 동안에 더 원기 왕성하고 사고력이 보다 정확해지는 것을 느꼈다. 머릿속에 가득 찼던 안개가 점점 걷히는 느낌이었다. 기분도 점점 좋아졌다.

그러나 몇 달 후에 그는 나에게 어깨와 목의 통증이 훨씬 줄어들었지만 아직 완전히 사라지진 않았다고 말했다. 프레드는 새벽 시뮬레이션 장치를 만든 사람에게 이메일을 통해서 자신의 경험을 알렸다.

〈무어라고 감사의 말씀을 드려야 좋을지 모르겠군요. 지금까지 그 어떤 치료도 저에게 이처럼 도움이 되지는 못했답니다. 약에 대한 거부반응이 심한 편이었는데 무엇보다도 그 방법이 이렇게 자연스러운 것이어서 아주 만족스럽습니다. 작용원리에 대해서는 잘 모르지만 아침에 깨어날 때 전보다 생기 있고 활력이 넘치며 집중이 가능해졌습니다. 하루 하루가 달라져서 조금씩 변화하고 있다는 걸 느낍니다.〉

새벽 시뮬레이션 장치의 매력은 우울증이 있건 없건 간에, 스트레스에 시달리건 그렇지 않건 간에, 우리 모두에게 도움을 줄 수 있다는 것이다. 학생시절 나는 최초의 정신의학 수련의 과정을 캘리포니아에 있는 스탠포드 대학에서 마쳤다. 나는 거기에서 수면의 생리학을 배웠는데, 수면에는 여러 단계가 있음을 처음으로 알았다. 그중 꿈꾸는 수면 단계는 '역설적'이라고 불렸던 단계로서 '잠들어 있는' 동안, 몸은 완전히 이완되어 있는데도 불구하고, 뇌의 전기적 활동은 깨어 있을 때와 완전히 동일했다.

수면 생리학 실험실장인 빈 센트 자콘은 이 분야의 최고 전문가이다. 그가 했던 말을 나는 지금도 똑똑히 기억하고 있다. 역설적 수면이 일어나는 때는 대개 밤의 끝자락인데 이때 자명종이 울릴 경우 꿈을 방해하게 된다는 것이다.

오래 전부터 나는 꿈이 스스로 끝나기 전에 잠에서 깨어나는 것이 어느 정도로 불쾌한 일인가, 그리고 꿈이 자연스럽게 종료된 다음에 깨어날 때에는 어느 정도로 기분이 상쾌한가에 주목해 왔다. 나는 이 문제를 해결할 사람이 바로 빈 센트라고 생각했다.

강의가 끝난 다음 나는 그를 찾아가, 꿈이 채 끝나기 전에는 자명종이 울리지 않도록 고안할 수는 없느냐고 물었다. 역설적 수면의 생리학에 대한 지식은 충분히 축적되어 있으므로, 누군가가 아직 이 꿈꾸는 단계에 머물러 있다는 것을 알아내고, 따라서 그가 꿈을 끝내기 전에 자명종 소리가 울리는 것을 막을 수 있다면 문제는 해결되는 것이었다.

자콘은 나를 바라보며 미소 지었다. 그 순간 그의 눈에는 불꽃이 번쩍이는 것만 같았다. 그 불꽃은 바로 그 문제에 골똘히 빠져 있던 사람만이 보일 수 있는 그런 것이었다. 그는 나에게 이렇게 말했다.

"그렇게 되면 근사하겠지…… 안 그래? 그런데 유감스럽게도 그런 기능을 가진 기계를 알지 못한단 말이야. 그리고 누군가가 그걸 만들어 준다면 아마 너무도 복잡한 것이어서 간편하게 사용할 수 없을지도 모르지. 침대머리 탁자 위에 전극, 전선, 컴퓨터 따위를 늘어놓아야 한다면 말이야. 아마 그런 걸 사용하려는 사람은 없을 거야……"

이런 대화를 나눈 것이 벌써 20년 전 일이다. 그런데 오늘날 새벽 시뮬레이션 장치는 이 문제에 대한 너무나 분명한 해결책으로 보인다. 왜 좀 더 일찍 그걸 생각해내지 못했나 의아할 지경이다. 자연스런 진행과정에 따라 매일 새 아침을 향해 부드럽게 착지하는 것이 가능하다면, 생체

리듬을 뒤죽박죽으로 만드는 시끄러운 자명종 소리와 함께 억지로 잠에서 깨어날 필요가 없을 텐데.

일상생활의 습관을 변경할 필요가 없으므로 말하자면 투명하다고 할 수 있는 이 기술은 계절에 따른 우울증이나 잠자리에서 일어나기 어려운 일, 또는 그밖의 여러 가지 다른 증상에도 도움을 줄 수 있다. 이 광선요법은 동면 우울증 이외의 분야에서도 이미 탁월한 효과를 나타낸 바 있다. 어떤 연구에 따르면 이 방법이 생리 불순을 고치고,[4] 겨울에 일부 사람들에게 나타나는 지나친 전분섭취 욕구와 폭식을 막아주며,[5] 수면의 질을 높여주고,[6] 항우울제에 대한 거부 반응을 개선시켜 줄 수 있을 것으로 전망된다.[7]

이러한 상황들은 새벽 시뮬레이션 장치를 이용해서 연구된 것은 아니고, 아침에 깨어난 다음 강한 빛에 노출시키는, 훨씬 무겁고 전통적인 방법을 동원해서 실험한 것이다. 그럼에도 불구하고 새벽 시뮬레이션이 여러 다른 증상에 효과를 나타낸다면 그것은 결국 아침에 마시는 커피처럼 우리의 생활에 꼭 필요한 것이 될 것이다.

빛은 감정뇌의 리듬을 포함하여 생체리듬 전체를 이끌어갈 수 있다. 신체와 뇌 사이의 에너지 교환에 영향을 미치는 다른 방식들도 존재하는데, 이러한 방법이 우울증상과 불안증세에 미치는 효과는 중국과 티베트의 전통의학에서는 거의 5천년 전부터 확인되고 있다. 놀랍도록 단순하지만 한편으로는 세련된 이 같은 방법들이 이제 겨우 서양의학의 인정을 받기 시작했다. 그 신비한 효과에 대해서 배워야 할 것이 엄청나게 많다.

8
기(氣)의 조절
침술로 감정뇌를 조절한다

깨진 약속

나와 침술과의 만남은 서로 사랑하게 될 운명이지만 처음에는 전혀 깨닫지 못한 연인들처럼, 빗나간 것이었다. 그때가 1980년대로 내가 미국으로 떠나기 전이어서 아직 파리 대학 의학부 학생이었을 때였다.

그 당시 우리 교수 중 한 분이 막 중국에서 돌아온 참이었다. 그는 침술을 서구에 처음으로 알린 프랑세 술리에 드 모랑(Francais Soulié de Morant)의 책1)을 읽고 나서 침술에 대해 직접 확인해 보기로 결심했다. 그는 북경의 한 병원에서 있었던 외과수술 장면을 고화질 필름으로 촬영해 가져왔다. 200명의 의대생으로 가득 찬 계단식 강의실에서 스크린을 통해 그 수술 장면을 보면서 나는 입을 다물지 못했다.

배가 크게 갈라진 어떤 여인이 수술대 위에 누워서 의사와 태연하게 이야기를 하는 동안 의사는 그녀의 내장에서 멜론만한 크기의 종양을 꺼내고 있었다. 마취라고는 피부의 표면에 몇 개의 아주 가느다란 침을 꽂은 게 고작이었다.

어느 누구도 이런 일이 가능하리라고 한 번도 상상해 보지 못했다. 그러나 상영이 끝나고 불이 들어오자 우리는 모두 방금 보았던 이 광경을 머릿속에서 지워버리려고 애를 썼다.

중국에서는 가능할지 모르지만 프랑스에서는…… 그것은 우리의 지식과는 너무나 거리가 먼 것이었고, 우리가 앞으로 습득해야 할 엄청난 양의 서구 의학에 속하는 것이 아니었기 때문이다. 너무나 멀고 아득한…… 불가사의한 이야기. 그 후 15년 동안 나는 이 필름을 다시 생각하지 않았다. 그러던 어느 날 인도의 다람살라, 즉 히말라야 산자락에 있는 티베트 망명정부의 본거지를 찾아가게 되었을 때 나는 다시 그 장면을 떠올렸다.

나는 그곳에 있는 티베트 의학원의 어떤 의사와 우울증과 불안증세에 대해 이야기를 나누게 되었다. 그가 말했다.

"당신네 서구 사람들은 감정의 문제를 거꾸로 보고 있어요. 당신들은 소위 우울증이나 불안, 스트레스가 신체적 증상을 동반하는 것을 보고는 항상 놀랍니다. 당신들은 피로, 체중감소, 부정맥 등을 이야기할 때, 마치 정신적인 문제가 신체적 증상으로 나타나는 것처럼 말을 하더군요. 우리는 반대로 생각합니다. 말하자면 슬픔, 자신감의 상실, 죄의식, 우울증 등은 신체적 문제의 정신적 표현이라는 거예요."

당연히 나는 그때까지 그런 식으로 생각해 본 적이 없었다. 하지만 그 의사의 말이 우울증에 대한 서구적 관점 못지않게 그럴 듯해 보였다. 그는 계속해서 말했다.

"사실 꼭 어느 한 가지가 옳다고 말할 수는 없겠지요. 다만 우리는 그 둘 사이에 차이가 있다고 보지 않습니다. 감정의 증상과 신체적 증상은 그저 에너지가 순환하는 도중에 밖으로 드러나지 않는 균형상실의 두

8. 기(氣)의 조절 : 침술로 감정뇌를 조절한다

가지 양상일 뿐이라는 거죠. 그 에너지가 바로 '기(氣)' 입니다."

이 대목에서 나는 갈피를 잡을 수 없었다. 항상 '정신적인 것' 과 '육체적인 것' 을 명백하게 구분하는 데카르트적 전통 속에서 교육을 받아온 나는, 아직 '기' 에 관해서 이야기할 수가 없었고, 육체와 정신에 동시에 영향을 미친다는 어떤 에너지의 숨어 있는 조절능력을 상상할 수도 없었다. 그것이 측정할 수 없는 것일 경우에는 특히 그랬다. 그는 계속 말을 이어 나갔다.

"세 가지 방식으로 기에 영향을 미칠 수 있죠. 기를 활성화시키는 명상, 음식과 약초, 그리고 가장 직접적인 효과가 있는 침술이지요. 당신들이 우울증이라고 부르는 것을 우리는 흔히 침술로 치료합니다. 충분한 기간 동안 침술 치료를 받으면 아주 좋은 효과를 나타내지요."

하지만 나는 그의 말을 이미 귀담아 듣고 있지 않았다. 명상, 약초, 침 따위의 이야기를 늘어놓는 것을 들으며 우리의 대화는 주파수가 맞지 않는다고 생각했기 때문이다. 게다가 그가 치료기간에 관해 언급하자 나는 즉시 그것을 일종의 〈플라세보 효과〉라고 생각했다. 플라세보 효과란 그 자체로서는 아무 효력이 없는 치료법에 환자들이 반응을 나타내는 것이다. 한데 그것이 어떤 효과로 느껴지는 것은 의사가 설득력 있을 정도의 전문성을 보이면서 부드러운 태도로 지속적인 관심을 가지고 환자를 대하면 맹목적으로 자신의 병이 좋아질 것이라고 믿고, 실제로 효과가 나타나기도 하기 때문이다. 그리고 환자들의 맹목적인 믿음이 병을 호전시키는 것이다. 나는 침술이 바로 그런 것이라고 생각했다.

이렇게 해서 침술과의 두번째 만남도 허사로 돌아갔다. 그러나 이번에 그것은 나의 기억 속에 분명한 하나의 흔적을 남겼다.

세번째 만남은 그 후 얼마 지나지 않아 피츠버그에서 이루어졌다. 어느 토요일 오후, 길을 가다가 나는 병원 진료실에서 단 한번 보았던 여자 환자를 만났다. 그녀는 심한 우울증을 앓고 있으면서도 내가 처방해준 항우울제는 복용하지 않았다. 그 외에는 의사와 환자로서 좋은 관계를 유지하고 있었기 때문에 상태가 좋아졌는지를 물었다.

그녀는 나를 보고 미소 지었는데, 솔직히 이야기해도 좋을지를 망설이고 있는 듯했다. 마침내 그녀는 어떤 여자 침술사를 찾아갔던 이야기를 하면서 4주일에 걸쳐서 몇 번 침을 맞았는데 상태가 많이 좋아졌고, 지금은 기운이 넘친다고 말했다.

다람살라에서 티베트 의사와 대화를 나누지 않았다면 나는 이 치유를 단순히 플라세보 효과라고 치부해 버렸을 것이다. 적어도 세 차례의 임상실험을 실시해야 의약제인 항우울제가 거짓약인 플라세보보다 우수하다는 결과가 한 번 정도 나올 만큼, 우울증 치료에서 플라세보 효과는 중요하다.[2]

하지만 다람살라에서의 대화가 곧 머리에 떠올랐다. 내가 잘 알고 있던 치료법과는 다른 방법이 치료에 더 효과가 있다는 사실에 화가 나기도 했지만, 나는 이 기이한 방법이 도대체 무엇인지 확인해보기로 했다. 그렇게 해서 신체와 뇌의 본질에 대해 더 자세히 알게 되었는데, 지금도 나는 놀라움을 금치 못하고 있다.

침술의 과학적인 증명

침술은 확인된 것만 해도 5천 년의 역사가 넘는 것으로, 아마도 지구 상에서 계속적으로 행해져 왔던 가장 오래된 의료기술일 것이다. 무려 50세기에 걸쳐 아무런 효과도 없는 유해한 식물들이나 뱀, 혹은 거북의 등껍질과 같은 무수히 많은 플라세보(거짓 약)들이 나타났다. 하지만 그

8. 기(氣)의 조절 : 침술로 감정뇌를 조절한다

어느 것도 침술만큼이나 오랫동안 보편적인 치료법으로서 살아남지 못한 걸로 알고 있다.

침술에 관심을 갖기 시작할 무렵 1978년에 발간한 보고서를 통해 세계 보건 기구가 침술을 공식적으로 인정하면서 유효한 치료법으로 간주하고 있음을 알았다. 또한 대학에 배포된 미국 국립 보건원의 보고에는 침술이 적어도 몇 가지 경우 즉 외과수술 후의 통증, 임신이나 화학요법에 동반되는 구토증에 효과가 좋다는 결론이 내려졌다. 그 후 영국 의학협회의 보고서도 비슷한 결론에 도달했는데, 척추의 통증 치료에도 좋은 결과를 가져온다고 덧붙이고 있다.[3]

그 후 나는 놀랍게도 토끼가 인간만큼이나 플라세보 효과에 민감하게 반응한다는 사실을 발견했다. 몇 차례의 실험 끝에 인간의 통증감각을 차단하는 발바닥 부위에 상응하는 토끼의 발바닥 몇 군데를 자극하면 토끼를 '마취' 시킬 수 있다는 사실이 분명하게 밝혀졌다. 더욱 설득력 있는 실험은 다음과 같은 것이었다.

이런 방식으로 '마취된' 토끼의 뇌를 담갔던 용액(두개-척추 체액을 말한다)을 다른 토끼에게 주입하자 그 다른 토끼까지 통증을 느끼지 않는 것으로 확인되었던 것이다.

결론적으로 증명된 것은 적어도 침술에 의해 뇌에서 분비되는 물질이, 플라세보 효과를 넘어, 통증의 감각을 차단할 수 있다는 사실이다.[4]

게다가 국제 과학지에 실린 여러 논문들도 광범위한 분야에 걸쳐 침술의 효과를 확인하고 있는데, 우울증, 불안증세, 불면증뿐만 아니라 장기 장애, 담배나 헤로인을 끊는 데, 그리고 여성 불임(인공수정에는 성공률이 두 배)에 좋은 효과가 있었다고 보고한다. 미국 의학연합회 저널에 실린 한 보고서에 의하면 역산아(逆産兒, 분만시에 엉덩이부터 나오는 아이)의 경우 태아를 엄마의 뱃속으로 다시 들어가게 하는 것도 침술로 가능하며, 그 성공률은 무려 80%나 된다고 한다.[5]

침술, 병과 싸우는 검술

그 후 더 놀라운 연구들이 진행되었지만, 위에서 말한 정보만으로도 나는 스스로 침술을 실험해 보고 싶다는 생각이 들었다.

그 무렵 크리스틴이라는 이름의 다소 불가사의한 여자에 관한 이야기를 여러 번 들었는데, 그녀는 소위 〈5원소〉 침술요법으로 정서장애를 치료하고 있었다. 앞서 말한 나의 환자를 치료해서 큰 도움을 주었던 여자가 바로 크리스틴이었기 때문에 나는 그녀부터 만나보기로 했다.

크리스틴은 의사는 아니었지만 25년 동안이나 침술 치료를 해왔다. 그녀의 진료실은 시골 농가의 옥탑에 있는 하얀색 방이었는데, 하루 종일 빛이 잘 들어왔다. 그 방의 자그마한 낮은 탁자 옆에는 린넨 천을 씌운 안락의자 두 개가 나란히 놓여 있었다. 책상은 없고, 빨간색과 장미색과 보라색 무늬의 인디언 모포를 씌운 마사지 테이블만 있었다. 벽에 방문객을 환영하는 글귀가 씌어 있었다.

〈병은 하나의 모험입니다. 침술은 당신에게 그 모험을 위한 무기를 주지만, 싸움은 당신 자신이 해야 합니다.〉

크리스틴은 한 시간 동안 상대방에게 이야기를 하도록 하고는 그것을 들으면서 메모를 했다. 그녀는 나에게 이상한 질문을 했다. 예를 들면 더위를 잘 참는지 아니면 추위를 잘 참는지, 익힌 음식을 좋아하는지 날 음식을 좋아하는지, 아침에 컨디션이 좋은지 아니면 밤에 더 좋은지 등의 질문이었다. 그리고는 오랫동안 내 맥박을 짚었는데, 집중을 하기 위해 눈을 감고, 양 손목의 맥박을 동시에 쟀다. 그녀는 그것을 여러 번 되풀이했다. 그리고 몇 분 후에 말했다.

"당신의 심장에서 잡음이 난다는 것을 알고 있나요? 심각한 것은 아니에요. 아주 오래되었기 때문에 별로 불편하지 않을 테니까요."

심장에서 나는 미세한 잡음은 청진기로 잡아내기도 어려운 일이지만, 내가 아는 한 손목의 맥박을 짚어서 그것을 알아낼 수 있는 심장전문 의사란 있을 수가 없다. 보통이라면 나는 그런 말을 허풍이라고 생각했을 텐데 갑자기 십오 년 전에 다른 문제로 나를 진찰했던 내 동료인 심장전문의가 이와 똑같은 말을 했던 사실이 생각났다. 그는 오 분 동안이나 청진을 하고 나서는 이렇게 결론을 내렸다.

"심장에서 잡음이 들리는군. 내 생각에는 아무도 그걸 듣지 못하겠지만, 누군가 혹시라도 그런 말을 하거든, 심각한 증상은 아니라는 것을 알아두게."

그 뒤로 나는 그것을 잊고 있었다. 샤먼처럼 사는 이 여인이 어떻게 겨우 손가락 끝으로 그것을 알아낼 수 있었을까?

그녀는 나에게 옷을 거의 다 벗고 마사지 테이블 위에 누우라고 했다. 그녀는 내가 체질은 양(陽)이지만 신장에 음(陰)이 부족하고 간장에 기(氣)가 너무 많다고 설명했다. 그리고 플란넬 천에 소독용 알코올을 묻혀 이곳저곳의 혈(압점)을 문질러 닦았는데, 그 부위를 침으로 자극하면 "기(氣)가 충전되고 각 기관이 재조정된다"고 말했다.

그녀가 선택한 혈은 주로 발, 경골, 손, 그리고 손목에 분포되어 있었다. 그러한 부위들은 간장이나 신장과는 관계가 없는 지점이었다. 당연한 일이지만 나는 침을 무서워했다. 나는 침들이 머리카락만큼 가느다란 것을 보고 놀랐다. 그렇지만 그녀가 피부에 침을 꽂느라 손가락 끝으로 가볍게 두드려도 아무 느낌이 없었다. 모기가 무는 것만큼의 감각도 느껴지지 않았다. 다만 그녀가 침을 약간 회전시키면서 펌프질 동작 같은 손놀림을 했을 때 나는 몸속 깊은 곳에서 약한 전류가 방전되는 것 같은 느낌을 받았다. 그런데 기이하게도 때때로 나보다 먼저 크리스틴 자신이 그것을 느끼는 듯했다. 그녀는 이렇게 말했다.

"아! 좋아요, 이제 됐어요!"

그리고 일초도 지나지 않아서 나는, 번개가 피뢰침을 발견하듯이, 전기가 침을(침이 전류를) '찾아낸' 듯한 느낌이 들었다. 그녀는 그것을 '대기(大氣)'의 감각이라고 불렀으며, 그것은 찾고 있던 혈에 도달했다는 신호라고 설명했다.

"당신이 느낀 것은 기의 움직임인데 침이 그것을 끌어당기는 거예요."

그 다음 내 발에 침을 놓자 나는 등의 아래쪽에 짧고도 갑작스러운 압박감을 느꼈다. "그래요, 지금 그곳은 신장의 자오선 지점이에요. 당신의 신장에 음이 부족하다고 말씀드렸지요. 지금 그것을 정정해보려고 하고 있는 거예요."

나는 이 '자오선'이라는 말에 매혹되었는데 그것은 2,500년 전에 인간의 몸을 따라 위에서 아래로 길게 그을 수 있는 선을 가리키는 말이었다. 그것은 그 어떤 신경이나, 혈관이나, 지금까지 알려진 림프관의 경로와 통해 있는 것이 아니지만, 그럼에도 불구하고 바로 내 자신의 몸속에서 정확하게 나타나고 있었다.

몇 분 후, 약 열 개 가량의 침을 꽂자, 잔잔하게 몸이 완전히 이완되는 느낌이 온몸으로 퍼져나가기 시작했다. 그것은 흡사 격렬한 육체적인 움직임 후에 느끼는 행복감 같았다.

시술이 끝났을 때 나는 몸속에 새로운 에너지가 충전된 기분이었고, 많은 일을 하고 싶은 기분이 들었고, 친구들을 불러서 밖에 나가 함께 저녁을 먹고 싶었다. 크리스틴은 또 다시 내 맥박을 짚었다.

"예상했던 대로 허리의 음기가 상승했군요. 저도 만족스러워요. 좀더 긴장을 푸는 게 좋겠어요. 당신은 몸을 잘 돌보지 않는 편이에요. 항상 몸을 움직여야 에너지가 소모되지요. 명상을 하시나요? 명상을 하면 몸이 다시 충전되지요, 아마 아시겠지만……"

그리고 그녀는 나에게 식생활을 바꾸어 보라고 충고해 주었고 몇 가지 약초를 추천해 주었다. 그것은 다람살라에서 만났던 티베트 의사가 환

8. 기(氣)의 조절 : 침술로 감정뇌를 조절한다

자들에게 처방했던 것과 같은 것이었다.

침술과 서구 생리학

침술에 대한 과학적 연구가 본격적으로 시작된 것은 그 후 몇 년이 지난 뒤, 저명한 《국립 과학 아카데미 회보》에 실렸던 한 논문에 의해서이다. 이 회보에는 미국 과학 아카데미 회원들과 그들의 청탁을 받은 사람들의 논문만을 게재한다.[6]

한국 출신의 신경과학자인 조 박사가 확인하려 했던 2500년이나 된 이 이론은, 침술을 이용해서 '새끼발가락'을 자극하면 시력이 좋아진다는 것이었다. 그는 건강상태가 양호한 열 사람을 스캐너에 집어넣고 그들의 눈앞에서 흑백 바둑판무늬를 깜박거리게 했다.(시각기능에 대한 가장 강력한 자극에 해당된다.) 즉시 화면의 영상은 뇌의 맨 뒤쪽에 있는 후두부 시신경 피질이 크게 활성화되는 것을 보여주었다. 모든 피실험자에게 있어서 바둑판무늬의 깜박거림은 뇌의 이 부분을 강하게 자극하여 활동을 증대시켰으며, 자극을 중지하자 바로 멈추었다. 모든 것이 질서정연했다.

다음에 그는 경험이 풍부한 침술사에게, 중국의 옛 의학서에서 '방광 67'이라고 부르는 혈을 침으로 자극해 달라고 부탁했다. 새끼발가락의 바깥쪽 가장자리에 있는 이 부위를 자극하면 시력이 개선되는 것으로 알려져 있다. 놀랍게도 전통적인 방식으로 침을 놓으면서 그것을 손가락 사이에서 빠른 속도로 회전시키자, 화면에 바로 뇌의 그 부분 즉 시신경 피질이 활성화되는 것이 선명하게 나타났다.

활성화의 강도는 바둑판무늬를 사용했을 때보다 낮았지만 분명 통계 치로 확정할 수 있는 수치였다. 환각이 아님을 확인하기 위해 — 연구자 나 피실험자 모두에게 — 조 박사는 침으로 엄지발가락을 자극하게 했 는데 이번에는 어떤 자오선도 반응을 보이지 않았으며, 시계(視界)의 활 성화도 감지되지 않았다. 하지만 실험을 여기에서 끝낼 수는 없었다.

중국과 티베트의 전통의학에서 가장 놀라운 개념 중의 하나는 사람에 게 서로 다른 체질, 특히 〈음〉의 체질과 〈양〉의 체질이 있다는 것이다. 이 지배적인 두 유형을 결정하는 것은 뜨거운 것 혹은 차가운 것에 대한 기호, 어떤 음식에 대한 기호, 하루의 어떤 시간대에 대한 기호, 그리고 체격 등이며, 심지어는 장딴지의 형태까지 이것과 관련된다. 중국 문헌 에 의하면 어떤 부위를 침술로 자극할 때 환자의 체질에 따라 정반대의 결과를 나타낼 수 있기 때문에, 미리 이 체질을 확인해 두는 것이 중요하 다고 한다.

조 박사는 침술사에게 피실험자들의 체질을 판별해 달라고 부탁했다. 그 다음에 그는 음인(陰人)과 양인(陽人)의 새끼발가락에 방광 67점을 자 극했을 때 나타나는 결과를 주시했다. 깜박이는 바둑판무늬를 제시했을 때는 이 두 그룹의 사람들이 동일한 반응을 나타냈다. 즉 시신경 피질이 활성화되었다가 자극이 중단되면 사라지는 것이었다.

음인(陰人)은 방광 67점 자극에 대해 동일한 반응을 나타냈다. 자극의 시작과 더불어 시신경 피질이 활성화되고 그것이 그치면 정상상태로 되 돌아가는 것이다. 그런데 양인(陽人)은 놀랍게도 정반대의 결과를 보여 주었다. 침에 의한 자극이 시신경 피질을 〈비활성화〉시켰다가, 자극이 중단되면 정상 상태로 돌아가는 것이었다.

'음/양' 의 구분은 현대 서구의 생리학에서 알려진 사실과 전혀 일치 하지 않는다. 그러나 그것은 중국의 고대 문헌이 지적하듯이, 동일한 침 에 의한 동일한 자극과 동일한 혈에 대해 뇌가 정반대의 반응을 보일 수

8. 기(氣)의 조절 : 침술로 감정뇌를 조절한다

있다는 사실을 사전에 예측할 수 있게 해 준다. 그것은 너무나도 믿을 수 없는 결과여서 서구의 과학자 대부분은 ― 나 자신도 25년 전부터 이들의 세계를 선택했지만 ― 그러한 사실을 믿으려 하지 않는다.

침술의 놀라운 효과

폴에게 침술은 이론적인 문제가 아니었다. 몇 년 전부터 우울증을 앓아오던 그는 몇 달 전부터는 흔히 사용하는 항우울제를 복용해 보았지만 효과가 없었다. 그는 등의 통증 때문에 의과대학의 대체의학 센터 침술사인 토머스를 찾아가서 진찰을 받았다. 토머스는 등의 통증에 대해 통상적으로 침을 놓는 부위 말고도 두개골의 두 군데(중국 문헌에 의하면 이곳을 자극하면 우울증에 효과가 있다고 한다)에 침을 놓아보겠다고 했다.[7]

첫번째 시술의 중간쯤에 폴은, "생각하는 데 장애가 되었던 흐릿한 안개 같은 것"이 사라지는 듯한 느낌이 들었다고 말했다. 그는 몸이 가벼워지고 자신감이 생기는 것 같다고 했다. 그러나 그가 항상 우울증 때문이라고 생각했던, 목이 메이는 듯한 감각은 사라지지 않았다.

일 주일에 한 번씩 몇 주 동안 침술 치료를 받았더니 점차 다른 불편한 증상들이 사라졌고 마침내는 목의 증상도 나아졌다. 치료가 진행됨에 따라 그는 잠을 푹 잘 수 있게 되었고, 2년 만에 처음으로 기운이 솟는 것을 느꼈으며, 자신감을 되찾았고, 아내와 아이들과 함께 있고 싶어졌고, 삶을 다시 시작하고 싶은 욕망이 들었던 것이다.

중국의 문헌에 기록된 것처럼, 이러한 증상들에 침술과 항우울제가 같은 방식과 속도로 작용하는 것 같았다. 물론 폴은 의사가 처방해준 약을 거르지 않고 복용했다. 그렇기 때문에 침술이 아니라 약의 효과를 본 것일 수도 있다. 하지만 첫 침술치료 때부터 고통이 완화되는 신호가 나타난 것은 분명히 침의 작용이 회복의 첫 단계를 내딛게 했음을 말해준다. 이 두 가지 방식이 상호보완적으로 작용했을 가능성, 즉 침술이 항우울제의 약효에 더해져서 감정뇌의 자기 치유 기능을 자극했을 수도 있다.

아시아나 서양의 침술사들은 자신들의 치료법이 스트레스, 불안장애, 우울증에 특히 효과가 뛰어나다는 사실을 잘 알고 있다. 서구에서는 침술이 잘 알려지거나 연구되지 않았다. 서구에서는 극소수의 침술 연구만이 긍정적인 반응을 얻었는데, 예를 들면 예일 대학의 대학병원 같은 곳에서 환자를 수술하기 전에 불안감을 가라앉히기 위해 진정제 대신에 침술요법을 이용하는 정도의 경우뿐이다.[8] 침술의 이용 범위가 극히 제한적인 것은 안구운동(EMDR)의 경우와 마찬가지로 그것의 작용 메커니즘을 잘 이해하지 못하기 때문이다.

하버드 대학에서는 최근 침술작용의 메커니즘 한 가지가 밝혀졌다. 휘 박사는 매사추세츠 제너럴 병원(세계 굴지의 대뇌 단층촬영 전문 병원)의 연구진과 공동작업을 통해, 침술로 어떻게 감정뇌가 제어되는가를 알아냈다. 그들은 손등의 엄지와 검지 사이에 있는 한 지점에 침을 놓아 통증과 공포감각의 회로를 부분적으로 마취시켰다.

고대 중국 문헌에서 〈대장 4번 혈〉이라고 부르는 이 부위는 아주 오래 전부터 알려져 왔는데 전세계의 침술사들이 가장 자주 이용하는 '혈'이기도 하다. 이곳은 통증과 불안을 통제하는 부위로 알려져 있다.

안구운동(EMDR)에서처럼 안구의 움직임을 이용하는 것과는 달리, 침으로 피부 표면을 자극하면 즉시 감정뇌와 직접적으로 '교신' 할 수 있어 어떤 영향을 미칠 수 있는 것으로 보인다.[9]

내가 보기에 침술 효과의 가장 놀라운 예 중의 하나는 캐롤린의 경우

8. 기(氣)의 조절 : 침술로 감정뇌를 조절한다

이다. 그녀는 대체 의학 센터의 침술사인 토머스의 환자 중 한 명이었다. 스물아홉 살의 캐롤린은 아주 심한 상태의 위암 수술을 받고 난 직후였다.

수술 다음날 그녀는 심한 통증을 느꼈는데, 충분한 양의 모르핀을 복용한 다음에야 겨우 견딜 수가 있었다. 하지만 모르핀은 사람을 흐리멍텅하게 만들고 때때로 아주 지독한 악몽을 꾸게 하기 때문에 그녀는 약을 견뎌내지 못했다.

당시 우리가 진행했던 연구의 일환으로 토머스가 그녀를 맡게 되었다. 처음에 캐롤린은 자신의 고통에 너무나 사로잡힌 나머지 토머스가 45분간에 걸쳐 자신의 손, 경골, 그리고 복부에 세 개의 가느다란 침을 놓는 것을 전혀 알아차리지 못했다.

그런데 그녀는 다음날부터 모르핀을 거의 사용하지 않았으며, 간호사의 기록에 의하면 24시간 동안에 아주 적은 양을 세 번만 사용했다는 것이다. 이틀이 지나자 그녀는 통증이 거의 없어졌다고 하면서 병과 맞설 수 있는 힘과 의지가 어느 때보다 강해졌고, 의사들의 비관적인 태도에도 실망하지 않는다고 말했다. 통증과 함께 불안도 사라졌고, 흔히 진통제의 복용에 따르기 마련인 부작용도 없었다.* 10) , 11)

하버드에서의 연구는, 침술이 통증과 불안감을 유발시키는 감정뇌의 일부 기능을 효과적으로 차단시킨다는 것을 보여준 것이다. 이 연구 덕분에 우리는 캐롤린의 경우와 같은 놀라운 결과를 잘 이해할 수 있게 되었다. 고통을 느끼지 않는 토끼 혹은 마약을 끊으려고 노력중인 헤로인 중독자에 관한 연구가 시사하는 것은 침술에 의한 자극이 엔도르핀(모르핀이나 헤로인과 같은 진통 효과를 내는, 대뇌에서 생성되는 미세 분자)의 분비를 촉진한다는 사실이다.

기(氣), 침술, 몸의 균형

침술의 세번째 메커니즘은 연구자들이 이제야 이해하기 시작하는 단계에 있다. 그것은 한번의 침술 요법으로 자율신경계의 두 지류 사이의 균형에 직접적인 영향을 미칠 수 있다는 것이다. 그것은 생리현상의 '브레이크' 장치인 부교감 신경의 활동을 강화시키면서, 동시에 '가속페달' 장치라고 할 수 있는 교감신경계의 활동을 억제하는 것으로 추측된다. 그러므로 침술은 정상 심박동을 촉진시키고 그리고 보다 일반적으로 심장계 전체의 작동에 균형을 살려준다. 모든 생체 기관에 이 균형의 문제는 정말 중요한 것이다.

앞장에서도 살펴본 바 있지만, 그것이 인간의 정서, 건강, 노화방지, 돌연사 예방 등에 미치는 영향은 저명한 학술지 《랜싯》, 《미국 심장학회지》, 《순환》 등을 통해 이미 지적된 바 있다. 이 생리현상의 균형은 2,000

---

* 몇몇 연구에 따르면, 침술요법이 수술 후의 통증을 억제하는 데 좋은 효과가 있는 것으로 확인되었다. 대체로 외과 수술 후 며칠 동안에 걸쳐 매일 침을 맞으면 마취제(혹은 진통제)의 복용을 1/3로 줄일 수 있고, 따라서 그 부작용을 상당히 감소시킬수 있다. 이에 관해서 가장 잘 알려진 예로는 《뉴욕 타임스》의 원로 기자인 제임스 레스턴의 경우를 들 수 있다. 당시 그는 닉슨 대통령의 북경 방문을 취재하는 기자단의 일원으로 처음 중국에 갔었는데, 갑작스럽게 급성 맹장수술을 받게 되었다. 수술 — 완전히 '서구적'인 이 수술 덕분에 목숨을 건지기는 했지만 — 이 끝난 다음, 그는 복부의 통증과 팽만 증세로 견딜 수 없는 통증을 호소했다. 그래서 통증을 가라앉혀줄 진통제를 요구했는데, 의사가 두 개의 침으로 문제를 해결하겠다고 말했다고 한다. 그는 놀라지 않을 수 없었다. 결국 손과 넓적다리에 각각 한 대씩의 침을 맞았는데, 그는 피부에 침이 꽂히는 감각조차 느끼지 못했다. 더욱 놀라운 것은 몇 시간 후에 통증이 완전히 멎었다는 사실이었다. 너무나도 놀란 레스턴은 뉴욕으로 돌아온 후 《뉴욕 타임스》지에 〈북경에서 수술을 받았던 이야기〉라는 제목으로 장문의 기사를 실었다. 레스턴의 이 기사는 단번에 미국에 침술을 도입하는 계기가 되었다.

8. 기(氣)의 조절 : 침술로 감정뇌를 조절한다

년 전의 옛 문헌에서 말하는 〈생명 에너지〉, 다시 말하면 '기' 의 균형에 상응하는 것일까? 물론 '기(氣)' 를 어느 하나의 기능으로 한정시킬 수는 없겠지만, 자율신경계의 균형이 그것의 한 양상인 것만은 분명하다. 우리는 이제 기에 영향을 미칠 수 있는 것으로 제3장에서 살펴본 명상, 다음 장에서 살펴볼 음식, 그리고 침술이 있다는 것을 알게 되었다. 기를 강화시킬 수 있는 이 세 가지 방법이야말로 중국과 티베트의 의사들이 강조하는 것이다.

21세기의 문턱에서 우리는 전세계의 과학과 의학 지식이 전례 없이 활발하게 교류되는 것을 본다. 베링 해협을 가로지르는 '새로운 북-서 통로' 처럼, 서양과 극동의 위대한 의학전통 사이에 튼튼한 다리가 놓여진 것처럼 보인다. 기능 단층촬영과 분자생물학의 발전 덕분에 인간의 뇌, 엔도르핀과 같은 감정의 분자, 자율신경계의 균형, 고대인들이 말한 '생명 에너지의 흐름' 사이에 어떤 관련이 있는가 하는 문제가 밝혀지고 있는 중이다. 이 복합적인 관계망에서 분명 하나의 새로운 생리학이 탄생할 것인데, 워싱턴에 있는 조지타운 대학의 생리학 및 생물물리학 교수인 캔디스 퍼트 같은 사람은 그것을 〈신체-두뇌 통합 시스템〉[12]의 생리학이라고 부른다.

침술은 중국 전통의학의 세 가지 기둥 중 하나일 뿐이다. 다른 두 가지는 정신적 태도 — 그것이 명상이든, 혹은 앞서 말한 정상 심박동 훈련이건 간에 — 에 의한 생리현상의 제어, 그리고 영양섭취이다.

서양 사람들의 눈에도 그 지혜가 점점 더 분명하게 드러나는 동양의술의 실천자들은 하지만, 침술이나 정신적·생리적 균형의 유지도, 우리의 신체를 끊임없이 갱신시키는 요소에 특별한 관심을 기울이지 않으면 아무 의미가 없다고 생각한다. 그 요소는 물론 우리가 먹는 음식이다. 이것은 현대 서구의 정신과 의사들이나 심리요법 치료사들이 완전히 등한시하는 분야이다.

그러나 스트레스, 불안증세, 우울증을 치료하는 데에 영양섭취가 어떤 역할을 하는지는 중요한 여러 발견을 통해 잘 알려졌다. 그리고 그것은 즉시 활용될 수 있는 것들이기 때문에 그 의미가 더 크다.

8. 기(氣)의 조절 : 침술로 감정뇌를 조절한다

9

오메가-3의 혁명
감정뇌에 영양을 공급하라

슬픈 탄생

둘째아이가 태어났을 때 파트리시아는 서른 살이었는데 첫째아이가 태어난 지 꼭 일 년 만에 둘째가 태어났다. 남편인 쟈크는 행복하고 자랑스러워했다. 첫아이가 태어나서 지금까지의 그 일 년 동안은 매일이 작은 행복들의 연속이었다. 당연히 남편은 행복을 더해줄 둘째아이 폴이 태어나기를 간절히 소망했다.

그러나 쟈크가 놀란 것은 파트리시아가 정말로 행복해 하지 않는다는 것이었다. 그녀는 우울하기조차 했다. 그녀는 폴에게 별 관심을 보이지 않았고, 혼자 있고 싶어 했고, 쉽게 짜증을 내거나 때로는 이유 없이 울기도 했다. 큰 아이 때에는 그렇게 좋아하던 아이에게 젖을 먹이는 일도, 지금은 고역인 것처럼 보였다.

파트리시아는 아이를 열 명쯤 낳기라도 한 것처럼 〈산후우울증〉에 시달리고 있었는데, 그것은 새로운 생명의 탄생이라는 출산의 행복감을 빼앗아 가는 것이어서 더욱 당황스러운 일이었다.

아이는 너무나 예뻤고 그 부부 사이에는 아무런 문제가 없었다. 쟈크가 경영하는 식당도 날로 번창했기 때문에, 두 사람 모두가 이 갑작스러운 우울증을 이해할 수 없었다. 의사들은 임신이나 출산에 따르는 '호르몬 변화' 때문이라면서 그들을 안심시키려고 노력했지만, 마음이 가벼워지지는 않았다.

파트리시아의 경우와 같은 문제는 약 10년 전부터 완전히 새로운 해결 가능성이 열렸다. 그녀가 살고 있는 뉴욕은 뇌의 기능유지에 가장 중요한 식품인 필수지방산 〈오메가-3〉의 일일 섭취량이 아주 낮은 도시이며, 그러한 사정은 프랑스나 독일도 마찬가지다.[1]

인체 내에서 만들어지지 않는 이 〈오메가-3〉 지방산은(그래서 필수라는 말이 붙는데) 뇌의 구성과 균형에 극도로 중요한 물질이어서, 태아는 태반을 통해 모체로부터 이 영양소를 흡수한다. 이러한 이유로 임신기의 마지막 몇 주일 동안 엄마의 몫 — 그렇지 않아도 서구 사회의 식생활 습관 때문에 섭취량이 낮은데 — 은 급격하게 떨어진다.

출산 후에도 오메가-3는 수유를 통해 아이에게 우선적으로 공급되는데, 그것이 모유의 주성분이기 때문이다. 이것은 산모의 오메가-3 결핍을 더욱 악화시킨다. 파트리시아의 경우처럼 둘째아이가 첫째아이에 곧 뒤이어 태어날 경우, 그리고 그동안의 식사에서 지방산의 주요 공급원인 생선과 갑각류의 섭취가 부족할 경우, 두번째 임신 후 오메가-3의 손실은 극도로 심각해지고 따라서 산모가 우울증에 시달릴 위험성이 아주 커지는 것이다.[2]

일본, 싱가포르, 말레이시아의 경우 〈산후우울증〉의 발생률은 독일, 프랑스, 미국에 비해 1/3에서 1/20 사이이다. 《랜싯》에 실린 논문에 따르면, 이 수치는 위에서 언급한 나라에 있어서 생선 및 갑각류 섭취의 차이에 의한 것이지, 아시아 사람들이 단순히 우울증을 잘 표현하지 않는 경향이 있기 때문은 아니라고 한다.[3]

쟈크와 파트리시아가 미국이 아닌 아시아에 살고 있다면, 두번째 임신 때 아마도 이런 일은 벌어지지 않았을 것이다. 이렇듯 우울증의 원인을 이해하는 것은 매우 중요하다.

기름이 뇌를 움직인다

뇌는 신체의 일부이다. 다른 기관의 세포와 마찬가지로 뇌세포도 스스로를 항상 새롭게 재생시킨다. 내일의 세포는 오늘 우리가 먹는 음식으로 만들어진다. 그런데 뇌의 2/3는 지방산으로 구성되어 있다. 지방산은 세포의 겉껍질 즉 신경세포막의 기초 구성 물질인데, 이 세포막을 통해 뇌와 인체의 모든 부위에 분포되어 있는 신경세포 사이의 통신이 이루어진다.

우리가 먹는 것은 망상조직의 형태로 직접 이 세포막으로 흡수된다. 만일 우리가 특히 버터나 동물의 지방처럼 상온에서 고체상태를 유지하는 포화지방을 섭취하면 그 고체상태가 뇌세포의 경직으로 나타난다. 이와는 반대로 상온에서 액체상태인 불포화지방을 섭취한다면 뇌세포막은 보다 유동적이고 유연하게 되어 그 사이의 통신이 더 안정적으로 이루어진다. 오메가-3 지방산은 특히 이런 기능에서 탁월하다.[4]

이것은 행동 양식에 큰 영향을 미친다. 실험실의 쥐에게 주는 음식에서 오메가-3를 빼면 쥐들의 행동은 불과 몇 주일 만에 완전하게 변한다. 불안해하고 새로운 것을 익히지 못하고, 스트레스를 받는 상황에서는

공포로 어쩔 줄 모르게 된다(예를 들어 수조에 넣고 구조튜브를 찾아가도록 했을 때).[5]

이보다 더 심각한 것은 오메가-3가 충분하지 못한 식사를 할 경우 성욕이 저하된다는 사실이다. 이러한 설치류들에게 다시 성욕을 불러일으키려면 쉽게 쾌락을 얻을 수 있는 흥분제의 상징인 모르핀을 다량 투여해야 한다.[6]

이와는 반대로 프랑스 연구자들의 지적에 따르면, 생선 기름을 하루에 16그램까지 섭취하는 에스키모들처럼,[7] 오메가-3가 풍부한 식사는 결국 장기간에 걸쳐 신경전달 물질의 생성을 촉진시키고, 감정뇌에서 유쾌한 기분을 만들어 낸다.[8] (특히 도파민을 말하는데, 이것은 암페타민과 코카인의 강장 작용 및 우울증 치료 효과를 높이는 신경전달물질이다.)

그렇기 때문에 뇌가 왕성하게 성장하고 있는 태아와 신생아들은 오메가-3 지방산을 다량으로 필요로 한다. 최근 《영국 의학 저널》에 발표된 덴마크에서의 연구에 따르면 임신기간에 매일 다량의 오메가-3를 섭취한 여성들은 정상체중의 아기를 낳으며 조산아를 낳을 가능성도 줄어든다고 밝혔다.[9]

또 다른 덴마크 팀의 연구는 《미국 의학협회 저널》에 발표된 것인데, 적어도 생후 9개월 동안 모유를 먹은 아이들은 젖을 통해 보다 많은 양의 오메가-3를 섭취하게 되므로, 2, 30년 후에는 다른 사람들보다 지능이 더 높게 나타난다고 지적하고 있다.* [10]

오메가-3가 임신기에만 필요한 것은 아니라는 말이다.

---

* 물론 IQ의 차이를 설명하는데 다른 요소들의 역할을 지적할 수 있다. 모유를 더 오랫동안 먹인 아이들에게 더 바람직한 정서적 관계가 관찰된다는 사실이 이에 속한다. 그러나 대부분의 연구자들은 신생아의 두뇌 발육에 오메가-3 지방산이 압도적으로 중요한 역할을 한다는 점에 의견이 일치한다.

9. 오메가-3의 혁명 : 감정뇌에 영양을 공급하라

벤자민의 위험한 에너지

처음에 벤자민은 자신의 증세에 대해 잘 알지 못했다. 거대한 다국적 제약회사의 생화학 실험실 책임자로서 언제나 힘이 넘치던 그가 갑자기 피곤해지고 의욕을 잃은 것이다. 그는 서른다섯 살이었는데 지금까지는 건강에 아무런 문제가 없었다. 바이러스 감염이 오래 끄는 것일지도 모른다고 그는 혼자 생각했다.

벤자민은 사무실에 도착하면 문을 잠그고 사람들을 피했다. 심지어는 너무 바쁘다는 핑계를 대면서 비서에게 중요한 약속을 취소하게 하기도 했다. 시간이 지날수록 그의 행동은 이상하게 변했다. 도저히 빠질 수 없는 회의에 참석하는 날이면 몹시 불편한 느낌이었다. 그는 자신이 무능하다는 느낌이 들었는데, 끔찍하게도 그것이 사람들의 눈에 훤히 보인다고 생각했다. 모든 사람들이 자기보다 더 지식이 많고 더 창조적이고 더 활동적으로 보였다. 지금까지 자신이 거둔 성공이 우연한 것이었거나 동료들의 공헌 덕분이라는 사실이 곧 알려지게 될 것이라고 두려워했다.

그래서 사무실로 들어오면 문을 걸어 잠그고 울기 시작했는데, 그런 자신의 모습이 한심하고 우스꽝스러웠다. 그는 곧 회사에서 쫓겨날 거라고 생각했고 아내와 아이들에게 뭐라고 이야기해야 할 것인가를 고민했다.

회사에서는 사람들에게 흔히 사용되는 항우울제를 생산하고 있었고, 의사 자격을 갖고 있던 벤자민이었기에 그는 마침내 스스로 그 약을 복용해 보기로 했다. 두 주일이 채 못 되어서 그는 훨씬 기분이 좋아졌다. 이제 일을 정상적으로 할 수 있게 되었고, 위기에서 벗어났다고 생각했다. 그런데 사실 그는 파멸의 구렁텅이 옆에 서 있었던 것이다.

약효가 아주 좋은 것으로 느껴졌지만 때때로 식욕부진 증세가 남아 있는 것 같았기에 그는 복용량을 두 배로 늘렸다. 그랬더니 효과가 더 좋아졌다. 이제 그는 잠을 하루에 네 시간으로 줄이고 지난 몇 달 동안 업무에서 뒤처졌던 부분을 열심히 만회했다. 게다가 특별히 행복한 기분이 들었기 때문에 자주 미소 지었으며 동료들에게 약간 외설스러운 농담을 던져서 웃기기도 했다.

어느 날 저녁 업무관계로 그는 젊은 여비서와 사무실에 늦게까지 남아 있게 되었다. 그녀가 서류를 집으려고 책상 앞으로 몸을 기울였을 때 그는 블라우스의 앞가슴이 파인 부분을 통해 그녀가 브래지어를 착용하고 있지 않다는 것을 알았다. 그는 순간적으로 강한 욕망을 느꼈고, 자신의 손을 그녀의 손 위에 얹었다. 그녀는 그의 행동을 제지하지 않았다. 그는 그날 밤 귀가하지 않았다.

직장 내에서 직권을 남용한 이 한심한 성희롱 사건은, 똑같은 일이 며칠 간격으로 실험실의 비서와 자신의 비서에게 되풀이되지 않았더라면, 별다른 주목을 끌지 않았을지도 모른다. 벤자민은 너무나 강한 성욕을 느꼈고, 그래서 도저히 그것을 그냥 억누를 수가 없었다. 그는 자기 아래에 있는 이 연구팀의 여자들에게 자신이 무엇을 강요하고 있는지를 한순간도 깨닫지 못했다.

그러나 여자들은 곧 그의 접근을 상사의 월권행위라고 판단했다. 이 같은 상황에서는 항시 그렇지만, 그녀들이 정말 단호하게 거절할 수 없는 상하관계에 있었으므로 더욱 그렇게 생각되었다.

벤자민의 잘못은 여기에서 끝나지 않았다. 그는 점점 신경질적인 성격이 되었는데 그가 두려워진 아내는 전혀 그를 제어하지 못했다. 그는 은행에 집을 담보로 잡히고 돈을 빌려 접이식 스포츠카를 구입했고, 그동안 저축했던 돈을 모두 주식에 투자했는데 곧 폭락했다.

그러나 벤자민의 평판은 확고했고 자신의 전문분야에서 계속 뛰어난

9. 오메가-3의 혁명 : 감정뇌에 영양을 공급하라

실적을 보였으므로 아무도 감히 그에게 맞서지 못했다.

그러나 그 여자들 중의 하나가 그의 치근거림과 여성차별적인 사고방식을 도저히 참을 수 없다고 생각한 어느 날, 모든 것은 무너져 내렸다. 회사와의 긴 투쟁 끝에 — 회사는 어떻게 해서든지 벤자민을 붙들고 싶어 했지만 — 결국 그녀의 끈질긴 증언은 그의 경력뿐만 아니라 결혼생활마저 파탄으로 몰고 갔다. 하지만 그것은 단지 기나긴 고통의 시작에 불과했다.

궁지에 빠진 벤자민은 할 수 없이 정신과 의사를 찾아갔다. 의사의 진단은 절망적이었다. 그의 병명은 조울증이었는데, 우울증과 〈편집광적〉 양상이 교대로 나타나는 것이라고 했다. 편집광적 시간에는 윤리적 판단 능력과 돈에 관한 감각이 완전히 무너지고 오직 현재의 욕망만을 만족시키려는 극단적인 쾌락주의에 사로잡혔다. 편집광적 양상은 흔히 처음에는 항우울제의 복용으로부터 시작된다.

일단 항우울제 복용을 중단하고 신경 진정제를 투여하자 벤자민의 언짢은 기분과 강한 성욕이 빠른 속도로 가라앉았다. 하지만 그의 날개를 부풀게 했던 인공적인 바람이 빠져나가자 그는 자기 인생의 몰락을 뼈저리게 느끼면서 또 다시 우울증에 빠져들었다. 그러면서 자신의 운명을 한탄하기 시작했다.

몇 달에 걸쳐 그리고 몇 년에 걸쳐, 의사들은 그에게 여러 가지 약을 복용하게 했지만 여전히 편집광과 우울증이 교대로 나타날 뿐이었다. 게다가 그는 약품에 들어 있는 어떤 성분의 부작용에 매우 민감하게 반응했다. 여러 종류의 신경안정제를 번갈아 가면서 복용하게 됨에 따라, 정상적인 양을 복용해도 체중이 늘어났고 동시에 몸에서 모든 기운이 빠져나가는 듯한 나른한 느낌이 들기도 하였다.

항우울제는 수면을 방해할 뿐만 아니라 판단력에도 심각한 영향을 미쳤다. 주변에 과거의 전력이 알려지면서, 우울증에 시달리는 환자라는 사실 때문에 그는 일자리를 얻을 수 없었고, 질병보험 수당을 받아 겨우 생활을 해나갔다. 그러다 그의 담당의사가 궁여지책으로 최근에 알게 된 치료법을 제안하면서 모든 것이 달라지기 시작했다. 의사는 이 치료법을 저명한 실험 정신의학 저널인《일반정신의학 자료집》에 실린 한 연구를 통해서 알게 되었다.

모든 약을 끊고 아무 이유도 없이 일 주일에 몇 번씩 울기만 하던 벤자민은, 의사의 제안을 받아들여 생선의 기름에서 추출한 캡슐 약을 매일 아홉 개씩(매번 식사 전에 세 개씩) 복용하기 시작했다. 그것이 결정적인 전기가 되었다.

몇 주일 후 그의 우울증은 완전히 사라졌다. 더욱 놀라운 것은 그 한 해 동안 지나친 성욕 같은 비정상적인 에너지의 분출을 느낀 건 단 며칠 뿐이었다. 이렇게 해서 벤자민은 약 2년 동안 생선기름 캡슐 약 이외에 다른 약은 전혀 복용하지 않았다. 그는 아내와 딸들을 되찾지는 못했지만, 옛 동료의 실험실에서 다시 일을 시작할 수 있었다. 나는 확실한 재능을 가진 그가 초창기와 같은 일에 대한 열정을 다시 찾게 될 것이라고 확신한다.

오메가-3가 함유된 풍부한 생선기름이 조울증 환자의 기분을 안정시키고 우울증세를 저하시키는 데 탁월한 효과가 있다는 사실을 처음으로 증명한 사람은 하버드 대학의 엔드류 스톨 박사였다.[11] 그의 연구에 따르면 오메가-3를 복용한 그룹의 전체 환자 중 병이 재발한 사람은 단 한 사람뿐이었다.

그의 연구 결과는 너무나 확실한 것이었기 때문에 4개월 후에는 더 이상 연구를 계속할 필요가 없었다. 사실상 '비교 그룹'의 환자들(오메가-3를 대신해 올리브기름을 주성분으로 한 플라세보(Placebo, 爲藥)를 복용했다)은 오메가-3 그룹의 환자들에 비해 재발하는 비율이 훨씬 높았다. 비교 그룹 환자들에게 오메가-3의 복용을 오랫동안 중지시키는 것은 의사의 본분에 어긋나는 일이라고 생각될 정도였다.

언짢은 기분과 우울증의 메커니즘을 몇 년 동안 연구했던 스톨 박사는 오메가-3의 효과에 너무나 감명을 받은 나머지 이 문제에 관해서 책을 쓰기로 결심했다.[12] 사실 오메가-3의 혜택이 조울증의 치료에만 국한되는 것이 아니라는 사실이 밝혀진 다음 이 책은 출판되었다.

전기 충격요법과 생선 기름

케이트의 선생님들이 그에게 공부를 중단하는 것이 좋겠다고 충고했을 때 케이트는 지적인 능력이 정말 형편없이 떨어지고 있던 중이라 부모의 낙담이 크지 않을 수 없었다. 온화한 얼굴에 머리가 아주 명석했던 케이트였지만 이미 약 5년 전부터 우울한 기분에 빠져 있었다.

케이트의 부모들은 그것을 사춘기가 좀 오랫동안 계속되기 때문이라고만 생각했다. 케이트의 성격이 몹시 내성적이고 침울한 면이 있긴 했지만 여전히 성실한 학생이었으며 엄마에게 다정하게 대하면서 많은 시간을 같이 보내기를 원했다.

그런데 지난 몇 달 동안 그는 낯선 사람들을 불편해 하면서 학교 식당에서 식사하기를 거부하고 함께 차를 타고 갈 때면 극도의 불안을 느끼는 것이었다. 그는 다른 학생들과 차를 함께 탄 것을 몹시 후회했고 스스로에게 화를 내곤 했다. 장래에 대해 불안해 했고, 잠도 잘 자지 못했다. 낮에는 늘 기운이 없었고, 공부에 집중할 수 없었다. 그는 항상 자신의 학업성적이 어느 정도인가에 따라 다른 학생들과의 관계를 결정했으므로, 이제는 스스로를 낙오자라고 생각했고 자살의 유혹까지 느끼게 되었다.

2년 동안 그는 온갖 종류의 항우울제와 진통제를 복용했지만 아무 효과가 없었기 때문에, '약효가 약한 탓' 이라고 생각하고 더 강한 진정제를 복용했다. 2개월 동안 항우울제에 조울증 치료 보조제인 리튬을 첨가해서 복용을 했는데 역시 나아지지 않았다. 케이트의 어머니는 결국 정신과 의사의 충고대로 런던 헤머스미스 병원의 생물-정신의학 전문의와 진료약속을 했다.

푸리 박사는 케이트의 상태가 심각한 것을 보고 크게 염려했다. 우울증의 정도를 측정하는 검사에서 지금까지 경험했던 어떤 환자보다 수치가 높게 나왔기 때문이다. 게다가 이제 케이트는 공공연하게 자신의 자살계획을 이야기하곤 했는데, 그 태연한 표정은 듣는 사람에게 오싹한 느낌마저 주었다.

"언젠가 어떤 식으로든 죽어야 할 텐데, 그때까지 기다릴 필요가 있겠어요? 무엇 때문에 이렇게 한없이 고통만 받아야 하나요? 제발 저를 죽게 내버려 두세요."

지금까지 모든 치료가 실패한 마당에, 박사는 이 깊고 끈질긴 우울증을 해결할 방법이 딱 한 가지뿐이라고 생각했다. 전기충격 요법이 그것이다. 그런데 케이트와 그의 엄마가 완강하게 반대했다. 푸리 박사는 사태를 곰곰이 생각해 보았다. 그는 상태의 심각성을 고려해 환자와 환자의 부모의 반대에도 불구하고 입원시켜서 강제로 전기 충격 요법을 받게 해야 한다고 생각하고 있었다. 좀 불확실하고 애매하기는 했지만 여러 가지 방법이 다 실패한 지금 약간의 가능성이라도 보이는 전기 충격 요법을 신중하게 고려하였던 것이다.

케이트의 식사가 주로 '청소년이 즐겨하는' 메뉴로만 구성되어 있다는 점, 그리고 그가 어떤 치료법에도 반응을 보이지 않았다는 점을 고려해 볼 때, 어쩌면 그의 신경세포 조직 그 자체에 어떤 결함이 있었을지도

9. 오메가-3의 혁명 : 감정뇌에 영양을 공급하라

모른다. 오메가-3가 정신분열증 환자들[13]에게 미치는 연구에 푸리 박사 자신도 참가한 경험이 있었기 때문에 그는 그 연구결과와 스톨 박사가 조울증 환자에 대한 연구에서 얻어낸 결과에 큰 관심을 가지고 있었다.

푸리 박사는 이 젊은 환자와 협상을 했다. 그는 정제된 생선 기름을 주성분으로 하는 약을 투여하는 새로운 치료법이 도움이 될 거라고 확신한다고 케이트에게 설명했다. 사실 그렇게 전망이 확실한 것은 아니었다. 케이트처럼 극도로 만성적인 우울증 환자에게 이 치료법을 적용하는 것은 그때가 처음이었기 때문이다. 하지만 케이트가 8주일 동안 자살 시도를 하지 않겠다는 약속을 확실히 하고, 그동안 부모의 감시 하에 지낸다면, 어떻게 해서든 병을 고쳐주겠다고 말했다.

푸리 박사는 케이트가 10개월 전부터 복용하고 있는 마지막 항우울제를 제외하고는 모든 약을 끊도록 했다. 그리고는 신경세포막을 재생시키기 위해 그 약에 매일 몇 그램 정도의 정제 생선기름을 추가했다. 약 복용 후 놀라운 결과가 나타났다. 무엇보다 몇 달 전부터 케이트의 머리에서 떠나지 않던 자살충동이 단 몇 주일 만에 깨끗이 사라졌다. 모르는 사람 앞에 있을 때 느끼던 거북함도 사라졌고, 잠도 제대로 자기 시작했다. 9개월이 지나자, 지난 7년 동안 그를 괴롭히던 모든 우울증이 사라졌다. 우울증 검사 수치는 이제 '제로'를 가리키고 있었다.

푸리 박사는 정신과 의사일 뿐만 아니라 수학자였다. 게다가 그는 기능-뇌 단층 촬영의 전문가이며 헤머스미스 병원은 이 분야에서 가장 핵심적인 연구기관 중의 하나였던 것이다.

그는 케이트를 치료하기에 앞서 여러 가지 스캐너를 이용하여 그의 뇌 사진을 찍었다. 9개월 후에 이 작업을 다시 했더니 이 젊은이의 뇌의 신진 대사기능은 완전히 바뀌어 있었다. 신경세포막이 강화되었고 그 구성요소들을 파괴하는 징조가 전혀 나타나지 않았다. 그것은 뇌의 구조 자체가 변화했기 때문이다.

케이트의 엄마는 너무나 기뻐했다. 아들이 전혀 딴 사람으로 변한 것이다. 그녀는 모든 친구들에게 — 솔직히 말하면 그들은 그녀의 말을 믿으려고 하지 않았지만 — 생선기름의 놀라운 효과에 대해 이야기했다. 푸리 박사 자신도 이 치료 효과에 깊은 감명을 받았고, 중요한 정신과학 저널[14]에 그 치료과정에 관한 글을 기고했다. 그 다음으로 그가 착수한 연구는 — 내가 이 글을 쓰고 있을 당시에는 아직 완성되지 않았지만 — 생선 기름의 효과가 뇌질환 중에서 가장 심각하고 치명적인 헌팅턴 병[15]에 어떤 영향을 미치는가에 관한 것이었다.

의학에서는 소위 '일화적 케이스'라고 부르는 것을 항상 경계해야 한다. 그것은 한 사람의 환자의 경우 혹은 아무리 놀랍다고 하더라도 몇몇 경우만으로 어떤 이론을 세우거나 탁월한 치료법이라고 주장할 수 없다는 의미이다. 믿을 만한 치료법이란 환자는 물론 담당 의사도 누가 진짜 약을 복용하고 누가 플라시보를 복용하는지를 알지 못하는 연구 실험에 있어서 플라시보 효과를 비교해 보아야 한다. 이렇게 했을 때 비로소 '검증된 연구'라고 할 수 있을 것이다. 그런데 푸리 박사의 보고서가 발표된 지 몇 달 후, 다른 저명한 국제 정신의학 잡지인 《미국 정신의학 저널》에 케이트의 경우처럼 모든 치료법이 전혀 소용이 없었던 환자들을 다룬 검증된 연구 논문이 실렸다.

이스라엘의 네메츠 박사 연구팀은 정제된 생선기름의 효능을 똑같은 양의 올리브기름(유용한 산화방지 특성이 있기는 하지만 오메가-3가 들어 있지 않는)과 비교해 보았다. 정제된 생선기름을 복용한 경우 3주일이 못 되어 지금까지 어떤 치료에도 반응을 보이지 않던 환자들의 절반 이상에서 우울증이 분명하게 개선되는 결과를 보였다.[16]

이렇게 해서 푸리 박사의 일화적 관찰이 옳다고 판명되었다. 그후 영국에서 행해진 또다른 연구가 《일반 정신의학 자료집》에 게재되었다. 이 연구 역시 같은 결론에 도달했고 슬픈 감정, 원기 부족, 불안증세, 불

9. 오메가-3의 혁명 : 감정뇌에 영양을 공급하라

면증, 성욕 저하, 자살의 유혹 등 모든 우울증의 증상들이 오메가-3 지방산에 의해 개선될 수 있음을 증명했다.[17]

그 후 몇 년이 지나자, 이와 같은 유형의 연구가 빈번하게 이루어졌다. 그런데 오메가-3 지방산은 자연에서 얻을 수 있는 물질이어서 특허를 신청할 수는 없다. 따라서 우울증에 관한 여러 과학적 연구에 재정적 지원을 하는 큰 제약회사들도 오메가-3 지방산에는 별다른 관심을 보이지 않는다.

하지만 우울증과 체내 오메가-3 지방산 부족과의 관련은 다른 여러 실험과 연구를 통해 충분히 지적되었다. 우울증 환자들은 정상인에 비해 체내의 오메가-3의 비축량이 현저하게 낮다.[18] 다시 말해 이 비축량이 낮을수록 우울증의 상태는 심해진다.[19] 따라서 일상적인 식사에 오메가-3가 많이 포함되어 있을수록 우울증에 시달릴 가능성은 낮아진다.[20]

최초의 인간들은 무엇을 먹었나?

몇몇 학자들은 오메가-3 지방산이 인간의 뇌와 기분에 미치는 신비한 영향을 이해하려면 인류의 기원으로 거슬러 올라가야 한다고 주장한다.

'필수' 지방산에는 오메가-3와 오메가-6의 두 종류가 있다. 오메가-3는 해초, 플랑크톤, 초본류를 비롯한 지표 식물에 함유되어 있고, 오메가-6는 거의 모든 식물성 기름과 육류에 함유되어 있는데 특히 곡물이나 동물성 사료를 먹고 자란 동물의 고기 속에 많이 들어 있다. 오메가-6는 생체 조직의 기능에 중요한 역할을 하지만 뇌에 미치는 영향은 오메가-3와 다를 뿐만 아니라 염증을 일으키는 경향이 있다. (이 문제에 관해서는 나중에 언급하기로 한다.)

호모사피엔스의 뇌가 발달되었을 무렵, 다시 말해 자아의식을 갖게 되었을 때 인류는 아프리카 동부 대호수 지역에 살고 있었다. 인류가 물고기와 갑각류가 아주 풍부한 독특한 생태계에 주거지를 확보함으로써 인류는 뇌의 발전을 놀랄 만큼 촉진시켰을 것이다. 최초의 인간들의 식단은 오메가-3와 오메가-6가 1/1의 비율로 완벽한 균형을 이루었다. 이 이상적인 비율은 바로 가장 우수한 신경조직을 생산하는 데 필요한 영양분을 인체에 공급했을 것이고, 따라서 도구 제작, 언어, 사고의 작용을 가능하게 하는 완전히 새로운 능력을 인간의 뇌에 형성시켜 주었을 것이다.[21]

오늘날 농업과 집약적인 목축업의 발달로 식용동물의 사육이 야생상태의 초본보다는 곡물 사료에 의존하게 되고, 모든 가공 식품에 오메가-6의 함량이 높은 식물성 기름을 사용하게 됨에 따라 서구 사람들의 식단에서 오메가-3와 오메가-6의 비율이 1:10 내지 1:2022이라는 극심한 불균형 상태로 변했다. 하나의 이미지를 예로 들어서 설명하자면, 아주 잘 정제된 휘발유를 이용해서 작동하도록 고안된 고성능 모터라고 할 수 있는 인간의 뇌를 품질이 나쁜 디젤유를 집어넣고 작동시키는 것과 흡사하다고 할 수 있다.[23]

뇌가 필요로 하는 영양과 뇌에 공급되는 것 사이의 불균형은, 오늘날 유럽이나 미국에서 다 마찬가지이지만, 생선과 갑각류의 소비가 현저하게 낮은 서구 사회 사람들의 우울증 발생률이 이러한 식품을 좋아하는 아시아 사람들보다 훨씬 높다는 사실로 명료하게 설명된다.

아시아 국가에서 우울증에 대한 태도의 문화적 차이를 감안한다고 하더라도, 대만, 홍콩, 일본에서의 우울증 발생은 프랑스의 1/12에 불과하다.[24] 그것은 또한 우울증이 약 50년 전부터 서구에서 빠른 속도로 확산되어 가고 있는 현상을 설명해 준다.

9. 오메가-3의 혁명 : 감정뇌에 영양을 공급하라

오늘날 서구 사람들의 식사에서 오메가-3의 소비는 제2차 대전 이전에 비하면 절반에 불과하다.[25] 그런데 바로 이 기간에 우울증 발생률이 현저하게 높아진 것으로 나타났다.[26]

인체 내에서 오메가-6의 함량이 과도해지면 산화작용을 일으키고 몸 전체에 염증이 생길 수 있다. 서구사회에 크게 만연하는 모든 심각한 만성적인 질병들도 이 같은 염증에 의해 악화된다.[27] 뇌혈관 경색과 뇌졸중 같은 심장-혈관계 질환뿐만 아니라 암, 관절염 그리고 알츠하이머병 등이 그것이다.[28]

심장-혈관계 질환[29]에 따른 사망률이 가장 높은 나라는 우울증 발생률이 가장 빈번한 나라와 놀라울 만큼 일치하고 있다.[30] 이것은 두 질병의 원인이 공통적이라는 것을 말해준다. 오메가-3가 심장계 질환에 탁월한 효과를 미친다는 연구는 우울증 연구에 비해 훨씬 오래 전부터 시작되었다.

환자를 대상으로 한 본격적인 연구는 리옹의 프랑스 의사인 세르쥬 르노와 미셸 드 로르즈릴에 의해 실시되었다. 그들은 《랜싯》지에 발표한 논문을 통해, 오메가-3 지방산이 풍부한 식이요법('지중해식' 식사라고 말해지는)을 따른 환자들은 미국 심장협회가 추천한 표준 식이요법을 고수한 환자들에 비해, 심근경색이 발생한 이후 2년 동안의 사망률이 무려 76%로 떨어졌다고 한다.[31]

또 몇 가지 연구에 따르면 오메가-3는 심장 박동의 능력을 강화시키고 부정맥의 위험을 방지시키는 효과가 있는 것으로 나타났다.[32] 심박리듬의 변이능력을 강화시키면 우울증세를 개선시켜 주기 때문에(제3장 참조), 일상적인 식사에서 생선의 지방산 함량이 낮은 지역에서는 우울증과 심장병이 함께 발생한다고 생각해야 한다.

우울증도 염증성 질환일까?

오메가-3가 우울증의 예방과 치료에 중요한 역할을 한다는 것이 인정
되면 그것은 이 질병을 완전히 새롭게 정의할 수 있는 길을 터줄 것이다.
관상동맥의 질환이 염증성 질환임이 밝혀진 것이 불과 얼마 전인데, 만
일 우울증도 염증성이라면? 이 같은 관점은 세로토닌과 같은 신경전달
물질의 영향을 규명하는 데에만 주력하는 이 질병에 대한 현대의학 이
론이 일반적으로 간과하고 있는 일련의 특이한 현상을 설명해 줄 수 있
을 것이다.

예를 들어 낸시의 경우를 보자. 그녀는 65살이 되었을 때 난생 처음으
로 우울증이라는 진단을 받았다. 그렇다고 해서 그녀의 생활에 특별한
변화는 없었다. 그녀는 왜 의사가 자신의 서글픔, 피로감, 불면증, 식욕
부진을 전형적인 우울증의 증세라고 생각하는지 이해할 수 없었다. 6개
월 후, 아직 우울증 치료를 시작하지 않았을 때 그녀는 복부에 심한 통증
을 느꼈다. 초음파 검진에 의해 간의 가장자리에 커다란 종양이 발견되
었다. 다시 말하면 그녀는 췌장암이었던 것이다.

췌장암의 경우 흔히 그렇듯이, 그녀의 병도 신체적 증상보다는 우울증
으로 나타났다. 많은 종류의 암이 상당한 규모로 발전하기 훨씬 전에 현
저한 염증 현상을 나타낸다. 흔히 암이라고 판명되기 전에 우울증세가
확인되는 것은 이 염증 때문인 것으로 보인다.

확산성 염증 증세를 수반하는 모든 병에서 우리는 흔히 그 같은 우울
증 증상을 확인할 수 있다. 전염병(폐렴, 유행성 감기, 장티푸스 등), 뇌
출혈, 심근경색, 자가면역성 질환 등이 그렇다. 그렇다면 소위 '고전적'
인 우울증 또한 확산성 염증 반응이 나타난 경우라고 할 수는 없는 것일
까? 그렇다고 하더라도 놀랄 일은 아니다. 왜냐하면 우리는 스트레스가

염증을 일으키며 그 때문에 여드름, 관절염, 자가면역성 질환이 악화된다는 것을 알고 있기 때문이다.[33] 결국 티베트 의사의 말이 옳다고 해야 할까. 우울증은 마음의 병이면서 동시에 몸의 병이기 때문이다.

필수 오메가-3 지방산을 섭취하려면

필수 오메가-3 지방산의 주요한 원천은 해초와 플랑크톤이다. 그것을 지방조직 속에 축적한 생선과 갑각류의 매개를 거쳐서 이러한 것들은 우리에게 전달된다. 그러므로 오메가-3가 가장 풍부한 것은 특히 한류에 서식하는, 지방이 보다 풍부한 생선이다. 양식장에서 키운 생선은 자연산 생선에 비해 오메가-3 함량이 떨어진다. 예를 들어 자연산 연어에는 양식연어보다 훨씬 더 많은 오메가-3가 함유되어 있다.*

가장 믿을 만한 오메가-3의 원천 — 수은과 같은 독성 물질의 축적이 가장 적고, 강과 바다에 마구 버려진 암 유발 유기물의 독성에 가장 덜 오염된 — 은 먹이사슬의 아래쪽에 있는 작은 물고기들이다. 고등어(오메가-3가 가장 풍부한 생선에 속하는), 멸치(통째로 먹는), 정어리, 청어 등이 이에 해당된다.

그밖의 오메가-3가 풍부한 생선으로는 다랑어(참치), 대구, 송어가 있다. 고등어 100그램에는 2.5그램의 오메가-3가 함유되어 있고, 청어 100

---

* 양식 어류에 오메가-3가 얼마나 포함되어 있는지를 정확하게 알아내기는 어려운 일인데, 왜냐 하면 양식업자마다 물고기에게 먹이는 사료의 구성이 각각 다르기 때문이다. 유럽의 어류 양식 은 사료의 혼합 문제에 있어서 미국보다 더 엄격한 기준을 적용하는 것으로 보인다. 스톨 교수에 따르면 유럽의 양식 어류에 들어 있는 오메가-3는 거의 자연산 어류와 맞먹는다고 한다.

그램에는 1.7 그램이, 같은 무게의 참치에는 1.5그램(기름을 빼지 않았을 경우), 통멸치에는 1.5 그램, 연어에는 1.4그램, 정어리에는 1그램이 들어 있다.* 34)

식물에서 얻을 수 있는 오메가-3는 대사 작용중에 추가적인 단계를 거쳐야만 신경회로막의 구성요소인 지방산으로 변화될 수 있다. 아마의 씨와(씨를 그대로 먹을 경우 수프 숟가락 하나에 2.8 그램**, 액체 상태로는 수프 숟가락 하나에 7.5그램), 유채 기름(수프 숟가락 하나에 2.5 그램 함유), 대마와 호두 기름(100그램에 2.3 그램) 등에 들어 있다.

모든 녹색 채소에는 미세한 양이기는 하지만 오메가-3 지방산이 함유되어 있다. 오메가-3가 가장 풍부한 식물은 쇠비름 이파리(2000년 전 로마인들의 식품에 반드시 포함되었으며, 그리스에서는 오늘날에도 식용한다), 시금치, 해조류, 그리고 스피룰린느(spiruline)(아즈텍인의 전통적인 식품) 등이다.

야생동물이 뜯어먹는 풀과 나뭇잎에도 오메가-3가 들어 있다. 따라서 사냥해서 잡은 노루, 멧돼지 등의 고기에는 사육한 동물보다 오메가-3가 더 풍부하다.35) 사료를 먹여 기른 동물일수록 그 고기에는 오메가-3의 함량이 줄어든다. 예를 들어 《뉴잉글랜드 의학 저널》에 실린 논문에 의하면, 양계장에서 사료를 먹여 기른 암탉의 알에 들어 있는 오메가-3의 함유량은 자연 상태에서 자유롭게 놓아먹인 암탉의 알에 비해 1/20에 불과하다.36) 곡물을 먹여 기른 동물의 고기에는 오메가-6 지방산 함유량이 높기 때문에 이것을 과다 섭취하면 염증이 유발된다. 따라서 이러한 동

---

* 식용 상어와 황새치도 오메가-3의 함유량이 높은 편이지만 이러한 어류는 흔히 수은에 중독되어 있으므로 임신부와 아이들은 먹지 않는 것이 좋다.(미국 식약청 권장사항)

** 아마 기름은 햇빛을 피해 냉장보관하지 않으면 인체에 유해할 수 있다. 따라서 중요한 점은 신선하게 압착한 아마 기름만을 사용해야 하며, 적절하게 냉장 보존하고 불투명한 용기에 넣어두어야 한다는 것이다. 또한 기름의 맛이 지나치게 쓰지 않아야 한다.(원래 쓴맛이 약간 있다.)

9. 오메가-3의 혁명 : 감정뇌에 영양을 공급하라

물의 고기는 일주일에 3회 이하로 섭취하는 것이 좋고, 다른 부위보다 오메가-6가 더 풍부한 기름진 고기는 피해야 한다.

식물성 기름에는 오메가-6가 풍부하고 오메가-3는 들어 있지 않다. 그런데 예외적으로 아마씨 기름, 유채 기름, 대마 기름에는 오메가-3가 다량 들어 있다. 반면 올리브 기름에는 이 두 가지 모두 들어 있지 않다. 오메가-3와 오메가-6의 비율을 1:1에 가깝게 근접시키기 위해서는 부엌에서 일상적으로 사용하는 모든 기름을 다 추방하고 올리브 기름과 유채 기름만을 남겨두어야 한다. 특히 중요한 것은 튀김용 기름을 없애는 일인데, 그것은 유리기(遊離基)를 방출해서 세포 조직을 산화시키기 때문이다.

버터, 크림, 그리고 지방성분을 제거하지 않은 유제품에는 포화지방산이 다량 함유되어 있고, 이는 오메가-3가 세포 속으로 흡수되는 것을 방해하기 때문에 덜 섭취해야 한다. 그러나 프랑스 학자 세르쥬 르노에 따르면, 치즈나 요구르트는 지방을 제거하지 않은 우유로 만들기는 하지만 다른 유제품에 비해 유독성이 훨씬 적다. 칼슘과 마그네슘의 함량이 풍부하여 포화지방산의 인체흡수를 줄여주기 때문이다.[37] 바로 이 같은 이유 때문에, 미국에서 오랫동안 연구했던 저명한 영양학자 아르테미스 시모플로스는 〈오메가-3 식이요법〉에 관한 책에서, 치즈의 소비량을 하루 30그램까지는 허용하고 있는 것이다.

실제적으로 보다 순수한 양질의 오메가-3를 충분히 섭취하기 위한 가장 간편한 방법은 식품 보조제(보충 영양제)의 형태로 먹는 것이다. 현재 발표된 연구에 따르면, 항우울제 효과를 얻기 위해서는 두 가지 종류의 생선 지방산인 에이코사펜타에노산(EPA)과 도코사헥사엔산(DHA)인 혼합제제를 하루에 2 내지 3그램을 섭취해야 한다.

이것은 전문 약국에서 여러 가지 형태의 제품으로 판매되고 있는데, 대개 연질 캡슐 형태거나 액화 상태로 되어 있다(하루 복용량은 커피 스푼으로 2 내지 4 스푼). 가장 좋은 것은 DHA에 비해 EPA 농축함량이 높은 제품이다. 하버드 대학의 스톨 박사나 영국의 하로빈 박사 같은 연구진들은 항우울증 효과를 발휘하는 것은 주로 EPA이며, DHA 함량이 지나치게 높을 경우 오히려 효과를 방해할 수 있기 때문에 그럴 경우 순도가 높은 EPA의 복용량을 더 늘려야 한다고 말한다.

오메가 지방산이 산화되는 것을 막으려면 소량의 비타민 E가 첨가된 것을 선택하는 것이 좋은데, 지방이 산화될 경우에는 효력이 떨어지고 게다가 유해할 수도 있기 때문이다. 연구자들은 생선기름의 섭취와 아울러 비타민 E(하루에 800 IU, 비타민 1IU는 0.00034mg), 비타민 C(하루에 1g), 그리고 셀레늄(하루에 200mg)을 혼합한 보충 비타민제를 함께 먹으라고 충고한다. 그것은 인체 내에서 오메가-3가 산화되는 것을 방지하기 위해서이다.

비타민을 규칙적으로 복용하는 것은 오랫동안 보수적인 의학계의 비난을 면치 못했지만,《미국 의학협회 저널》에 실려서 큰 반향을 일으켰던 한 논문에 의해 이제 공식적으로 옳다는 사실이 확인되었다. 이 논문을 집필한 연구자들이 모든 과학적 여건을 검토해본 후에 내린 결론은 비타민(특히 비타민 B, E, C, D)을 매일 복용하는 것이 모든 만성적인 질환과 심각한 질병의 위험을 감소시킨다는 것이다.[38]

대구 간의 기름은 우리 할아버지 세대에서 비타민 A와 D의 원천으로 높은 평가를 받았지만, 사실 오메가-3의 좋은 공급원은 아니다. 대구 간의 기름으로부터 충분한 양의 오메가-3를 섭취하려면 많은 양을 먹어야 하고, 그것은 동시에 비타민 A를 과다섭취하게 만들기 때문에 위험을 초래할 수도 있다.

흥미로운 사실은 생선기름이 살을 찌게 하지는 않는 것 같다는 점이다. 조울증 환자에 대한 연구에서 스톨 박사는 그들이 매일 많은 양의 생선 기름을 섭취해도 뚱뚱해지지 않는다는 사실을 확인했다. 어떤 사람

9. 오메가-3의 혁명 : 감정뇌에 영양을 공급하라

들은 오히려 살이 빠졌다.[39] 쥐를 상대로 한 실험에서 오메가-3가 풍부한 식품을 먹은 쥐들은 오메가-3가 빠진 같은 양의 칼로리를 섭취한 쥐들에 비해 25% 가량 날씬했다. 다시 말해 오메가-3를 섭취한 몸은 지방 함량이 많은 세포 조직의 형성을 억제한다고 할 수 있다.[40]

역사의 판단

역사가들이 후일 20세기 의학사를 뒤돌아볼 때 중요한 두 가지 전환점을 발견하리라고 나는 생각한다. 그 하나는 항생물질의 발견으로 그것은 적어도 2차대전 전까지 서구사회의 사망 원인 중 첫째를 차지했던 폐렴을 단번에 치료했다.

두번째 것은 아직 진행중인 혁명으로서, 영양 섭취가 서구 사회의 거의 모든 결정적인 질병에 대해 깊은 영향을 미친다는 과학적 증명이다. 심장병 전문의들도 이제야 겨우 이 같은 사실을 인정하기 시작했다. (이 분야에 대한 연구 성과 그리고 미국 심장협회[41]의 공식적인 권고에도 불구하고, 의사들 모두가 생선기름을 섭취하도록 처방하지는 않지만.) 정신과 의사들은 이보다 더 뒤떨어져 있다. 그러나 인간의 뇌는 매일 섭취하는 음식의 성분에 대해 심장 못지 않게 민감하다. 우리가 술과 마약 등으로 뇌를 중독시키면 뇌는 곧 고통스러워한다. 뇌에 꼭 필요한 성분을 공급하지 않을 때도 뇌는 고통스러워한다. 참으로 놀라운 것은 2500년이 지난 후에야 현대 과학이 그 사실을 인정했다는 점이다. 모든 전통의학이, 티베트건 중국이건 그리스, 로마…… 어디에서건, 옛 문헌에 기록되어 강력하게 주장되어 오던 사실인데 말이다. 히포크라테스 또한 이렇게 말하지 않았던가. "음식을 약으로 삼고 약을 음식으로 삼아라." 이것은 2400년 전의 말이다.

한편 감정뇌로 들어갈 수 있는 또 다른 입구가 있는데, 그것은 완전히 육체를 통과해서 들어가는 길이다. 이 방법 또한 히포크라테스 이후 잘 알려져 있지만 서구 사회는 영양섭취에 대한 태도에서 알 수 있듯이 이 방법도 마찬가지로 외면하고 있다. 더 놀라운 것은 스트레스나 우울증을 앓는 환자 자신들이 누구보다도 시간이 없다거나 혹은 기운이 없다는 핑계로 이 방법을 소홀히 한다는 점이다.

이 방법은 가장 풍부한 에너지 공급원이며 과학적으로도 그 효과가 확인된 것이다. 그것은 바로 운동을 하는 것이다. 이제 아주 작은 양으로도 놀라운 효과를 가져다주는 이 운동 요법에 대해 알아보자.

10
항우울제를 드시겠습니까,
운동을 하시겠습니까?

베르나르의 공포증

베르나르는 영화 프로듀서이다. 현재 마흔 살인 그의 미래는 밝아 보였다. 게다가 그는 훤칠한 키에 매력적인 미소로 많은 이들의 부러움을 한몸에 샀다. 그런데 요즘 베르나르는 2년째 그의 삶을 좀먹기 시작한 불안증세 때문에 완전히 지쳐 있었다.

그가 첫번째 발작을 일으킨 것은 사람들로 북적대는 식당에서 동료들과 식사를 하고 있을 때였다. 그는 갑자기 몸이 불편해지는 느낌이 들었다. 그때까지만 해도 아무런 조짐이 없었다. 그러다 곧바로 구토증세가 일더니 심장이 갑자기 세게 뛰기 시작했다. 그는 숨쉬기조차 힘들어졌다. 바로 그때 불현듯 1년 전 어릴 적 친구가 심근경색으로 죽은 일이 생각났다.

그러자 더욱 거세게 심장이 뛰기 시작했다. 아무 생각도 나지 않았다.

앞도 잘 보이지 않고, 주위의 사람들과 식당의 장식들이 현실이 아닌 것처럼 점점 멀게만 느껴졌다. 죽는다는 게 바로 이런 거구나 싶었다. 그는 미안하다고 웅얼거리면서 식당문 쪽으로 비틀거리며 걸어갔다. 그리고는 택시를 불러 가장 가까운 곳에 있는 응급실로 달려갔다. 병원에서는 죽어가고 있는 것이 절대 아니라고 했다. 극도의 불안증세로 〈공황발작〉이 온 것뿐이라고 설명해주었다.

공황발작을 일으키는 사람 중 다섯에 하나는 정신과 의사를 찾아가지 않고 응급실로 달려간다. 그리고 그중 절반 이상이 앰뷸런스에 실려온다. 그 일이 있고 나서 2년 동안 베르나르는 여러 차례 응급실에 실려왔고, 심장전문의를 찾아가기도 했다. 그럴 때마다 의사는 전혀 심장질환이 아니라고 안심을 시키는 것이었다. 심지어 '안정시키기 위해' 진정제의 일종인 자낙스를 처방해주기까지 했다.

처음에는 진정제 덕분에 안정을 되찾을 수 있었다. 그런데 약을 복용하면서 공황발작 증세가 잠잠해졌기 때문에 그는 차츰 진정제에 의존하기 시작했다. 일을 하는 동안에 발작이 일어날지 모른다는 생각에 하루에 진정제를 4알이나 복용했다.

베르나르는 점차 불안증세가 심해지자 더 이상 약에만 의존할 수 없게 되었다. 언젠가 외국에 출장을 갔을 때, 가방을 도둑맞고는 불안증이 심해지면서 심장이 지나치게 세게 뛰었던 일이 있었다. 그는 지금도 그날을 가장 불행한 날 중의 하루로 기억하고 있다. 여행에서 돌아오자마자 그는 진정제 중독을 치료해야겠다고 마음먹었다.

그는 예전에 30분 정도 수영을 하면 한두 시간 가량 기분이 좋아졌던 기억을 되살려 수영을 시작했다. 그런데 기분 좋은 상태가 생각보다 오래 지속되지 않았다.

그러다 별로 내키지는 않았지만 친구의 제안을 받아들여 헬스 자전거 타는 모임에 참여해보기로 했다. 이렇게 해서 그는 일주일에 3번, 12명

167

이 한 조를 이루어 헬스 자전거를 탔다. 한 명도 중도에 포기하지 않고 모두들 코치의 지시에 따라 끝까지 고된 훈련에 참여했다. 그는 테크노 음악을 들으면서 옆 사람과 나란히 한 시간 동안 계속 페달을 밟았다.

운동을 한 뒤, 몸은 많이 지쳤지만 기분만큼은 최상이었다. 행복한 기분이 몇 시간 가량 지속되었다. 그렇지만 잠을 잘 자기 위해 너무 늦은 저녁시간까지는 운동을 하지 않았다. 사이클 운동을 계속하면서 그는 차츰 스스로 공황발작에 대응할 수 있다는 자신감을 얻게 되었다. 몇 주가 지나자 공황발작 증세가 완전히 사라졌다.

2년이 지난 지금까지 베르나르는 헬스 사이클이 얼마나 놀라운 효과를 가져다주었는지 종종 이야기한다. 그는 지금도 일주일에 적어도 3일, 규칙적으로 사이클 운동을 계속하고 있다. 특히 스트레스를 받을 때면 더욱 열심히 자전거를 탔다. 사이클 운동 덕분에 그는 더 이상 공황발작을 일으키지 않았다.

베르나르는 스스로를 '사이클 중독자'라고 말한다. 틀린 말이 아니다. 그는 운동을 하지 않으면 며칠 만에 몸 상태가 나빠지는 것이 느껴진다고 한다.

여행을 갈 때도 그는 '긴장을 풀기 위해' 조깅 신발을 잊지 않고 챙긴다. 중독인 것은 틀림없지만 좋은 효과를 주는 중독인 셈이다. 몸무게를 조절해주고, 성욕도 증가시켜주고, 숙면을 취할 수 있게 하고, 혈압을 낮춰주고, 면역시스템을 강화시켜줌으로써 심장질환뿐만 아니라 일부 암으로부터도 보호해준다. 그가 '중독자'인 것은 사실이지만 다행히도 운동 중독은 건강에 많은 도움이 된다. 진정제 중독과는 매우 대조적인 증상들이 나타나기 때문이다.

불안증세 치료법과 면역세포

운동을 통해 불안증세를 치유할 수 있다는 사실은 이미 플라톤이 언급한 바 있는데, 특히 지난 20년 동안 서양과학은 이를 증명하려고 지속적으로 노력해오고 있다.

오늘날에는 이 주제에 대해 '연구에 대한 연구'라고 하는 메타 분석까지 나올 정도로 수많은 연구들이 행해지고 있다. 심지어 헬스 자전거의 효능에 대한 연구도 있다. 이 연구에 따르면 대부분의 사람들이 운동을 함으로써 긴장을 풀고 에너지를 회복할 수 있었다고 대답했다. 게다가 그 효과가 1년이 지난 뒤에도 지속되었기 때문에 운동을 중단하지 않았다고 대답했다.

지나치게 기름진 식사를 하거나, 오랫동안 차를 운전하거나, 너무 많은 시간을 텔레비전 앞에서 보내는 등 지나치게 자신을 '방치'하는 사람일수록 아주 짧은 시간만 운동을 해도 그 효과를 쉽게 얻을 수 있다는 연구결과도 있다.

그렇기 때문에 베르나르가 스트레스를 심하게 받을 때 운동의 양을 늘리는 것은 너무도 당연한 일이다. 마이애미 대학의 라페리에르 박사는 특히 힘든 상황일 때 운동의 긍정적인 영향도 극대화된다는 연구결과를 발표했다. 그는 어떤 때 사람들이 가장 힘들어 하는가를 생각해 보았다. 아마도 의사로부터 에이즈 감염사실을 선고받았을 때일 것이다. 당시만 해도 에이즈 삼중치료법이 개발되기 전이었기 때문에 에이즈 감염 선고는 한마디로 사형 선고나 다름없었다. 각자 심리적으로 받은 충격을 견뎌내야 했다.

라페리에르 박사는 적어도 5주 전부터 규칙적으로 운동을 하던 사람은 두려움을 잘 극복하고 우울증에 쉽게 빠지지 않는 것을 볼 수 있었다

10. 항우울제를 드시겠습니까, 운동을 하시겠습니까?

고 했다. 또한 스트레스가 심할수록 약해지는 경향이 있는 면역시스템도 끔찍한 소식을 듣고도 비교적 잘 견뎌냈다고 했다. 암세포 활성화를 차단하는 첫번째 방어선인 생체 내 자연살해세포(NK natural killer cell)는 감정에 매우 민감하게 반응하는 세포이다. 기분이 좋을수록 이 세포는 왕성하게 활동한다. 반대로 스트레스를 받거나 우울증에 시달릴 때는 활동이 차츰 미약해지다 아예 번식을 중단한다.

라페리에르 박사는 운동을 하지 않는 환자들의 반응을 보면서 그 사실을 확인할 수 있었다. 에이즈 감염사실을 알게 된 후, 운동을 규칙적으로 하는 환자들에 비해 운동을 하지 않는 환자들의 자연살해세포 비율은 갑자기 감소했던 것이다.

조깅으로 우울증을 극복한 자비에라

그레이스트 박사는 자비에라의 경우를 예로 들어 우울증 해소에 조깅이 효과적이라는 기사를 발표했다. 28살의 여대생인 그녀는 위스콘신 대학에서 두번째 석사논문을 준비하고 있었다. 그녀는 혼자 살면서 수업시간 이외에는 바깥출입을 거의 하지 않았다. 그러면서도 그녀는 자신에게 맞는 남자를 만나지 못했다고 항상 불만을 털어놓곤 했다. 그러다 갑자기 그녀는 삶이 무의미하게 느껴지기 시작했다. 앞으로도 상황이 달라지지 않을 것 같다고 확신했다.

그녀는 논문은 제쳐두고 담배를 하루에 3갑 이상 피우면서 멍하니 담배연기를 바라볼 뿐이었다. 대학 보건실 담당의가 그녀에게 우울증 증세가 다른 환자들 수치의 90%를 넘는다고 했을 때도 그녀는 조금 놀랐을 뿐이었다.

자비에라는 2년 전부터 우울증에 시달리고 있었지만, 어떤 치료법도 마음에 들지 않았다. 그녀는 상담치료의에게 부모나 자신의 문제에 대해서 이야기하려 들지 않았고, 약도 복용하지 않겠다고 했다. 그녀는 '내가 약간의 우울증으로 고생하는 건 사실이지만 환자는 아니' 라는 생각을 하고 있었던 것이다. 그녀가 최근에 개발중인 연구에 참여하겠다고 한 것은 단순한 오기였던 것 같다. 일주일에 3번씩 20분에서 30분 가량, 혼자 또는 그룹으로 조깅을 하는 훈련이었다.

조깅훈련 첫날, 그녀는 담당코치에게 하루에 담배를 3갑씩이나 피우고, 14살 때부터 운동이라고는 전혀 해본 적이 없고, 게다가 평상시 몸무게보다 10킬로그램이나 늘어난 자기가 과연 조깅의 효과에 대한 연구에 참여할 수 있겠느냐고 물었다.

누구라도 참여할 수 있다고 했다. 자비에라는 자전거를 시도했다가 10분도 못 버티고 죽을 것 같아서 그만두었던 경험도 있었다고 말했다. 다시는 운동을 하지 않겠다고 결심했던 그녀였다. 게다가 달리는 법을 가르쳐주는 코치가 있다는 사실이 우스꽝스럽다는 생각이 들었다. 무엇을 가르치겠다는 거지? 걷는 것보다 발을 빨리 옮겨야 한다는 것을 가르치겠다는 건가?

그래도 그녀는 코치의 설명을 들어보기로 했다. 먼저 코치는 무조건 달리려고 하지 말고 종종걸음을 치라고 했다. 몸을 조금 앞으로 기울이고 무릎은 너무 들지 말라고 했다. 대화를 계속할 수 있을 정도의 속도를 유지하라고 했다(코치가 옆에서 계속 "말을 할 수 있어야 해요. 노래를 하라는 게 아니라" 하고 말했다). 절대로 빨리 달리려고 하지 말고, 숨이 차면 속도를 줄이고 빠른 걸음으로 걷기만 하라고 했다.

그녀는 이상하게 달리는 동안 힘들거나 피곤하지가 않았다. 처음에는 충분한 시간을 가지고 1킬로미터 반을 종종걸음으로 완주했다.

10. 항우울제를 드시겠습니까, 운동을 하시겠습니까?

첫날 정한 이 목표를 달성하자 그녀는 만족감을 느꼈다. 일주일에 3번씩 3주간 조깅훈련을 받고 나자, 2 내지 3킬로미터 정도는 어렵지 않게 속보를 할 수 있게 되었다. 스스로 나아지고 있다는 것을 인정하지 않을 수 없었다. 잠도 잘 자고, 힘도 넘치고, 게다가 한없이 우울증에 빠져 신세한탄을 하는 시간도 많이 줄어들었다. 그녀는 조금씩 상태가 호전되는 것을 느끼면서 5주간 훈련을 계속했다.

그러다 한번은 무리를 하는 바람에 발목을 삐고 말았다. 3주간 운동을 중단해야 했다. 이렇게 며칠이 지나자 그녀는 더 이상 운동장에 나갈 수 없다는 것 때문에 실망하는 자신을 보며 깜짝 놀랐다.

일주일 가량 운동을 하지 않게 되자 서서히 우울증 증세가 다시 생겨났다. 그녀는 자주 침울한 생각에 잠기고, 모든 것에 회의적이 되었다. 그런데 다시 운동을 시작할 수 있게 되자 그동안의 우울증이 사라지는 것이었다. 그녀는 자신이 운동을 하게 되어 기뻐하고 있다는 사실을 알게 되었다. 생리통도 다른 때보다 빨리 지나가는 것 같았다.

3주간의 공백 기간 이후 다시 운동을 시작한 날 그녀는 담당코치에게 말했다.

"전처럼 개운하지는 않지만 곧 좋아질 거라고 믿어요. 운동을 처음 시작했을 때보다 몸이 가벼운 걸요."

이후 그레이스트 박사는 그녀가 프로그램이 끝난 뒤에도 밝은 얼굴로 호숫가를 달리는 것을 자주 보았다고 했다. 그녀가 담배를 그만 피우게 되었는지, 혹은 백마 탄 기사를 만났는지는 알 수 없지만……

조깅의 희열 상태

우울증은 대개 어둡고 부정적인 생각들, 그리고 자신뿐만 아니라 타인의 가치까지 인정하지 않는 것과 많은 관련이 있다. 머릿속에는 다음과 같은 생각들로 가득 차 있다.

'절대 나는 해내지 못할 거야. 그러니 노력해봤자 무슨 소용이 있겠어. 잘 되지 않을 텐데 말이야. 나는 못생겼고, 똑똑하지도 않아. 나는 항상 이렇다니까. 운도 없고. 그렇다고 열정도, 용기도 아니 의욕조차 없어. 정말 밑바닥까지 온 거야. 사람들은 나를 사랑하지 않아. 난 재능도 없어. 하긴 사람들이 나에게 관심을 가질 이유도 없겠지. 사랑받을 자격도 없는걸. 나는 아프다니까……'

때로 우리는 이렇게 생각하는 것이 너무 부당하고 끔찍한 일이라는 것을 잘 알면서도 (예를 들어 "사람들은 모두 내게 실망하게 되어 있다니까"라고 말하지만 사실은 그렇지 않은 경우가 많다) 이런 태도가 반복되어 당연시되면 자신이 지금 얼마나 말도 안 되는 소리를 하고 있는지를 깨닫는 데 둔감해진다. 이것은 객관적인 사실이 아니라 정신에 병이 든 것이다.

1960년대 이후 필라델피아의 유명한 정신분석학자이며 인지치료법 개발자인 아롱 베크 박사는 논문을 통해 부정적인 말만 되풀이해도 우울증에 걸릴 수 있고, 의식적으로 이를 중단하면 우울증에서 헤어날 수 있다는 사실을 밝혔다.

규칙적으로 운동을 하면 일시적일지는 모르지만 부정적인 생각들에서 벗어날 수 있다. 운동을 하면서 좋지 않은 생각들이 떠오르는 경우는 매우 드물다. 그래도 생각이 나면 숨쉬기에만 정신을 집중하거나 땅에 발이 닿는 느낌이나 혹은 허리를 똑바로 세우는 자세 같은 것에 몰두하다 보면 자연히 부정적인 생각들은 사라질 것이다.

조깅을 규칙적으로 하는 사람들 대다수가 15분에서 30분간 집중적으로 달리다 보면 생각들이 갑자기 긍정적이고 창조적으로 변하는 것을 느낀다고 말한다. 자기 자신을 의식하지 않게 되고, 신체적으로 기울이고 있는 에너지의 리듬에 자신을 맡기게 된다고 한다. 이 상태를 흔히들 조깅을 하는 사람들 사이에 최상의 상태, 즉 희열의 상태라고 하는데 몇 주간 지속적으로 운동을 하는 사람들만이 경험할 수 있다. 아주 미미하긴 하지만 이런 상태에 종종 중독되는 경우가 있다.

어느 정도의 시간이 지나면 조깅을 하는 사람들의 대부분이 하루에 20분간이라도 달리지 않고는 참지 못하겠다고 말한다.

대개 처음 조깅을 시작하는 사람들은 조깅화를 처음 구입하고 너무 들뜬 마음에 지나치게 속도를 내거나 오랫동안 달리려고 한다. 하지만 정해진 속도가 있는 것도 아니고, 얼마의 거리를 달려야 하는 규칙도 없다. 미카일 크리스젠트미할리 박사는 '흐름'의 상태로 들어가기 위해서는 능력의 한계선을 넘지 말아야 한다고 주장한다. 적당한 '한계선'을 유지하는 것이 중요하다. 그 이상을 넘는 것은 금물이다. 처음 조깅을 하는 사람은 짧은 거리를 종종걸음으로 달리는 것부터 시작해야 한다. 어느 정도 그 리듬에 익숙해진 다음에 '흐름'의 상태를 유지하기 위해 더 빨리, 그리고 더 먼 거리를 달려야 한다.

아디다스와 졸로프트

듀크대학의 연구팀은 최근에 두 가지 우울증 해소방법을 비교 연구해서 발표했다. 그 하나가 조깅을 통한 우울증 해소법이고, 다른 하나는 치유율이 높다고 알려진 항우울제, 졸로프트를 통한 해소방법이다.

4개월 동안 각각의 방법으로 치료받은 환자들 모두 상황이 매우 좋아진 것으로 나타났다. 약물복용이 조깅에 비해 더 큰 효과를 보이지도 않았고, 그렇다고 조깅과 함께 약을 복용했다고 결과가 달라지지도 않았다. 그렇지만 일년이 지나자, 두 그룹 사이에 현저한 차이가 나타났다. 졸로프트를 복용한 환자들의 3분의 1이상이 다시 우울증에 빠진 반면, 조깅으로 치료를 받은 환자들의 92%는 여전히 좋은 결과를 유지했다. 임상실험 기간이 지난 후에도 그들은 운동을 중단하지 않고 계속했다.

이와 더불어 조깅의 효과가 젊거나 건강상태가 좋은 사람에게 두드러지게 나타나는 것은 아니라는 연구 결과가 보고되었다. 50세에서 77세의 우울증 환자들이 일주일에 세 번꼴로, 30분 동안, '속보'를 하기만 해도 넉 달 후부터는 항우울제를 복용한 환자들이 얻는 약효를 얻을 수 있었다. 단지 항우울제의 경우, 효과가 비교적 빨리 나타나는 것이 다를 뿐이다. 그렇다고 약물치료가 근본적인 치료를 하는 것은 아니다.

신체운동은 우울증을 치유할 뿐만 아니라 예방의 효과도 있다. 일반인들을 대상으로 운동을 하게 한 결과, 그들이 향후 25년 동안 우울증을 겪게 될 확률은 매우 낮은 것으로 나타났다.

나 역시 개인적으로 정기적인 운동을 통해 우울증을 해소했을 뿐만 아니라 예방의 효과를 본 경험이 있다. 내가 처음으로 아는 사람 하나 없는 미국에 발을 디딘 것은 22살 때였다. 처음 몇 달 동안은 새로운 생활에 정착하느라 정신없이 바쁘게 지냈다. 공부할 양도 많았고, 아파트도 찾아야 했다. 제로에서 처음 시작한다는 생각 때문인지 부모 없이 나 혼자 모든 것을 결정하는 생활이 그럭저럭 흥미롭게 여겨졌다. 그 당시 느꼈던 자유의 쾌감만큼은 지금도 생생하게 기억난다. 커튼을 고르고, 때로는 냄비 하나를 사면서도 행복해 했다.

10. 항우울제를 드시겠습니까, 운동을 하시겠습니까?

하지만 몇 달이 지나면서 생활이 안정되기 시작하자 엄청난 공부량만을 요구하는 학교생활이 단조롭게 느껴지기 시작했다. 유학 생활이 조금도 즐겁지 않았다. 가족도 없고, 친구도 없이, 그리고 즐겨 다니던 '옛 공간들'에서 멀리 떨어져 완전히 다른 문화 속에 던져져 있다는 사실에 갑자기 정신이 황폐해지는 느낌이 들었다. 모든 것이 의미 없고, 중요하지 않은 것만 같았다. 내게 유일하게 위안이 되었던 것은 클래식 음악뿐이었다.

어느 날 저녁, 나는 책을 펼쳐놓고 한없이 음악만 들었다. 그때 내게 차갑고 삭막하기만 한 이 세상에서 오케스트라 지휘자만이 가장 의미 있는 직업이라는 생각이 들었다. 하지만 나는 결코 지휘자가 될 수 없었다. 결국 나는 더욱더 우울해졌고, 혼자 고립된 채 지내는 유학 생활에 회의적인 생각들만 늘어갈 뿐이었다. 이렇게 몇 주 동안 심각한 우울증을 겪어야 했다.

그러는 동안, 당장이라도 무언가를 시도하지 않으면 시험에 떨어질 것이고, 그렇게 되면 정말 심각한 우울증에 빠지게 될 거라는 생각이 들었다. 모든 것을 포기하고 미국에까지 왔는데 실패한다면 정말 바보 같은 일이라고 중얼거리며 나 스스로를 설득했다. 어떻게 해야 할지는 몰랐지만 적어도 아무것도 하지 않고 무기력하게 같은 음악만 반복해서 듣고 있지는 말아야 한다는 것은 알고 있었다.

그때 미국에 오기 바로 전에 파리에서 스쿼시를 시작했던 것이 생각났다. 라켓도 있으니 일단 운동부터 시작해보기로 했다. 그런데 바로 스쿼시가 나를 구해 준 것이다.

나는 먼저 스쿼시 클럽에 등록했다. 첫 2주간은 기분 좋게 운동하는 시간을 기다린다는 것 외에는 별로 달라진 것이 없었다. 물론 적어도 일주일에 세 번은 땀을 많이 흘린 뒤 기분 좋은 샤워를 맛볼 수 있게 되었다. 스쿼시 덕분에 친구들도 많이 사귈 수 있었다. 가끔 그 친구들 집에 초대도 받았고 그러면서 점차 사람들과의 관계를 넓혀갈 수 있었다.

내가 우울증에서 벗어날 수 있었던 것이 운동 덕분인지 아니면 새로 알게 된 친구들 때문인지 잘 알 수 없었다. 하지만 그건 그다지 중요하지 않았다. 나는 점차 기분이 좋아졌고, 다시 정상적인 삶의 궤도를 되찾을 수 있었다. 그 후, 나는 아무리 힘들어도 이틀에 한 번은 20분 동안 규칙적으로 달리기를 했다. 그러면서 어려움을 극복할 수 있다는 자신감이 생기고, 최소한 우울증에는 빠지지 않는다는 사실을 알게 되었다.

지금도 이 생각은 변하지 않았는데, 이 교훈이야말로 예측할 수 없는 삶의 우여곡절들에 대항하는 나의 '첫번째 무기'가 되었다.

기쁨을 자꾸 늘리자

과연 어떤 경로를 통해 신체운동이 감정뇌에 이런 기적적인 영향을 끼치는 것일까? 무엇보다 엔도르핀의 영향 때문이다. 엔도르핀은 뇌에서 분비되는 물질로 아편이나 모르핀, 헤로인과 같은 마약성분제와 유사하다. 감정뇌에는 수많은 엔도르핀의 수용체가 있다. 감정뇌가 즉각적으로 평안함과 만족감을 주는 마약에 민감하게 반응하는 이유도 그 때문이다. 마약은 이별이나 상을 당했을 때 느끼는 고통에서 벗어나게 해주는 가장 강력한 해독제라고도 한다.

하지만 마약을 과다복용하면 뇌의 수용체에 '중독' 현상이 나타난다. 다시 말해 매번 같은 효과를 보기 위해 양을 늘려야 하는 것이다. 게다가 수용체들이 점차 둔감해지면서 일상의 작은 기쁨들이 그 의미를 잃어버리게 된다. 심지어 마약중독자들에게는 성적인 쾌락마저 별 의미가 없

10. 항우울제를 드시겠습니까, 운동을 하시겠습니까?

게 느껴지는 경우가 많다.

하지만 운동을 통해 엔도르핀이 분비될 때는 반대현상이 일어난다. 즐거움에 관계된 메커니즘이 매우 자연스럽고 부드럽게 자극을 받으면서 더더욱 민감해진다. 운동을 규칙적으로 하는 사람들이 일상의 작은 기쁨에 더 민감하게 반응하는 경향이 있는데, 바로 그런 이유에서다. 친구들을 만나거나 고양이와 시간을 보내면서 또는 맛있는 식사를 하거나 재미있는 책을 읽으면서, 때로는 거리에 지나가는 사람들의 미소만으로도 행복해 한다. 마치 쉽게 만족할 줄 아는 사람들처럼. 사실 기쁨을 느낀다는 것은 우울한 상태의 반대를 의미한다. 우울하다는 것은 슬픔을 느낄 때라기보다 기쁨을 느끼지 못하는 상태를 의미한다. 그렇기 때문에 엔도르핀의 분비가 매우 효과적인 항우울제이며 항불안제의 역할을 하는 것이다.

이처럼 자연스런 방법으로 감정뇌를 자극하면 생체 내 자연살해세포(NK 세포)가 활성화되고, 질병이나 암세포에 저항력이 강화되면서 면역력이 높아진다. 하지만 마약중독자들에게는 면역력이 약화되는 반대현상이 일어난다.

그밖에 아직 잘 밝혀지지 않은 메커니즘이 있는데, 앞에서 언급한 바 있는 정상심박동과 관련된 메커니즘이다. 규칙적으로 운동을 하는 사람들이 그렇지 않은 사람들에 비해 정상심박동을 유지할 수 있는 확률이 높다. 다시 말해, 안정감을 주는 등 생리학적 '억제' 작용을 담당하는 부교감신경계가 운동을 하지 않는 사람들에 비해 더 활발하게 작용한다. 자율신경계를 이루는 두 부위의 적절한 균형이야말로 불안증과 공포증에서 벗어나게 하는 가장 좋은 해독제 중의 하나라고 할 수 있다. 입이 마른다거나 심박동이 빨라지고, 땀이 나고, 경련이 일어나거나 혈압 상승과 같은 모든 형태의 불안증세는 결국 교감신경이 지나치게 활동하기 때문이다. 교감신경과 부교감신경은 항상 대립관계에 있기 때문에 마치 점점 단단해지는 근육처럼 부교감신경계를 자극하면 할수록 강력해지면서 불안증세가 나타나는 것을 막아준다.

현재 여러 생리심리학 연구소들이 새로운 우울증 치료법을 연구중이다. 피부 속에 어떤 기구를 장착해서 부교감신경계를 자극하는 치료 방법을 연구중인 것이다. 사람들이 텔레비전을 볼 때도 이 기구가 미미한 전기쇼크를 통해 복부근육을 자극하기 때문에 환자들의 노력 없이도 쉽게 부교감신경계를 자극할 수 있다. 어떤 치료법에도 반응을 하지 않는 환자들에게는 이처럼 여러 측면에서 다루어지는 연구들이 매우 고무적이라고 할 수 있다. 운동과 정상심박동 훈련 같은 경우도 환자 스스로 규칙적인 훈련을 하겠다고 결심하고 실행에 옮긴다면 반드시 좋은 결과를 이끌어낼 수 있을 것이다.

성공의 열쇠

규칙적인 운동이 여러 면에서 좋다는 것은 잘 알고 있어도 그것을 직접 실행에 옮기는 일은 쉬운 일이 아니다. 게다가 우울증에 시달리거나 스트레스를 받을 때는 더욱 어렵다. 몸을 좀더 많이 움직이면서 건강한 삶을 누릴 수 있는 비결 몇 가지를 살펴보자.

첫째, 운동량 자체보다 규칙적으로 운동을 하는 것이 중요하다. 감정 뇌를 자극할 수 있는 최소한의 운동량은 일주일에 세 번, 20분이면 된다. 중요한 것은 얼마나 지속적으로 운동을 하느냐이지, 운동의 양이나 강도가 아니다. 운동의 강도는 달리면서 대화를 할 수 있을 정도면 충분하다. 물론 일부 약물들의 경우처럼 그 효과가 운동 '량' 과 비례적일 수는 있다. 우울증이나 불안증세가 심할수록 그만큼 더 규칙적이고 강도 있게 실시해야 한다. 일주일에 세 번보다 다섯 번 하는 것이 바람직하고, 20분간 빠른 걸음으로 걷는 것보다 한 시간 사이클을 타는 것이 더 효과적이다. 하지만 사이클을 탄 뒤, 숨이 차고, 피곤해 다시는 운동하려 하지 않는다면 아무 소용이 없다. 이 경우, 오히려 20분간 속보가 훨씬 더 효과적이다.

처음 시작할 때는 천천히 몸이 알아서 우리를 인도하도록 내버려 두어야 한다. 훈련의 목적은 크리스젠트미할리 박사가 언급한 것처럼 흐름의 상태에 이르는 것이다. 그러기 위해서는 항상 능력의 한계선을 지켜야 한다. 이 능력의 한계선이 바로 '흐름'의 상태로 들어가는 문이다. 훈련을 계속 하다보면 그 능력이 커지는데, 이에 맞춰 조금씩 운동량을 늘리고 속도를 내어 달리면 된다. 그렇기 때문에 현재 보고된 연구들은 달리기, 수영, 자전거, 테니스처럼 숨을 많이 들이마셔야 하는 운동인 〈유산소 운동〉과 근육운동과 같은 〈무산소 운동〉 중 반드시 하나를 선택해야 한다고 강요하지 않는다. 영국의학저널에 실린 기사에 의하면 두 가지 형태의 운동 모두 효과가 있다고 한다.

둘째, 그룹으로 하는 운동이 혼자 하는 것보다 더 효과적이다. 사람들과 서로 협력하고 격려하면서, 때로는 경쟁을 하기도 하면서 운동을 할 때 훨씬 많은 효과를 볼 수 있다. 사실 비 오는 날이나, 운동에 조금 늦었을 때, 또는 텔레비전에서 재미있는 영화를 방영할 때 등등 여러 이유로 운동을 하고 싶지 않을 때라도 그룹으로 하는 운동일 때는 되도록 빠지지 않으려고 하기 때문이다. 그룹으로 운동을 하는 사람들은 좀더 규칙적으로 운동을 하는 경향이 있는데, 이는 성공에 꼭 필요한 요소이다.

마지막으로 각자가 흥미를 느끼는 운동을 선택해야 한다. 그래야 더 쉽게 오랫동안 계속할 수 있다. 미국에서는 많은 직장인들이 아마추어 농구팀을 구성해 일과시간 후에 매주 3번꼴로 1시간 동안 운동을 한다.

물론 농구가 아니라 축구를 할 수도 있을 것이다. 중요한 것은 규칙적이어야 한다는 것이다. (그리고 축구를 할 경우에는 골키퍼만 해서는 안 된다.) 수영을 좋아하고 달리는 것을 싫어하면 굳이 달리기를 고집할 이유가 없다. 결국은 끝까지 해내지 못할 것이기 때문이다.

나는 환자들에게 헬스 자전거나 러닝머신을 이용해 운동할 때 비디오나 DVD를 사용해 운동을 좀더 흥미롭게 만들어보라고 했는데, 그 결과가 매우 만족스러웠다.

재미있는 액션영화를 하나 골라 운동을 할 때만 보도록 한다. 이 방법은 여러 가지 면에서 좋다. 먼저 액션영화는 빠른 음악을 틀어놓고 춤을 추는 것처럼 생리학적으로 사람을 활성화시키기 때문에 몸을 더 많이 움직이게 하는 경향이 있다. 두번째로 재미있는 영화는 시간이 흐르는 것을 인식하지 못하게 하는 약간의 최면효과가 있다. 20분은 시계를 확인하기도 전에 지나가버릴 것이다.

그리고 마지막으로 운동을 멈추면 영화를 보지 않기로 했기 때문에 다음 내용이 궁금해 그 다음날에도 운동을 하게 될 것이다. (운동기구 소리가 비교적 큰 편이고 운동을 하다보면 집중력도 떨어질 수 있기 때문에 너무 인간 내면의 문제를 다루는 영화는 피하는 것이 좋다. 그밖에도 운동을 할 때 너무 웃는 것도 바람직하지 않기 때문에 코믹 영화도 피하는 것이 좋다.)

타인을 향해 관심을 돌려라

지금까지는 개인의 경우를 중심으로 감정뇌에 도달하는 법에 대해 이

10. 항우울제를 드시겠습니까, 운동을 하시겠습니까?

야기했다. 정상심박 리듬, 안구운동법(EMDR), 새벽 시뮬레이션, 침술, 영양 또는 운동 등 모든 방법들은 개인을 대상으로 한 치료법들이다. 그런데 감정뇌는 체내의 생리학적 현상을 조절하는 역할만을 하는 것이 아니다. 그밖에도, 조금 덜 중요하긴 하지만 사람들 사이의 감정적인 관계의 균형을 찾으려고 하고 어떤 모임에 소속되어 있다거나 가족 내에서 차지하고 있는 각자의 자리를 확인하려고 하는 역할도 한다.

불안증세나 우울증은 종종 우리가 사회적 관계의 균형에 위협을 느꼈을 때 감정뇌가 어려움을 호소하는 신호이다. 이를 진정시키고 조화롭게 살기 위해서는 좀더 여유를 가지고 타인과의 관계를 이끌어나갈 수 있어야 한다. 이를 위해서는 몇 가지 감정적 건강법의 원칙들만 잘 활용하면 충분하다. 이 원칙들은 일반적으로 잘 알려지지 않았지만 매우 간단하고 효과적이다.

11
사랑은 생물학적 욕구이다

감정의 도전

마리의 엄마가 딸에게 성적표를 돌려주며 말했다. "넌 정말 형편없는 아이구나. 네가 뭐가 될 수 있겠니. 그래도 네 언니라도 있으니 얼마나 다행인지." 쟈크의 아내는 설거지를 하다 접시를 깨면서 소리쳤다. "내 말 좀 들어보라고! 이젠 소리 지르기도 지겹다니까. 어떻게 당신은 그렇게 이기적이지!" 입사한 지 얼마 되지 않은 날, 에드가는 회사 내 다른 부서에 가서 필요한 정보를 얻으려고 했다. 알지도 못하는 사람이 다가오더니 말했다. "당신이 누군지 모르지만 여기서 뭘 하려는 거지? 여긴 내 영역이니 당장 꺼져버려!" 소피아의 이웃집 사람들이 이번 주만 해도 벌써 세번째 새벽 2시까지 파티를 한다고 난리법석을 떨었다. 다음날 아침 7시, 쓰레기 버리는 소리를 최대한 시끄럽게 내면서 소피아는 중얼거렸다. "이렇게 하면 뭔가 깨닫는 게 있겠지……"

우리 주변의 가까운 사람들과의 갈등만큼 감정뇌를 불쾌하게 만드는 것은 없다. 원하든 원하지 않든, 어쩔 수 없는 이웃들과의 갈등은 우리에게 큰 상처를 입힌다.

반면 우리는 거리에서 꼬마아이가 자기 아빠의 눈을 똑바로 쳐다보면서 "아빠, 사랑해요."라고 말하는 장면을 보며 가슴이 뭉클해지는 경험을 할 때도 있다. 혹은 죽음을 앞둔 할머니가 침대에 누운 채 할아버지를 바라보며 "당신하고 살면서 정말 행복했어요. 편안하게 눈을 감을 수 있을 것 같아요. 언젠가 당신의 얼굴에 바람이 느껴지거든 제가 와서 당신에게 키스하는 거라고 생각하세요."라고 마지막 고백을 하는 장면도 마찬가지다. 또는 전쟁난민이 구호단체 소속 의사를 꼭 껴안으며 이렇게 속삭이는 것은 어떤가. "당신은 하느님께서 보내신 분이 틀림없어요. 정말 두려웠는데 당신이 제 딸을 구해주셨어요!'

우리는 사람들과 맺고 있는 감정의 관계에 따라 행동한다. 분노의 감정을 폭력적으로 표현하는 사람들을 보면, 아무리 단순한 관망자의 입장이라고 해도, 고통스럽지 않을 수 없다. 반면 사람들이 "사랑해요" "행복해요" 혹은 "무서웠어요"라는 감정의 표현을 하면서 상대와 가까워지려고 노력하는 것을 느낄 때 우리는 감동한다. 영화감독이나 광고 전문가들은 어떻게 해야 사람들을 감동시킬 수 있는지 직감적으로 잘 알고 있다. 예를 들어, 커피의 향기가 친구나 연인, 또는 엄마와 딸의 관계를 연상시킨다고 홍보함으로써 사람들에게 커피를 사고 싶은 마음을 불러일으킨다. 우울증 환자들도 텔레비전의 광고를 보면서 눈물을 글썽거린 경험이 있다고 대답하는 것을 보면 알 수 있다. 하지만 대부분의 경우 그들은 자기들의 반응을 이해하지 못한다. 단지 두 사람간의 애정의 장면을 보았을 뿐이다. 그들에겐 바로 이러한 친밀함, 다시 말해 다른 사람들과 연결되어 있다는 느낌이 가장 부족한 것이다.

앞에서 언급한 연구들에 의하면 전체인구에 비례해 우울증을 앓고 있는 환자수가 가장 많은 나라는 프랑스인 것으로 나타났다.(25년간 내전에 시달리고 있는 레바논이 같은 비율을 나타냈다.) 게다가 프랑스인들은 세계에서 가장 많이 항우울제를 복용한다. 이미 40년 전부터 평화시대를 구가하고 있고, 대부분의 사람들이 물질적인 혜택을 충분히 누리며 살고 있을 뿐만 아니라, 이상적인 기후에 도시와 시골 모두 각각 독특한 아름다움을 지니고 있고, 문화의 뿌리가 깊은 프랑스에서 그렇게 많은 사람들이 우울증에 시달리고 있다는 통계결과는 너무도 놀랍다. 도저히 믿을 수 없기 때문에 프로작을 복용하면서도 아예 그 문제는 꺼내려고조차 하지 않는 것은 아닐까…… 언젠가 해결될 거라고 미루고 있는 것은 아닌가? 그런데 문제는 그것이 그렇게 쉽지 않다는 것이다.

30년 이래 서구사회에서 우울증 발병률은 계속 증가하고 있다. 최근 10년 동안에는 프랑스에서 항우울제 복용률이 두 배나 증가했다. 만약 내게 이 문제를 해결하기 위해 무엇을 해야 하느냐고 묻는다면 나는 일상생활에서 사람들과 맺고 있는 폭력적인 관계부터 치료해야 한다고 대답할 것이다. 여기에는 부부관계뿐만 아니라 아이들과의 관계, 이웃과의 관계, 그리고 직장에서 동료들과의 관계까지 모든 관계를 포함한다.

35년 전 신문기자였던 나의 아버지가 『미국의 도전』이란 제목의 책을 출간한 적이 있다. 이 책에서 아버지는 미국의 앞서가는 기업들에 비해 프랑스 기업들이 정보 자동화 시스템이나 최신 경영기술면에서 얼마나 뒤처져 있는지에 대해 이야기했다. 그 후 20년을 미국에서 보낸 뒤 다시 프랑스로 돌아온 나는 미국의 새로운 도전을 보고 놀랐다. 두 나라의 기업문화에서 찾아볼 수 있는 다른 점은 더 이상 컴퓨터나 경영이 아니었다. 대학, 연구소, 혹은 대형마트까지 미국의 유망한 기업들은 모두 동료들간의 새로운 인간관계에 관한 혁신을 불러일으키고 있었다. 그들은 감성지수와 팀워크, 타인에 대한 존경심, 격려의 표현(긍정적인 피드백)의 중요성을 깨달았던 것이다. 사람들간의 모든 관계가 행복을 가져오

11. 사랑은 생물학적 욕구이다

는 가장 근본적인 요소가 될 수 있기 때문에, 기업 내에서 불필요한 폭력성이 만연한다는 것은 기업 활동에 커다란 장애가 있다는 것이다. 이렇듯 매우 단순해 보이지만 강력한 효과를 가져올 수 있는 의식들이 그들의 작업환경을 완전히 바꾸어 놓았다.

애정의 생리학

포유류와 파충류는 각각 아주 다른 감정뇌의 구조를 가지고 있다. 진화론적인 측면에서 보았을 때, 가장 근본적인 차이점은 포유류들의 새끼들은 태어났을 때 매우 약하고 며칠, 몇 주 혹은 몇 년까지 부모의 지속적인 보살핌이 없으면 살아남을 수 없다는 사실이다. 가장 극단적인 예가 바로 사람의 경우이다. 갓 태어난 아이들이 다른 동물들에 비해 가장 미성숙하고 가장 긴 시간 동안 부모의 보살핌을 필요로 한다. 다른 모든 포유류들처럼 사람들의 경우, 진화과정에서 뇌의 변연계 구조가 생성되었는데, 이 부위 덕분에 어미들은 아기들에게 필요한 것에 대해 민감하게 반응할 수 있게 되었다.* 진화를 거치면서 아기들에게 먹을 것을 주고, 따뜻하게 해주고, 쓰다듬어주고, 보호하고 어떻게 열매를 채취하고 동물을 사냥하는지를, 그리고 어떻게 스스로를 방어하는지를 알려주는 일종의 본능회로가 만들어졌다. 종족의 보존에 필수적인 관계형성을 위한 이 학습이야말로 인간이 사회적 관계를 형성하고, 가족 또는 동료, 종족 등과 '관계를 맺을 수' 있는 놀라운 능력의 바탕을 이룬다.

---

* 새들은 난생 동물이지만 태어나면서 어미의 보살핌이 절대적으로 필요하기 때문에 포유류와 같은 변연계를 지니고 있다.

아기들이 엄마로부터 떨어지자마자 불안에 떨며 소리를 지르는 것은 사람의 감정뇌에 있는 특별한 부위 때문이다. 또한 아기의 절망적인 외침에 엄마가 본능적으로 반응하는 것도 같은 이유에서이다. 세상에 나오자마자 신생아들의 감정뇌는 "엄마 어디 있어?" 하면서 엄마를 부르고, 엄마의 감정뇌도 "그래, 아가야, 엄마 여기 있단다."라고 대답한다. 바로 이 외침과 본능적인 반응들이 동물이든 사람이든 관계의 '반사궁(反射弓)'을 형성한다. 사람의 목소리와 새, 소, 코끼리, 올빼미, 개, 고양이, 병아리 등의 울음소리는 물론이고 인간의 시와 노래 같은 소리를 통해 의사소통이 가능한 것도 이 '반사궁' 덕분이다. 그렇기 때문에 음악이야말로 감정을 호소하는 데 가장 뛰어난 것이 아닐까. 그 이유가 바로 음악은 수학이나 말보다 감정뇌에 직접적으로 작용하기 때문이다.

반면 파충류들에게는 변연계가 없다. 다행스러운 일인지도 모른다. 만약 도마뱀이나 악어, 혹은 뱀의 새끼들이 자기들이 어디에 있는지를 어미에게 알려준다면 그 자리에서 잡아먹혔을 것이다. 상어의 경우도 마찬가지다. 반면 바다에 사는 포유류인 돌고래나 고래의 어미들은 소리를 통해 새끼들과 지속적으로 소통을 하고, 일부 과학자들이 그들의 언어라고 추정하는 노래를 부른다. 그렇기 때문에 우리는 거의 모든 포유류와 일부 새들과는 감정적 관계를 유지할 수 있다.(앵무새나 잉꼬들은 가장 인기 있는 애완용 새들이다.) 하지만 보아뱀이나 이구아나들은 우리가 표현하는 사랑의 방식으로 대답하지 못할 것이다.

다시 말해 감정뇌는 감정의 회로를 통한 소통의 역할을 담당한다. 이와 같은 소통은 음식물이나 온도만큼이나 신체조직의 생존에 중요하다. 포유류들에게 있어 감정적 접촉은 음식이나 산소와 마찬가지로 생물학적인 필수 요소이다. 이것이 바로 지금까지 과학이 인식하지 못했던 사실이다.

11. 사랑은 생물학적 욕구이다

사랑은 생물학적 욕구이다

1980년대 무렵, 소생술 분야갸 발전하면서 미숙아로 태어난 신생아들의 생명을 구할 수 있게 되었다. 자외선램프가 장착된 인큐베이터 덕분에 겨우 인간의 형태를 가지고 막 태어난 신생아의 생명을 유지하는 데 필요한 인공적인 조건들을 조절할 수 있었다. 그 당시 치료할 때 신생아들의 연약한 신경계가 기계 조작을 견뎌내지 못한다는 사실이 밝혀졌다. 그렇게 해서 될 수 있으면 신체적인 접촉을 하지 않고 치료할 수 있는 방법을 고안했다. 그리고는 인큐베이터에 "만지지 마시오."라는 푯말을 달아놓았다.

인큐베이터에 설치한 방음장치에도 불구하고 신생아들의 처절한 울음소리가 새어나왔기 때문에 아무리 무감각한 간호사들도 마음 아파했다. 하지만 그 소리를 무시하라는 교육을 받았기 때문에 그대로 내버려둘 수밖에 없었다. 그런데 이상적인 온도, 완벽한 산소량과 습도, 아주 정확한 영양공급, 그리고 자외선 등과 같은 완벽한 조건에도 불구하고 미숙아들이 성장하지 않는 것이었다. 과학적으로 볼 때, 전혀 이해할 수 없을 뿐만 아니라 불명예스런 일이기도 했다. 어떻게 이렇게 완벽한 조건이 주어졌는데도 성장하지 않을까?

전문의와 연구진들은 이렇게 계속 자문하다가도 일단 미숙아들이 인큐베이터에서 나오자마자 빠르게 몸무게를 회복하는 것을 보면서 안심했다. 그런데 어느 날 미국의 한 신생아 병동에서 일부 미숙아들이 인큐베이터 안에서도 정상적으로 성장했다는 사실이 알려졌다. 인큐베이터 안의 조건들은 전혀 달라지지 않았는데…… 아니, '거의' 달라지지 않았는데…….

설문조사를 실시한 결과, 의사들마저 놀라게 한 중요한 사실이 밝혀졌다. 인큐베이터 안에서 정상적으로 성장한 미숙아들 모두 밤이면 한 간호사의 보살핌을 받았는데, 이제 막 병원에서 일을 시작한 초보 간호사였다. 그녀는 처음에는 머뭇거리다가 고백하길, 아기들의 울음소리를 참을 수 없었다고 했다. 모든 접촉이 금지되어 있었기 때문에 처음에는 불안해 했지만 점차 눈에 띄는 이상중세가 보이지 않자 계속 우는 아이의 등을 부드럽게 쓰다듬어 주었다고 고백했다.

그 후, 이와 관련해 듀크 대학의 숀베르그 교수는 막 태어난 쥐를 격리시켜 실험한 연구결과를 발표했다. 신체적 접촉을 갖지 않은 쥐의 조직세포는 말 그대로 성장하기를 거부했다. 성장에 필수적인 효소를 생성하는 게놈이 들어 있는 세포에 아무런 변화가 일어나지 않으면서 몸 전체가 일종의 겨울나기에 들어갔다. 반면, 어미 쥐들이 새끼 쥐를 핥듯이 새끼 쥐의 등을 촉촉한 붓으로 부드럽게 조금씩 쓰다듬어주자 바로 문제의 성장 효소가 분비되기 시작했다. 감정적인 접촉은 성장에, 아니 생명유지에 반드시 필요한 조건이었던 것이다.

20세기 중반 무렵, 처음 현대적 의미의 고아원이 생겼을 때, 전염병 감염을 우려해 간호사들에게 아이들과 일체의 접촉을 피하고 같이 놀아주지도 말라고 지시했다. 고아원생들은 신체적으로나 영양면에서 나무랄 데 없는 보살핌에도 불구하고 약 40%가 홍역으로 사망했다. 그렇게 '위생적인' 고아원에 비해 일반 가정의 경우에는 별로 중병이 아닌 홍역으로 인한 사망은 겨우 100명 중 한 명꼴이었다.

1981년, 하버드 대학의 다비드 위벨과 토르스텐 위에셀 교수는 시각기능에 대한 연구결과로 노벨상을 수상했다. 그들은 또 눈의 피질은 태어나자마자 충분히 자극이 되어야 정상적으로 성장한다는 사실을 밝혀냈다. 오늘날, 감정뇌도 이와 비슷하다는 사실이 밝혀지고 있다. 루마니아의 고아원에서 자란 많은 아이들이 침대에 묶여 동물처럼 음식을 받아먹었는데, 최근 몇 년 동안 이 아이들이 애정부족으로 대부분 죽었다는

11. 사랑은 생물학적 욕구이다

끔찍한 사례가 보고되었다. 그 후, 드트르와의 연구진들은 살아남은 루마니아의 고아들을 대상으로 연구한 결과, 감정뇌가 회복되기 어려울 정도로 위축되어 있었다고 했다.

그밖에도 호퍼 박사는 정서상의 관계가 흔들리기 시작하면 어떻게 포유류의 생리학적 현상에 이상이 생기는지를 우연히 알아낼 수 있었다. 하루는 어쩌다 어미 쥐가 밤새 새끼 쥐 곁을 떠나는 일이 있었는데, 그때 새끼 쥐의 심박수가 정상치보다 두 배나 낮게 뛴다는 사실을 관찰하고는 새끼 쥐들의 생리현상에 대해 연구하기 시작했다. 호퍼 박사는 먼저 그 이유가 온도가 낮아졌기 때문이라고 생각했다. 이를 확인하기 위해 그는 따뜻하게 해주는 작은 기구를 양말로 감싸 털 없는 새끼 쥐들 사이에 놓았다. 하지만 아무런 변화가 없었다. 여러 실험을 거듭한 결과, 호퍼박사는 어미가 계속 옆에 있는 것이(모성애 표현) 단지 심박수에만 영향을 미치는 것이 아니라는 사실을 알게 되었다. 그밖에도 수면기간, 밤중에 자주 깨는 현상, 고혈압, 체온, 게다가 림프구 B와 T 같은 면역세포의 활성화, 모든 질병에 저항하는 방어체계 등 15개 정도의 생리현상이 영향을 받는다는 사실을 알게 되었다(그림 5 참조). 그 결과, 다음과 같은 놀랄 만한 사실을 밝혀냈다. 새끼 쥐들의 생리적 현상을 조절하는 가장 근본적인 것은 바로 어미의 사랑이라는 것이다.

사람의 경우, 부모와 자식간의 정서적 관계의 질이 몇 년 후에는 변연계의 탄력성에 직접적인 영향을 준다는 사실이 밝혀졌다. 그런데 이 변연계가 정상심장박동을 유지해서 스트레스와 우울증을 예방하는 데 결정적인 역할을 한다는 것은 이미 잘 알려진 사실이다.

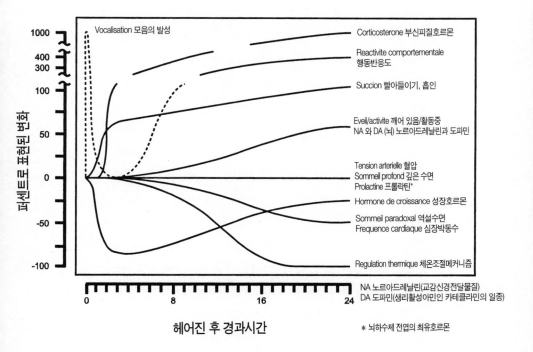

[그림5] 모성애와 신생아의 생리현상

엄마와 떨어진 뒤, 시간이 경과할수록 신생아의 생리작용이 그야말로 폭발하듯 상승하는 것을 볼 수 있다. '정상' 상태에서는 신생아의 여러 다른 신체기능들이 나란히 줄지어 서 있다. 그러다 혼자 있게 되면서 마치 단단히 조여 있던 고리들이 풀리듯이 모든 생리작용들이 무질서해지는 것을 볼 수 있다.

11. 사랑은 생물학적 욕구이다

아내가 당신에게 사랑을 표현하는가?

지금까지 살펴본 결과, 사람을 포함한 모든 포유류들의 경우, 태어났을 때의 생리학적 균형은 바로 어미들로부터 받은 정서적 표현에 달려 있다는 사실을 알게 되었다. 그런데 이는 어른의 경우에도 마찬가지가 아닐까?

《영국 의학저널》에 소개된 연구에 의하면 아내를 먼저 잃은 남자노인의 수명이 아직 아내와 같이 살고 있는 같은 나이의 남자들의 수명보다 훨씬 짧다고 한다. 또 다른 연구에 따르면 심장혈관질환을 앓는 남자들을 대상으로 "당신의 아내가 사랑을 표현하십니까?"라는 질문에 "네, 그래요."라고 대답한 환자들이 그렇지 않다고 대답한 환자들에 비해 증상이 두 배나 가벼웠다고 했다. 이들 환자들에게 위험요소(콜레스테롤, 고혈압, 스트레스)들이 많으면 많을수록, 아내의 사랑이 더 많은 영향을 미치는 것으로 나타났다. 이번에는 건강한 성인 남자, 8천5백 명을 대상으로 5년간 이들의 건강상태의 변화를 지켜보았다. 초기에 "내 아내는 나를 사랑하지 않아요."라고 대답한 남자들이 다른 남자들에 비해 위궤양 발병률이 3배나 높은 것으로 나타났다. 이 연구에 따르면 아내에게 사랑을 받지 못하는 것이 흡연이나 고혈압, 스트레스에 시달리는 것보다 더 치명적이다.

여자들의 경우 애정의 효과가 더 큰 것으로 나타났다. 유방암 선고를 받은 천 명의 여자들 중 삶에 사랑이 없다고 불만을 털어놓던 여성이 다른 여성보다 암 선고 5년 내에 사망할 확률이 두 배나 높았다. 건강한 여성의 경우에도 종종 남편으로부터 '무시당하는' 느낌이라고 고백한 여자들이 원만하고 조화로운 부부생활을 하는 여자들에 비해 감기나 방광염, 장 질환에 더 많이 걸린다고 나타났다. 여자들끼리 함께 살거나 단순히 사무실을 같이 쓰는 경우에 생리주기가 서로 일치하는 경향을 볼 수 있다. 특히 단순한 동료나 동거자가 아니라 서로 특별한 애정을 가지고 있는 친구 사이일 때 이 현상이 더 두드러진다.

이상의 예에서 얻을 수 있는 결론은 매우 간단하다. 사회적 동물인 포유류의 생리적 현상은 함께 지내는 모든 사람들과 무관하지 않다는 것이다. 가장 이상적인 생리현상 조절에는 매번 타인과의 관계, 특히 가까운 사이의 사람들과의 정서적 관계가 무엇보다 중요하다. 샌프란시스코 대학의 정신의학자인 르위스, 아미니 그리고 랜논 교수는 그들의 공동 저서 『사랑의 일반론』이라는 제목으로 사람의 감정뇌와 그 기능에 대해 다룬 책에서 이와 같은 현상을 〈변연계 조절〉이라고 명명했다. 그들은 "애정은 그 어떤 약물이나 외과수술만큼 실질적이며 결정적인 효과를 가져다준다"고 밝히고 있다.

하지만 사람들은 쉽게 이 사실을 받아들이지 않는다. 어쩌면 과학적으로 증명된 사실이긴 하지만 사랑을 약으로 만들어 팔 수 없기 때문인지도 모르겠다.

동물들이 치료한다

내가 피츠버그 병원에서 근무할 당시, 대퇴골경부 골절상이나 동맥접합 수술을 담당한 의사들은 우울증이 심한 노인들을 내게 보내기 전에, 항상 환자를 진료해보겠느냐고 내 의사를 물었다. 그것은 대개 다른 의사들이 항부정맥제, 혈압강하제, 소염제, 제산제 등 여러 약제를 처방한 뒤 궁여지책으로 내게 보내는 경우가 많기 때문이다.

그런데 대개 우울증의 원인은 분명하다. 많은 노인들은 오랫동안 혼자 살면서 몸이 약하다는 이유로 더 이상 외출을 하지 않는다. 그리고 자식과 손자손녀들마저 캘리포니아나 보스턴 또는 뉴욕으로 이사를 가는 바람에 자주 볼 수도 없다. 친구들과 즐겨하던 빙고 게임도 그만두고, 대부분의 시간을 텔레비전 앞에서 힘없이 보낸다. 이런 환자들이 자신을 돌보지 않는 것은 너무도 당연한 일이다. 아무리 항우울제가 효과가 있다지만 그렇다고 매일 복용해야 하나? 너무나 비슷한 약들이 산더미처럼 쌓였는데. 나 역시 한몫 거들어 같은 종류의 약을 또다시 처방하고 싶지 않았다. 이 약들은 〈변연계 조절〉약이 아니다.

나는 용기를 내서 환자 진찰기록부에 이렇게 적었다.

〈이 환자의 우울증 해소를 위해 가장 좋은 방법은 강아지 한 마리를 구입하는 것임.(데리고 나가다 넘어질 위험이 있으니 되도록 작은 강아지가 좋겠다.) 강아지를 키우는 일이 너무 힘들다면 고양이를 권해도 좋다. 고양이는 굳이 산책을 시킬 필요가 없으니 적당할 것 같다. 그래도 환자가 어렵다고 하면 새나 금붕어를 키우도록 권할 것. 이것마저 어렵다면 화초를 키워보라고 할 것.〉

처음에는 정형외과나 심장혈관 병동의 젊은 의사들로부터 항의전화를 받곤 했다. "항우울제를 처방해 달라고 보냈지 동물원을 차리라고 보낸 건 아닙니다. 처방전에 뭐라고 적어야 하죠? 약국에서는 애완용 동물을 팔지 않는다는 걸 모르십니까!" 아무리 설득을 해도 그들은 계속 항우울제를 처방했다. 아마도 그렇게 하는 것이 무지몽매주의에 대항해 현대의학의 과학적 원칙을 지켜내는 길이라고 생각했는지도 모르겠다.

나는 얼마 지나지 않아 내 접근방법이 잘못되었다는 것을 깨달았다. 그러다가는 내 평판만 형편없어질 것이 분명했다. 그때부터 나는 진료기록부에 이 주제에 대해 발표된 과학적 연구 성과의 요점을 정리한 복사물을 끼워 넣기 시작했다. 먼저 동료들이 잘 알지 못하는 놀라운 성과들을 알리기 위해서. 예를 들어, 그중에는《미국 심장학 저널》에 발표된 연구결과도 포함되어 있었다. 심각한 부정맥을 동반한 심근경색증에 시달리고 있는 환자들을 대상으로 1년 이상 조사한 결과였다. 애완용 동물을 키우는 환자들이 그렇지 않은 환자들에 비해 이 병에 걸려 1년이 지난 뒤 사망하는 경우가 6배나 적은 것으로 나타났다. 다른 연구결과에 따르면 애완용 동물을 키우는 노인들이 어려운 일에 부딪혔을 때 생리적 저항력이 더 뛰어날 뿐만 아니라, 병원을 덜 찾는다고 한다. 하버드 대학의 연구진은 화초를 기르는 단순한 사실만으로도 양로원 노인들의 사망률이 절반이나 줄었다고 발표했다. 에이즈 환자 중 개나 고양이를 키우는 이들이 우울증에 덜 시달리는 경향이 있다는 보고도 있다.

마지막으로 나는 동료의사들이 성서로 떠받들고 있는《미국 의학협회 저널》을 참고자료로 덧붙였다. 1996년, 이 저널에 실린 기사에 따르면 나를 찾아오는 노인환자들처럼 전혀 움직일 수 없는 장애자들이 개를 동반자로 두고 있는 경우에 더 행복하고 자신감이 있으며 폭넓은 사회관계를 이루고 있는 것으로 나타났다. 심지어 동물을 옆에 두고 있으면 다른 사람들 눈에 더 '멋지게' 보일 수 있다고 했다.

펀드매니저들 역시 애완용 동물을 키울 때 더 잘 지내는 것으로 알려졌다. 주식전문가는 스트레스를 가장 많이 받는 사람 중 하나이다. 계속되는 시장의 변동에도 불구하고 그들은 언제나 일정 매수량을 유지해야 한다. 그러니 그들 중 많은 사람들이 젊은 나이에도 불구하고 고혈압에 시달리고 있는 것은 너무나 당연한 일이다.

버펄로 대학의 알렌 박사는 자기가 살고 있는 도시의 주식투자 전문가들을 대상으로 기존의 연구와는 다른 연구를 실시했다. 그들에게 처방해준 혈압강하제 덕분에 혈압이 위험선 이하로 내려갔다. 하지만 스트레스를 강하게 받게 되면 수치는 다시 올라갔다. 알렌 박사는 이들 중 절반의 사람들에게 집에서 강아지나 고양이를 키우라고 제안했다.

11. 사랑은 생물학적 욕구이다

6개월 후, 애완용 동물을 키운 사람들은 더 이상 이전처럼 스트레스에 반응하지 않았다. 스트레스를 받아도 혈압이 안정수치를 유지했고 암산을 빠르게 해보라고 한다거나 대중 앞에 나서야 하는 일처럼 일부 스트레스 받는 상황에도 최대한 자신의 능력을 발휘한 것으로 나타났다. 스스로의 감정을 조절할 수 있게 되면서, 다시 말해 집중력이 향상되면서, 실수하는 횟수도 적어졌다. 또 다른 연구 결과로는 혼자 살고 있지만 애완용 동물을 키우는 70세 이상의 여자노인들의 혈압이 활발한 사회적 활동을 하는 25세의 여자들과 비슷하게 나타났다.

드디어 '내 보고서'가 효력을 발휘하기 시작했다. 그 후부터는 아무도 나의 처방에 대해서 지적하지 않았고, 내가 아무리 환자들의 처방기록에 '동물원' 추천서를 첨부해도 인턴들은 더 이상 내 등뒤에서 험담을 하지 않았다. 오히려 프로작을 복용하거나 애완동물을 길러보라는 권고를 듣지 않고 진료실을 나간 사람은 한 명도 없을 정도였다. 과학적으로 증명되었든 그렇지 않든, 애정적 관계가 약물만큼 생리학적인 효과를 낼 수 있다는 사실이 아직은 의학계에 정식으로 인정받지 않았는데도 말이다.

사라예보의 개

1993년, 사라예보는 여기저기서 터지는 폭탄과 끊임없이 날아드는 총알들로 항상 위협에 휩싸여 있었다. 얼마 안 되는 '구호품' 외에는 1년째 거의 식량이 바닥나 시민들 모두 굶주림에 허덕이고 있었다. 상점들은 모두 약탈당해 텅 비어 있었고, 깨지지 않은 유리창은 찾아볼 수조차 없었다. 쏟아지는 시체들을 묻을 장소마저 없게 되자 도시의 공원들이 공동묘지가 되어갔다. 어디서 날아오는 탄알에 맞을지 몰라 거리에 나갈 수도 없었다. 하지만 전쟁의 폭음밖에는 들리지 않는 이 황폐한 죽음의 도시에서 여전히 개를 산책시키는 사람들이 있었다. "어쩔 수 없죠. 용변을 보게 하려면 바깥에 데리고 나와야 하니. 그리고 적어도 이 시간만큼은 전쟁을 잊을 수 있어서 좋아요. 하나에 집중하면 다른 것은 잠시 잊을 수 있어요."

다행히 부서지지 않고 남은 방 한 칸에서 노부부가 첫 공습 때 거리에서 죽어가던 개와 고양이를 발견하고는 데리고 와서 보살피고 있었다. 처음에는 조금 지나 상태가 좋아지면 놓아줄 생각이었다. 그런데 1년이 지났는데도 여전히 함께 지내고 있었다. 나디아와 토마슬로브는 어쩌다 운 좋게 찾아낸 보잘것없는 식량을 개와 고양이와 나눠 먹었다. 이 고양이 녀석은 프랑스 구호품인 가루우유를 좋아한다고 부부는 웃으며 말했다. 개가 새끼를 일곱 마리나 낳았는데, 그래도 아파트 주민들이 먹다 남은 음식들을 가져다 줘서 다섯 마리는 살릴 수 있었다고 했다.

"우리는 우리 곁에 무언가 살아 있다는 느낌을 갖기 위해 이 녀석들을 돌보는지도 모르겠어. 새에게도 먹을 것이 있으면 나눠주지. 그 녀석들은 평화로웠던 때를 기억하게 해주거든. 이해하겠나? 너무도 평범한, 그전처럼 평화로웠던 일상생활이 정말 그립군. 견뎌낼 수 있다고, 살 수 있다고 믿어야지 어떻게 하겠어."

이것이 1993년 사라예보의 현실이었다. 악몽 같은 시기에도, 궁핍에 허덕이는 상황에도 아직 한 가지 남아 있는 것이 있었다. 바로 사랑이었다. 무언가를 줄 수 있다는 사실이 중요했다. 스스로 인간이라는 사실을 느껴야 했던 것이다. 누군가를 위해 필요한 것을 해줄 수 있다는 사실 말이다. 그것이 배고픔보다, 두려움보다 더 강했던 것이다.

이와 같은 애정의 관계가 흔들리면 신체 내 생리적 현상이 위축되면서

11. 사랑은 생물학적 욕구이다

고통을 느끼게 되는 것이다. 감정으로 인한 고통이지만 분명한 고통이고, 때로는 육체적 고통보다 더 심각한 경우가 많다. 사람의 감정뇌의 열쇠가 꼭 배우자의 사랑에만 달려 있는 것은 아니다. 주변 사람들과의 관계도 매우 중요하다. 아이들, 부모님들, 형제자매들, 친구들, 그리고 동물들 모두와의 관계에 달려 있다. 왜냐하면 중요한 것은 타인과 있을 때 온전히 자기 자신일 수 있는 느낌을 갖는 것이기 때문이다. 강하고 냉정할 때도 있지만 때로는 그만큼 연약하고 도움을 필요로 하는 그런 자신 말이다. 때로는 웃고, 그러다 울 수도 있는. 자신의 감정을 이해받고 싶은 것이다. 다른 사람에게 필요한 그런 중요한 사람이 되고 싶은 것이다. 그리고 조금이라도 따뜻한 신체적 접촉을 하고 싶은 것이다. 간단히 말해 사랑을 받고 싶은 것이다. 햇빛을 향해 고개를 돌리는 나무나 꽃들처럼 사람들에게도 사랑과 우정의 빛이 필요하다. 그렇지 않으면 불안감과 우울증에 빠질 수밖에 없다.

불행하게도 현대 사회는 사람들간의 관계를 서로 떼어놓는 데 모든 에너지가 사용되고 있다. 그러다 서로의 사이를 떼어놓지 못하면 이번에는 다정한 말이 아니라 폭력적인 언어로 괴롭힌다. 건강한 생리적 현상을 유지하기 위해서는 타인과의 관계가 그만큼 중요한 것이다.

우리가 만일 '감정의 소통'이라고 부르는 기본 원칙만 존중한다면 충분히 작은 노력으로도 가능하다.

12

사랑의 대화
효과적인 의사소통을 위한 방법

> 말할 때 조심스러운 사람은 다른 사람에게 화를 입히지 않는다. 그들
> 은 진실만을 이야기한다. 그들의 입에서 나오는 말은 정확하며 결코
> 폭력적이지도 않다. 그들은 절대 스스로를 무시당하도록 말하지 않으
> 면서, 다른 이들을 무시하지도 않는다.
>
> ─석가모니

에스더 숙모

내게는 아주 멋진 친구가 있다. 그런데 그 친구의 가족에게는 우화에
가까운 이야기가 하나 있다. 사촌 수만도 30명이 넘는 대가족이 한자리
에 모일 때면 언제나 중심 화제는 그 친구의 숙모인 에스더 아주머니이
다. 85세인 에스더 숙모는 아직도, 물론 지금에 와서는 약간의 동정심을
불러일으키긴 하지만, 자매들뿐만 아니라 사촌들, 자식들에게까지 두려
운 존재였다. 아주 까다로운 성격에 괴팍하기까지 한 그녀는 그 나이에
도 머리만큼은 명석하게 돌아갔다.

20년 전, 남편이 엄청난 재산을 물려주고 죽은 뒤, 혼자 남게 된 뒤부
터 그녀는 가족일마다 간섭하면서 영향력을 행사하기 시작했다. 가족들
에게 끊임없이 전화를 걸어 안부도 묻고, 자기를 이곳저곳에 데려다 달
라고 부탁하기도 했다. 그러면서도 가족들이 자기를 자주 방문하지 않

는다고 불평했고, 때로는 주말과 상관없이 갑자기 저녁식사에 나타나곤 했다. 물론 에스더는 애정이 필요했던 것이고, 사람들로부터 인정을 받고 싶었던 것이다. 하지만 그 방법이 너무나 상대를 불쾌하게 했고, 공격적이었기 때문에 가까이 다가가려고 하던 사람들마저 떠나가게 했다.

서른 명의 사촌들과 에스더 숙모와의 관계를 잘 살펴보면 정확하게 세 유형으로 나눠진다. 가장 많은 첫번째 유형은 절대로 숙모 앞에서는 "싫다"고 이야기하는 법이 없는 사람들이다. 그들은 그녀를 만나지 않으려고 여러 가지 변명거리를 찾아내다 궁지에 몰릴 때면, 후회하게 될 것을 잘 알면서 더 이상 시달리기 싫었기에 그냥 "좋다"고 한다. 반면, 그들은 절대로 에스더를 스스로 찾지도 않고, 약속을 하고서도 약속 장소에 늦게 나타난다거나 때로는 아예 나타나지 않는다. 그리고는 뒤돌아서서 그녀를 욕하고 조롱하고 심지어 그렇게 괴팍한 사람의 요구를 들어주니 당연히 그래야 한다는 듯이 정당하지 못하게 돈을 긁어내려 한다. 이와 같은 행동범주를 우리는 흔히 '수동적' 또는 '수동적-공격적'이라고 부른다. 이는 전통사회에서 가장 흔히 볼 수 있는 유형의 사람들로 권위가 있지만 마음에 들지 않는 사람을 대할 때 보이는 태도이다. 그런데 이런 현상은 가정이나 기업 내에서도 찾아볼 수 있다. 갈등을 피하고 싶을 때 사람들은 이와 같은 행동을 취한다. 이런 사람들은 '민감하고, 타인을 존중하고, 쓸데없는 파장을 일으키고 싶지 않고, 바라기보다는 주는 게 더 속편하다고 생각하는' 그런 류의 사람들이라 할 수 있다. 이런 사람들은 전통사회나 기업 내에서, 특히 조르쥬의 가정 내에서 그럭저럭 잘 지내고 있었다. 이들은 에스더가 자기들을 '이용하고 있다'고 생각하면서, 그녀에 대해 불만이 많았다. 반면 그들이 억지로 그런 행동을 한다는 것을 너무도 잘 알고 있는 에스더 역시 이들을 무시했다. 게다가 에스더가 도시 유지들과 잘 알고 지내는 위치라 상황이 그렇게 간단한 것만은 아니었다.

치유

두번째 유형에 속하는 사람들은 첫번째보다 그 수가 적다. 어느 날 에스더 숙모가 밤 12시에 래리를 깨웠다. 에스더를 전혀 무서워하지 않던 래리는 그렇게 제멋대로 하는 그녀의 행동이 지겹다고 대꾸했다. 오랫동안 자기를 무시해왔던 에스더의 행동까지 모두 기억해 말하며 래리는 숙모에게 온갖 욕을 퍼부었다. 에스더는 머리끝까지 화가 났지만 별 도리가 없었다. 할 수 없이 그저 래리에게 상처가 될 몇 마디 말만을 했을 뿐이었다. 래리는 그 이후 자신의 행동을 조금도 후회하지 않았지만 에스더 숙모가 그때 이후로 사사건건 자기에게 반대하고 나올 것을 잘 알았다. 그 후 몇 년 동안 에스더는 그에게, 그리고 래리처럼 행동했던 다른 가족들에게도 똑같이 대했다. 변호사 사무실을 경영하고 있던 래리는 에스더 숙모 때문에 그 지역의 중요한 고객 여러 명을 잃기도 했다. 하지만 그 대가로 더 이상 에스더의 고집불통 같은 이상한 행동들을 겪지 않아도 되었고, 에스더도 가급적 그를 피했다. 적어도 직접적으로 에스더를 상대할 이유는 없어진 셈이었다. 래리는 오랫동안 머릿속으로만 생각해왔던 것을 드러내 큰소리로 이야기할 수 있었기 때문에 속 시원하기도 했다. 래리나 래리처럼 행동했던 다른 사촌들의 행동을 '공격적' 인 행동이라고 한다. 첫번째 유형보다는 많지 않지만 주로 이혼이나 실직 등과 같은 물질적 손해를 볼 때가 많다. 게다가 이런 행동은 고혈압이나 심장혈관 질환 같은 질병의 원인이 된다.

마지막으로 내 친구, 조르쥬 같은 유형이 있다. 조르쥬는 에스더 숙모의 단점을 너무도 잘 알고 있었다. 그런데도 그는 조금도 힘들어하지 않고 그녀를 꾸준히 찾아간다. 그는 그녀를 진심으로 위했던 것이다. 물론 이것은 상호적이었다. 사실 그녀도 그를 위해 많은 일들을 해주었다. 아이들을 봐주거나 자동차를 차고에 맡아주는 등 많은 도움을 주었다. 집수리 비용을 빌려주기도 하고, 사무실을 예쁘게 꾸미는 것도 도와주었다. 조르쥬는 나와 같은 병원에서 일하고 있었는데, 그는 언제나 동료들

12. 사랑의 대화 : 효과적인 의사소통을 위한 방법

이나 병원직원들과도 원만한 관계를 유지하는 비법을 알고 있는 듯했다. 지난 10년 동안 나와의 우정을 지켜오면서 어쩔 수 없이 부딪혀야 하는 갈등이 있을 때에도 그는 너무나도 훌륭하게 어려운 순간들을 넘길 줄 아는 친구였다.

나는 오랫동안 그가 다른 사람과는 달리 원만한 인간관계를 유지할 수 있는 이유가 무엇인지 궁금해 했다. 특히 괴팍한 에스더 숙모와도 깊은 애정의 관계를 가질 수 있는 비결을 알고 싶었다. 간단히 말해 조르쥬는 수동적이지 않고, 공격적이지도 않은 행동을 할 수 있는 세번째 유형에 해당하는 드문 사람이었다. 그는 스스로 폭력적이지 않은 감정 소통의 능력을 발견해낸 것이다. 때로는 이를 자기 자신의 한계와 다른 사람의 욕구를 존중하면서 스스로 필요로 하는 것만을 주고 되돌려 받는 '명료한 의사소통' 이라고 말할 수 있겠다.

언젠가 저녁에 초대를 받아 그의 집에 갔을 때 나는 그가 어떻게 그의 숙모를 대하는지 가까이서 지켜볼 수 있었다. 에스더 숙모는 조르쥬가 대학의 지원을 받아 연구차 출장을 가는데 같이 가기로 되어 있었다. 에스더 숙모는 그 도시에서 만나고 싶은 사람들이 많이 있다고 했다. 그날 저녁, 에스더 숙모는 어제부터 이틀 동안 세 번이나 전화를 해서 이미 스케줄이 꽉 차 있는데도 다른 사람도 만나겠다고 했다. 조르쥬는 이미 병원에서 하루 종일 일을 하느라 많이 지쳐 있었고, 게다가 꽤 늦은 시간이었다. 그가 얼마나 조용히 식사를 하고 싶어 하는지 나는 잘 알고 있었다. 특히 친구까지 초대한 상황이었으니. 나는 그가 이 상황을 어떻게 넘길지 궁금해 하며 지켜보았다. 그는 먼저 숨을 크게 들이쉬고는 바로 말을 했다.

"에스더 숙모, 숙모도 아시죠. 제가 얼마나 숙모하고 이번 여행을 하고 싶어 했는지. 저를 위해 숙모가 얼마나 많은 것을 해주셨는지 제가 잘 알고 있다는 것도 아실 거예요."

모두 사실이었다. 그렇게까지 고백하지 않아도 다 알고 있는 상황이었다. 에스더가 그에게 어떻게 대답했는지는 듣지 못했지만 전화 반대편의 사람이 긴장을 늦추고 수그러들었다는 것을 느낄 수 있었다. 그리고는 그가 계속 말을 이었다.

"하지만 이미 이 이야기는 한 시간 넘게 의논한 적도 있는데, 오늘도 세 번이나 전화를 하시고, 지금도 똑같은 이야기를 하시니 정말 화가 나네요. 제가 숙모의 바람을 이해하고 받아들이듯이 숙모도 제가 바라는 것을 이해해주셨으면 해요. 우리는 한 팀이잖아요. 이제 이미 결정한 걸 다시 반복해서 이야기하지 않아도 되는 거죠?"

그는 2분 안에 대화를 마무리짓고, 조용히 식사를 즐겼다. 그는 아주 침착해보였다. 나는 그때 근무시간도 아닌데, 삐삐로 나를 수시로 호출하던 환자들을 생각했다. 내가 조르쥬처럼 이야기할 수 있었다면! 나는 한참이 지난 뒤에서야 내 친구 조르쥬가 항상 침착할 수 있는 논리와 비결을 발견했던 것이다.

시애틀의 러브랩(Love lab)

시애틀 대학에는 〈러브랩 — 사랑의 실험실〉이라는 곳이 있다. 이곳은 고트만 교수가 부부들을 대상으로 감정에 관한 정밀한 검사를 하는 곳이다. 비디오카메라를 통해 부부의 일상생활을 녹화하고 각각의 얼굴에 스쳐 지나가는 아주 작은 표정들까지 탐지한다. 아주 짧은 시간 동안 일어나는 작은 움직임 하나도 놓치는 법이 없다. 센서가 심장박동 간격을 측정하고 혈압도 잰다. 러브랩이 생긴 뒤, 100여 명의 커플이 이곳에 와서 가사일 분담이나 자녀들 문제, 그리고 재정문제, 시부모님들과의 갈등, 담배, 술 등과 같은 일상에서 겪는 갈등의 주제들을 놓고 열띤 토론을 벌였다.

고트만 교수가 밝힌 바에 따르면 일상적인 갈등이 전혀 없이 항상 애정관계가 지속되고, 행복해 하는 부부들은 없다는 것이 첫번째 결론이었다. 고트만 교수는 오히려 이런 갈등이 없는 커플들의 경우가 더 문제의 소지가 많다고 주장했다. 갈등이 없다는 것은 감정적으로 거리감이 있다는 뜻으로 진정한 의미의 관계가 형성된 것이 아니라고 했다. 두번째 결론은, 놀라지 않을 수 없는데 고트만 교수는 부부가 다투는 장면을 5분만 관찰해도 — 5분이라니! — 90% 이상 정확하게 앞으로 그 부부가 이혼하게 될지, 그렇지 않을지를 예견할 수 있다고 했다. 아무리 신혼생활의 단꿈에 젖어 있는 신혼부부들의 경우에도 말이다.

배우자나 자식들 그리고 부모와의 관계처럼 가장 많은 애정을 느끼는 사람들로부터 정서적으로 멀리 떨어져 있다는 느낌만큼 우리의 감정뇌와 생리적 현상에 좋지 않은 영향을 주는 것은 없다.

러브랩에서는 지나친 말 한 마디, 상대방을 무시하고 못 견뎌하는 빈정거림이 단 한 마디만 있어도 심장박동이 빨라지는 것을 볼 수 있다. 가볍게 무시하는 듯한 말투만으로도 심장박동수가 갑자기 일분에 110을 넘는다.(남자의 표준 심장박동수는 약 70인 반면, 여자의 표준 심장박동수는 약 80으로 여자가 남자보다 수치가 높다.) 일단 감정뇌가 이렇게 긴장을 하게 되면 그 다음부터는 합리적으로 사고할 수 있게 하는 인지뇌의 기능이 완전히 마비된다. 앞에서 살펴보았듯이 전전두엽신피질(cortex prefrontal)이 '차단' 되는 것이다. 특히 인간의 경우, 고트만 교수가 감정의 '홍수' 라고 부르는 것에 매우 민감하게 반응한다고 한다. 일단 이런 생리적 현상이 극대화하면 '감정의 늪' 에 빠져, 공격이나 방어의 형태만이 작동하게 된다. 더 이상 상황을 안정시킬 해결책을 찾으려

치유

고 노력하지 않는다. 많은 여성들이 특히 이런 식으로 반응한다. 다음의
대화는 흔히 들을 수 있는 대화이다.

프레드 : 세탁소에서 내 옷 찾아왔어?
잉그리드(비꼬는 듯한 표정을 지으며) : 세탁소에서 옷을 찾아왔냐고?
왜 당신이 직접 가서 찾아오시지. 내가 당신 가정부라도 되는가 보지.
프레드 : 천만에 말씀. 가정부면 집안이라도 깨끗하게……

이런 대화는 두 사람의 감정을 급속도로 악화시키는 것들이다. 결과
는 불 보듯 뻔하다. 고트만 교수는 위와 같은 부부들의 대화를 요한계시
록에 나오는 〈네 명의 기사〉에 빗대어 설명했다. 이 네 명의 기사들이 지
나가기만 하면 모든 관계는 악화되고 만다. 이 네 명의 기사가 휘젓고 다
니면서 괴팍하게 대답하거나 혹은 상처 입은 동물처럼 움츠러들게 만들
도록 우리의 감정뇌를 조정한다. 이런 상황에서는 서로에게서 원하는
바를 얻지 못하는 것은 너무도 당연하다. 그런데도 감정적 다툼이 있을
때마다 우리는 제일 먼저 이 기사들을 불러낸다.

요한계시록의 네 명의 기사란?

첫번째 기사는 '비난'이다. 단순히 푸념을 하거나 부탁을 하는 대신
비난을 한다. 비난과 푸념의 예를 들어보자.
비난 : "또 늦었군. 어떻게 자기 생각만 하는지 모르겠어."
푸념 : "9시네. 8시에 온다고 하지 않았나. 이번 주만 해도 두번째야.

혼자 이렇게 기다리고 있으면 외롭기도 하고, 지루하잖는가."

비난 : "네 물건 챙기는 거 이젠 정말 진절머리가 난다니까. 이렇게 난 장판이니 당연히 짜증나겠지."

푸념 : "부엌에 이렇게 당신 물건을 두고 다니면 아침에 커피 마실 때 불편해. 주변이 잘 정돈되어 있어야 하루를 기분 좋게 시작할 수 있잖 아. 잠자러 가기 전에 당신 물건을 좀 정리해주었으면 좋겠어."

고트만 교수에 의하면 정당한 푸념을 할 경우, 이해받을 수 있는 소지 가 많은데, 이와 같은 푸념을 아주 간단하게 화를 돋구게 하고, 날카롭게 공격하는 비난의 말로 바꿀 수 있다고 한다. 말끝에 "도대체 당신 문제 가 뭐야?"라고 붙이기만 하면 된다는 것이다.

무엇보다 이런 관찰들이 놀라운 것은 너무도 당연한 일처럼 보인다는 사실이다. 아무도 이런 대우를 받고 싶어 하지 않는다는 것쯤은 모두들 잘 알고 있다. 누군가 우리에게 애정을 가지고 말을 걸면 고마워하면서 도 우리가 정확하게 어떻게 대우받고 싶어 한다는 것을 아는 것은 결코 쉽지 않다.

그러고 보니 언젠가 전화 통화중에 기대하지 않았던 교훈 하나를 얻었 던 일이 생각난다. 나는 그날 20분이 넘도록 비행기표 발권 담당자가 당 일 예약해둔 비행기표를 확인해 전화해주기를 기다리고 있었다. 초조해 하며 기다리고 있는 나에게 그녀가 전화로 예약 사실을 찾지 못하겠다 고 대답하자 나는 화를 벌컥 내고 말았다.

"뭐라고요? 정말 미칠 지경이군! 예약사실 하나도 찾아내지 못하다니. 당신 거기서 도대체 무슨 일을 하고 있는 겁니까?"

그 말이 내 입을 빠져나가는 순간 후회했지만 이미 늦은 뒤였다. 다급 한 순간에 내게 가장 필요한 사람을 저버리는 행동이었다. 어떻게 문제 를 해결해야 할지 난감하기만 했다. 미안하다고 말할 수도 없었다. 그때 상황으로는 더욱 우습게만 여겨졌으니까.(사실 그런 말을 하는 데는 늦을 것도, 이를 것도 없었는데 그 당시만 해도 나는 그 사실을 잘 알지 못했다.) 놀랍게도 그녀가 나를 구해주었다.

"그렇게 목소리를 높이시면 제가 정신을 집중할 수 없어요. 그러면 제대로 손님 일을 도와드릴 수 없거든요."

내게 만회할 기회가 주어졌다. 그녀는 나의 체면을 깎지 않으면서 용서를 구할 기회를 준 것이다. 나는 바로 미안하다는 말을 했고, 얼마 지나지 않아 우리는 문제를 해결하려고 노력하는 성숙한 어른의 모습으로 대화를 나눌 수 있었다. 내가 이번 여행이 얼마나 중요한지를 설명하자 그녀는 내 든든한 후원자로 변신해 자리 하나를 힘들게 마련해주었다.

정신과 의사는 나였지만 대화의 감정상태를 통제할 수 있었던 것은 바로 그녀였다. 그날, 그녀는 나보다 더 마음의 여유를 갖고 퇴근했을 것이다. 그날의 경험으로 나는 폭력적이지 않으면서 정감 있게 의사소통하는 방법을 배우고 싶다는 생각이 들었다. 사실 아무도 내게 그것을 배우는 것이 중요하다고 말해준 것은 아니었다.

우리의 변연계의 균형에 가장 위험하고 폭력적인 영향을 끼치는 두번째 기사는 '남을 무시하는 태도' 이다. 여기에는 모욕적인 말이나 아니면 "그렇게 행동하는 건 옳지 않아요."라고 건네는 좀더 부드러운 말부터 — 어떤 이들은 이런 말이 더 교활하다고 하지만 — "불쌍하군. 바보같군." "불쌍한 친구야." 또는 가장 간단하면서 상처를 주는 "정말 웃기지도 않는 녀석이야."처럼 가장 전형적이면서 폭력적인 말들이 있다. 프레드가 잉그리드에게 대답한 것처럼 "천만에 말씀. 가정부면 집안이라도 깨끗하지……" 하는 식의 빈정거리는 태도도 상대방에게 심한 상처가 될 수 있다. 영화에서야 빈정대는 것이 우습고, 재미있을지 몰라도 (그것도 항상 그런 건 아니지만) 일상생활에서는 전혀 그렇지 않다. 그런데 우리가 가장 흔히 하는 대꾸들이 거의 모두 이런 식의 빈정거림인

12. 사랑의 대화 : 효과적인 의사소통을 위한 방법

데, 때로는 이런 말투를 일부러 즐기기 위해 쓸 때도 있다.

언젠가 비평분야에서 15년간 일한 경력이 있는 유명한 신문기자와 갈등을 해소하는 법에 대해 이야기를 나눈 적이 있다. 대화중에 그녀가 갑자기 내게 고백했다. "나는 누군가로부터 공격을 받았다는 느낌이 들면 나 역시 상대를 완전히 파괴할 방법을 찾아요. 상대방을 가루로 만들어버릴 수 있다면 기분이 좋을 텐데 하면서 말이죠……."

종종 얼굴 표정만으로도 상대를 무시하고 있다는 것을 알 수 있다. 대답 대신 눈을 위로 치켜뜬다든지 입 꼬리를 내리고 눈을 찡그린다든지…… 같이 살거나 함께 일하는 사람이 이런 표정을 지으면 이것은 바로 화살처럼 상대의 가슴에 꽂히게 되고 대개의 경우 평화적인 방법으로 문제를 해결할 수 있는 기회조차 박탈하게 되는 경우가 많다. 되돌려받는 메시지가 역겨움만을 보여주고 있는데 어떻게 합리적으로 생각하고 조용히 이야기를 나눌 수 있다는 말인가?

끝으로 세번째 기사는 '반격'이고, 네번째 기사는 '전면적인 퇴각'이다. 우리가 공격을 받았을 때 제일 먼저 감정뇌가 할 수 있는 두 가지 유형의 반응이 바로 반격과 퇴각, 두 가지이다. 이것은 수백만 년 이래 우리의 유전인자 속에 새겨져 있다고 한다. 실제로 곤충이나 파충류에게는 반드시 필요한 선택이다.

하지만 갈등의 유형에 상관없이 반격에는 두 가지 결과만이 있다. 최악의 경우, 폭력을 더 부추기는 결과를 가져오고, 반격으로 인해 상처를 받으면 상대가 더 기세등등해진다는 것이다. 특히 중동지역의 갈등이 전형적인 예라고 할 수 있다. 하지만 멀리서 그 예를 찾지 않아도 부부간의 갈등이 있는 곳이라면 세계 어느 나라의 부엌에서든 흔히 찾아볼 수 있다. 이렇듯 악순환이 계속되면 결국 서로 헤어질 수밖에 없게 된다. 실직이든, 이혼이든 아니면 드물게는 살인사건이 벌어질 수도 있다. 관계가 완전히 악화되는 것이다. 다행히 반격이 '성공'하는 경우, 상대는 상처 주는 말이나 폭력적인 행동으로 인해 고개를 숙일 수밖에 없게 된다. 약육강식의 법칙이 효력을 발휘하는 경우로 우리 안에 있는 파충류 습성을 만족시키는 것과 같다. 하지만 이로 인해 피해자는 상처를 받고, 심한 타격을 받게 된다. 그렇게 되면 약자는 쓰디쓴 패배감을 감수해야 하고, 더더욱 다른 사람들과 어울리기가 힘들어진다. 이와 같은 폭력적인 반격을 받은 상대의 입에서 진심으로 후회하며 미안하다는 말이 나오거나 공격자를 두 팔에 안고 위로해주는 일은 결코 벌어지지 않을 것이다.

마지막으로 전면적인 후퇴는 주로 남자들이 자주 사용하는 전략으로 오히려 여자들의 화를 더욱 돋우는 결과를 가져온다. 이 단계 이전에 종종 결혼이든 동업이든 그 관계가 완전히 소원해지는 마지막 단계를 거치게 마련이다. 몇 주, 혹은 몇 달 동안 비난하고, 공격하고, 또 반격하는 기간을 거친 후 그 중 한 사람이 적어도 감정적으로는 완전히 싸움터를 떠나는 경우이다. 상대는 여전히 접촉하려 하고 말을 걸지만 이미 본인은 '그 시간이 지나가기만을 기다리며' 얼굴을 찌푸리거나, 발만 내려다보거나 혹은 신문 뒤에 숨어버린다. 이럴 때면 사람을 무시하는 태도에 상대는 화를 내며 점점 더 큰 소리로 말하게 되고 그러다 때로는 소리를 지르게 되는 것이다.

여자가 '이렇게 담을 쌓고 있을 경우' 접시가 날아간다거나 손이 올라가는 경우가 벌어질 때가 많다. 이렇게 육체적인 폭력을 사용한다는 것은 절망적인 상태에서 상대와의 관계 개선을 원하며, 현재 겪고 있는 고통과 감정상태를 상대에게 전하고 싶다는 의미이다. 하지만 이런 시도들은 항상 실패로 끝날 수밖에 없다. 빅토르 위고는 이에 대해 너무도 잘 묘사했다. 자기를 무시하고 거절하는 에스메랄다에게 인정받으려고 안달이 난 프롤로 사제는 그녀를 고문하고 결국에는 죽게 만든다. 감정적인 후퇴는 갈등을 해결하는 효과적인 방법이 될 수 없다. 고트만 교수도 이미 이를 증명해 보였고, 그 이전에 위고가 이야기했듯이 이런 시도들은 모두 불행으로 끝나기 마련이다.

성공적인 의사소통을 위한 세 가지 원칙

시애틀의 러브랩을 통해 우리는 갈등을 겪는 사람들의 머리와 가슴속에 어떤 일들이 일어나는지를 아주 자세하게 살펴보았다. 그러면서 그들이 어떻게 진퇴양난에 빠지는지도 알게 되었다. 우리는 부모와 자식, 시부모, 상사, 동료 등 부부관계 이외에서도 이 같은 일이 똑같이 일어나고 똑같은 실수를 저지른다는 것을 알았다. 그렇다면 과연 상대를 소외시키지 않고 우리를 돕고자 하는 마음을 불러일으키면서 원하는 메시지를 전달할 수 있는 효과적인 의사소통에는 어떤 원칙들이 있을까?

비폭력적인 의사소통의 전문가로 심리학자 마르샬 로젠버그를 꼽을 수 있다. 폭력이 만연한 빈민가에서 태어난 데트와는 어릴 때부터 폭력을 사용하지 않고 분쟁을 해결할 수 있는 현명한 방법들에 대해 고민했다. 그는 중동, 남아프리카 또는 구조조정 단계에 들어간 대기업들, 빈민가의 학교 등 갈등이 존재하는 모든 지역, 모든 환경을 돌아보며 교육하고 스스로 교육방법을 실천해보았다. 비폭력적인 의사소통의 가장 첫번째 원칙은 판단하는 대신 객관적으로 관찰한 사실만을 말하는 것이다. "당신이 무능력하다는 사실을 입증해 보이는군요." 또는 "보고서가 정말 형편없군."이라고 비난하는 말을 하는 대신 "이 보고서에는 메시지를 전달하는 데 세 가지 생각이 부족하네요." 하는 식으로 좀더 객관적이고 구체적인 지적을 하는 것이다. 지적이 구체적이고 객관적일수록 상대는 그 지적을 비난으로 해석하기보다 의사소통을 하고자 하는 시도로 해석하는 경향이 있다.

로젠버그는 한 나라의 문학과 그 나라 국민들의 폭력성과의 관계에 대한 연구를 했는데, 그 결과, 한 나라의 문학작품에 사람들을 '좋고', '나쁜' 사람들로 분류하면 할수록 그 나라의 거리에서 폭력이 수시로 빈번하게 일어난다고 한다.

두번째 원칙은 우리가 느끼고 있는 것에 모든 정신을 집중하기 위해 상대에 대한 판단을 피하라는 것이다. 이는 감정의 의사소통에서 아주 중요하다. 만약 내가 지금 느끼고 있는 것에 대해서만 이야기하면 아무도 나와 다투려고 하지 않을 것이다. 만약 내가 "또 늦었군. 항상 너는 그렇게 이기적으로 행동한다니까."라고 말한다면 상대는 미안한 감정 대신 반격태세가 될 수밖에 없다. 반면 만약 내가 "8시에 약속이 있었잖아. 지금은 8시 반이야. 이번 달에만 두번째야. 당신이 그렇게 늦으면 나는 기분이 나빠지고 때로는 무시당하는 느낌이 들어."라고 말하면 상대는 내가 느끼는 것들에 대해 반박하려 들지 않을 것이다.

'너' 또는 '당신'을 '나'로 대치해 상황을 설명하려는 노력을 해야 한다. 오직 나에 대해서만 이야기함으로써 더 이상 상대를 비난하지도 공격하지도 않게 되면 자신의 감정에 충실해진다. 그렇게 하면 진실하게 상대를 대할 수 있게 되고, 관계를 개선할 수 있는 새로운 가능성이 열린다. 내 자신에게 솔직하게 대할 수 있다면 상대가 나를 어떻게 아프게 했는지를 잘 설명하게 될 것이고, 동시에 자신의 약한 모습을 기꺼이 보이게 될 것이다. 나의 약점을 드러냈기 때문에 어쩔 수 없이 상대에게 약한 모습으로 비춰질 것이다. 바로 이와 같은 솔직함이 상대의 마음을 누그러뜨리고 협조하고 싶어 하는 마음을 불러일으킨다. 물론 상대가 서로의 관계를 유지하기 원할 경우이지만. 바로 내 친구 조르쥬가 에스더 숙모에게 한 말이며("숙모님이 여러 번 전화하시니까…… 제가 기분이 몹시 좋지 않거든요……") 또는 항공사 여직원이 나에게 취한 행동이다.("손님께서 너무 목소리를 높이시면 제가 정신을 집중해서 일을 할 수가 없어요……") 그들은 두 가지만을 이야기한다. 현재 일어난 상황(객관적으로 전혀 논쟁의 여지가 없는 사실들)과 그들이 느끼는 감정이 그것이다. 상대에 대한 비판은 전혀 한 마디도 없다. 왜냐하면 전혀 문제해결에 도움을 주지 못하기 때문이다.

로젠버그는 이렇듯 자신이 느끼는 감정에 대해 알리는 것도 매우 효과적이지만 더 나아가 지금은 비록 실망하기는 했지만 자신이 바라던 바에 대해 말하는 것도 매우 효력이 있다고 했다. "영화관에 가기로 하고 이렇게 당신이 늦게 오면 영화 첫 장면을 보고 싶었는데 그러지 못하니 섭섭할 것 같아요." 아니면 "일 주일 동안 내게 전화를 걸어 당신 소식을 전해주지 않으면 좋지 않은 일이 일어나지 않았을까 하면서 걱정이 돼요. 잘 지내고 있다는 것을 알아야 안심이 되거든요." 그리고 직장에서는 "철자가 틀린 보고서를 사무실에 이렇게 흘리고 다니면 당황스러워하지 않을 수가 없어요. 왜냐하면 내 이미지뿐만 아니라 우리 그룹 전체의 이미지가 손상되는 것 같아서 말이죠. 그동안 이미지를 회복하기 위해 다같이 그렇게 열심히 일했는데, 우리의 이미지와 평판을 잘 유지하는 게 중요하다고 생각해요."

힘든 환자들과 씨름해야 하는 젊은 의사들에게 위의 의사소통 방법을 가르칠 때면 나는 종종 일종의 단계별 해답인 '열자리 숫자'를 주었다. 그들은 그것을 일일이 카드에 적어 어려운 상담이 있을 때마다 사용했다. 로젠버그는 감정적 의사소통 훈련을 받던 한 사람이 자기에게 이런 이야기를 했다면서 들려주었다. 그 사람은 자신이 배운 카드 방법을 이용해 아이들과 갈등관계를 해결하려고 노력하고 있었다. 처음에는 당연히 불편하고 당황스럽고, 때로는 솔직히 우스꽝스럽기까지 했다고 말했다. 아이들이 그 사실을 지적할 정도였다. 그는 처음에 열심히 실천해보려는 사람들처럼 매번 준비한 카드를 읽고 그대로 해보려고 했다.

"아빠는 열심히 아빠의 역할을 다 하고, 너희들과의 관계를 좋게 해보려고 노력하는데 너희들이 그런 아빠를 우습게 생각하고 그렇게 이야기할 때면 정말 마음이 아프단다. 그동안 계속 이야기하던 방식이 아닌 다른 방법으로 너희들과 이야기할 수 있었으면 좋겠고, 그게 너희들에게도 무척 중요하다고 생각한단다."

점점 이 방법이 조금씩 효력을 거두기 시작하자 그는 몇 주에 걸쳐 더욱 노력했다. 드디어 그는 더 이상 카드의 도움을 받지 않게 되었다. 그러다, 어느 날 그는 아이들과 텔레비전을 놓고 실랑이를 벌이고 있었는데, 화가 나면서 통제하지 못하는 상태까지 이르렀다. 그러자 4살짜리 막내가 허둥대며 아빠에게 이렇게 말하는 것이었다.

"아빠, 빨리 가서 아빠 카드 가져와!"

비폭력적인 6가지 접근법

내가 사용하는 카드에는 이렇게 적혀 있다. 〈S. P. A. C. E. E.〉 이것은 감정의 의사소통 방법의 6가지 원칙을 의미하는 이니셜이다. 이 카드를 사용하면 가정, 사무실, 경찰서 혹은 카센터 등에서 원하는 바를 얻어낼 수 있을 것이다. 이 이니셜을 한번 살펴보자.

〈S〉는 근원을 나타내는 것으로, 무엇보다 문제의 원인이 되는 사람이자, 또 문제를 해결할 수 있는 수단을 가지고 있는 사람과 상대해야 한다. 당연한 사실처럼 보일지 모르지만 일반적으로 우리는 이 점을 중요하게 생각하지 않는 경향이 있다. 한 동료가 많은 사람들 앞에서 나에 대한 불만을 이야기했을 때, (혹은 아내가 친구들 앞에서 내가 연어구이를 너무 구웠다고 불평을 늘어놓았을 때) 혹은 전화로 엄마에게 다른 사람에 대한 불만을 털어놓아봤자 아무 소용이 없다. 그런데 우리는 항상 이런 식으로 행동한다. 정작 불만의 원인이 되는 상대는 전혀 이런 말들을 듣지 못한다. 더 심한 것은 내가 털어놓은 불평들을 상대가 다른 사람을 통해 전해 듣게 되는 상황이다. (이때 제대로 전달되지 못하거나 과장되는 경우가 많다.) 그렇게 되면 나는 비겁자가 된다. 상대의 행동을 변화시키고 그로부터 인정받기 위해서는 동료든, 배우자든 그에게 직접 이야기를 해야 한다. 그렇게 말할 수 있는 유일한 사람이 바로 나다. 물론 이렇게 하는 것이 결코 쉽지 않을 뿐만 아니라, 그렇게 하고 싶지 않을 때가 많다. 하지만 문제를 해결하기 위해서는 이 방법이 가장 좋은 방법이다. 중요한 것은 문제의 원인이 되는 사람을 직접 상대하라는 것이다.

두번째 이니셜, 〈P〉는 **시간과 장소**를 뜻한다. 대화를 할 때는 항상 다른 사람들의 방해를 받지 않는 장소에서, 적절한 때에 해야 한다. 아무리 공격적이지 않은 대화라고 해도 상대의 행동에 대해 지적을 할 때는 여러 사람들 앞이나 혹은 사람들이 지나다니는 사무실 복도 등은 피해야 한다. 게다가 상대가 스트레스를 받고 있을 때 갑자기 이 '뜨거운 감자'를 꺼내는 것도 바람직하지 않다. 조용히 이야기할 수 있는 장소를 선택하고 상대가 이야기를 들을 준비가 되어 있는 적절한 시기를 잘 골라야 한다.

〈A〉는 **따뜻한 접근**을 뜻한다. 지금 자기가 하고 있는 이야기가 잘 받아들여질 거라는 확신이 있어야 한다. 너무 극단적인 어조로 이야기하거나 공격적인 태도를 취하면 당연히 받아들여지지 않을 것이다. 고트만 교수가 러브랩을 통해 밝힌 바대로 어떤 사람이든 공격을 받고 있다고 느끼면 그는 바로 대화를 시도해보려고 하기도 전에 자신의 감정의 늪에 '빠지는' 경향을 보인다. 그 후에는 더 이상 어떤 것도 관계 개선에 도움을 줄 수 없다. 그렇기 때문에 처음 대화를 시작할 때부터 상대방이 편안한 상태를 유지하도록 해야 한다. 귀를 막지 말고 활짝 열고 대화를 들을 수 있게 해야 한다.

어떤 말로 대화를 시작해야 가장 멋질까? 그것은 바로 상대의 이름을 부르는 것이다. 심리학자들은 이것을 〈칵테일 현상〉이라고 부른다. 당신은 칵테일파티에 있다. 사람들이 모두들 한꺼번에 이야기한다. 그런데 당신은 상대와 아주 열심히 대화를 나누고 있다. 당신은 당신의 주위의 대화는 전혀 귀담아 듣지 않는다. 그것들은 당신의 관심에서 걸러지고, 삭제된다. 그런데 갑자기 옆의 사람 중 한 사람이 당신의 이름을 부른다. 바로 당신은 그가 부르는 소리를 듣고 고개를 돌린다. 당신의 이름, 다른 어떤 말보다 관심을 끄는 말이다. 여러 말이 오가는 상황에서도 당신의 이름은 바로 관심을 끌게 된다. 우리는 다른 어떤 말보다 우리의 이름에 민감하게 반응한다. 그러니 아무리 상대에게 할 말이 많이 있다고 해도 먼저 상대의 이름을 부르는 것으로 시작해야 한다. 그러고 나서 말하려는 바를 따뜻한 말투로 이야기하면 된다. 쉽지는 않지만 이 점이 매우 중요하다.

만약 많은 사람들 앞에서 상사가 당신을 비난했을 때, 당신은 이렇게 말할 수 있을 것이다. "베르트랑, 당신이 제가 하는 일에 관심을 가지고 지적을 해주시는 걸 고맙게 생각해요. 앞으로 일 해나가는 데 많은 도움이 될 거예요." 내 친구 조르쥬가 에스더 숙모에게 어떻게 이야기했는지 기억하고 있을 것이다. "에스더 숙모님, 잘 아시죠. 제가 얼마나 숙모님과 이번 여행을 하고 싶어 했는지. 그리고 얼마나 숙모님께 고마워하고 있는지도 말이에요." 이렇게 대답하는 것이 쉬운 일은 아니다. 처음에는 입이 제대로 떨어지지 않을지도 모른다. 하지만 한번쯤 노력해볼 만하지 않을까. 의사소통의 문이 그제야 열리기 때문이다.

〈C〉는 **객관적인 행동**이다. 이제 이야기의 본론으로 들어가야 할 때다.

12. 사랑의 대화 : 효과적인 의사소통을 위한 방법

우리를 고통스럽게 한 상대의 행동을 이야기해야 하는데, 이때 일어난 일만을 이야기해야지 덧붙인다거나 상대에 대한 도덕적 판단을 하지 말아야 한다. 이렇게 말해야 한다. "당신이 이렇게 했을 때." 여기에 다른 것을 첨가하면 안 된다. "당신이 치한처럼 굴었을 때"가 아니라 정확하게 "당신이 내 팬티에 대해 이야기하려 했을 때"라고 말해야 한다.

〈E〉는 감정을 뜻한다. 사건에 대해 자세히 이야기를 했으면 바로 그 다음에 그로 인해 느낀 자신의 감정에 대해 털어놓아야 한다. 이때 가장 강한 분노의 감정에 대해 말할 때 실수를 저지르지 말아야 한다. 다시 말해 이렇게 이야기하면 안 된다. "당신이 사람들 앞에서 내 치마가 우습다고 이야기했을 때(물론 객관적인 행동이지만) 화가 났어요." 왜냐하면 화는 이미 상대를 공격하는 감정이지 자신이 당한 민감한 상처에 대한 표현이 아니기 때문이다. 자신에 대해 이야기하는 것이 더 바람직하다. 예를 들어 "상처를 받았어요." 혹은 "무시당한 느낌이었어요."라고.

또 다른 〈E〉는 잃어버린 희망을 뜻한다. 자신이 느끼는 감정에 대해 이야기하는 것도 좋지만 한발 더 나아가 만족되지 않은 바람에 대해, 혹은 현재 바라는 것에 대해 이야기하는 것이 좋다. "저는 사무실에서는 당신처럼 중요한 사람에게 신랄한 비판을 받아 무시당했다거나 상처받았다는 느낌 없이 편안하게 일을 하고 싶어요." 혹은 사람들과 어울려 식사하는 동안 배우자로부터 무시당하는 느낌이 들 때는 이렇게 말할 수 있겠다. "나는 당신과 가까이 있다는 느낌을 갖고 싶어요. 친구들하고 있을 때도 내가 당신에게 소중한 사람이라는 것을 느끼고 싶어요."

물론 나는 이런 시도들이 약간은 초현실적이라는 사실을 인정한다. 특히 우리 주위에는 모델로 삼을 수 있는 사람조차 흔치 않다. 우리는 이렇게 말한다. "그렇게 이야기할 수 있다면 더 이상 바랄 것이 없지. 그렇게 말할 용기라도 있으면 말이지. 하지만 불가능한 일이야. 특히 상사하고는 말도 안돼." (혹은 "내 남편하고는 정말 불가능한 일이야." "아이들하고 그렇게 말할 수 없을걸." "시부모님하고? 말도 안돼.") 하지만 문제는 의외로 간단하다. 갈등상황에서는 3가지 행동방식이 있을 뿐이다. 다시 말해, 가장 흔한 반응으로 수동적이든지(아니면 수동적-공격적), 효과적이지도 않으면서 위험을 내포한 공격적인 행동방식을 취하든지, 아니면 '단언적이고 확고한 행동', 다시 말해 비폭력적인 감정적 의사소통의 세 가지 방식뿐이다.

  물론 때로는 복잡한 의사소통을 시도하는 것보다 수동적이거나 약간은 공격적인 행동을 취할 필요가 있을 때가 있다. 예를 들어 시간이나 관심을 끌 만한 중요한 사건이 아닐 때 '수동적'인 자세를 취하고, 때로는 모욕을 받아들이거나 반박하지 않고 그대로 내버려 두는 척하는 것이 좋을 때가 있다. 오히려 이렇게 함으로써 에너지를 낭비하지 않을 수 있기 때문이다. 반대로 급하거나 위험한 상황일 때는 '공격적이거나', 설명하지 않고 명령을 할 필요가 있다. 군대의 경우가 그러한데, 그 이유는 군대의 존재 이유 자체가 위험한 상황에 대처하기 위한 것이기 때문이다. 하지만 상황이 어떠하든지 위에 언급한 세 가지 행동 양식만이 있다. 매번 우리는 선택해야 한다. 감정적 도전을 하느냐 하지 않느냐는 바로 우리에게 달려 있다.

  다행히 모든 관계가 갈등관계인 것만은 아니다. 의사소통의 다른 면은, 자주 잊어버리는 경향이 있는데, 타인과의 관계를 좀더 긴밀하게 하는 기회로 삼을 수도 있다. 그중 가장 간단한 방법 중의 하나가 바로 상대가 고통을 당한다거나 우리의 도움을 필요로 할 때 함께 있어주는 것이다. 이때 많은 시간을 들이지 않고, 상대의 뇌에서 일어나는 좋지 못한 감정을 빨리 잊을 수 있도록 건넬 말을 잘 선택해 할 줄 아는 것이 중요하다. 이를 위해서는 다른 방법이 있다. 실행에 옮기는 것이 그리 어렵지 않다. 아마도 우리에게 별 위험부담을 주지 않기 때문일 것이다.

12. 사랑의 대화 : 효과적인 의사소통을 위한 방법

13
마음의 문을 열어라

능력 있는 의사와 무능한 의사의 차이

　같은 병원에서 근무하는 후배 의사들이 환자들의 말을 잘 들어주는 법을 가르쳐달라고 했을 때 나는 그것에 대해 알고 있는 것이 별로 많지 않다는 것을 깨달았다. 그들은 환자들이 갑자기 진료를 받는 도중에 눈물을 흘릴 때면, 특히 여자환자들이 그럴 때면 무척 곤혹스러워했다. 다섯 아이의 엄마인 한 여자가 '두통' 때문에 병원을 찾아와서는 갑자기 울면서 남편이 자기를 떠났다고 털어놓을 때 의사들은 난감해진다. 그들은 환자들로 가득한 대기실을 보면서 앞에 마주하고 있는 환자가 도대체 얼마동안 이러고 있을 것인지 생각하면 답답해진다. '어휴! 오늘 오후는 완전히 망쳤군.'

　하지만 나는 그렇게 생각하지 않는다. 환자가 눈물을 보이면 오히려 나는 제대로 상담을 하고 있다는 확신이 든다. 다시 말해 환자의 감정을

치유

끌어내는 데 성공했고, 이제부터는 진실을 이야기할 수 있는 분위기가 되었다는 뜻이기 때문이다. 실타래를 푸는 것만 남은 셈이다. 하지만 정신과 의사가 아닌 다른 동료들의 상황은 전혀 다를 수밖에 없다. 그들은 환자 한 명당 10분에서 15분 가량 진찰을 한다. 하지만 나는 적어도 30분 이상을 상담에 할애한다. 보통은 1시간이나 그 이상 걸릴 때도 많다.

내가 배운 의사소통 방법은 — "음음⋯⋯"이라고 하면서 조용히 침착함을 잃지 않고 환자의 이야기를 들어주거나 혹은 "엄마에 대해 좀더 말해 보세요⋯⋯"라고 말하면서 — 오랜 시간을 귀 기울여야 하는 내 경우에는 적합하지만 시간을 정해 환자들을 진찰해야 하는 외과의사나 심장 전문의들에게는 적절하지 않다. 하지만 내 강의 중에 〈힘든 환자 다루는 법〉이라는 강의가 있는데 내 수업을 듣는 학생들에게 고개를 약간 옆으로 숙이고 "음음⋯⋯"이라고 수긍하라거나 빨리 프로작(항우울제)을 쥐어주고 집으로 보내라고 가르칠 수는 없다. 게다가 이들은 전문상담의와 달라서 환자와 대화 나누는 시간이 10분을 넘기지 않아야 한다.

하나의 주제를 놓고 학생들을 가르칠 때 우리는 많은 것을 배우게 되는 것 같다. 나는 수업준비를 하는 과정에서 정신치료학자, 마리안느 스튜어트와 정신과의사인 조셉 리에베르만이 환자와 소통을 잘 하는 의사와 그렇지 못한 의사에 대한 연구를 했다는 사실을 알게 되었다. 환자들이 선호하는 의사와 그렇지 못한 의사들의 진찰과정을 녹화한 비디오테이프를 분석하면서 그들은 대화를 잘 하는 '재능'이라는 것이 아주 배우기 쉬운 기술이라는 사실을 발견했다.

나는 이 방법을 아주 오랫동안 학생들에게 가르쳤다. 하지만 놀랍게도 나는 가족들이나 친구들, 또한 어려운 시기를 겪고 있는 동료들 등 모든 사람들에게도 같은 방법을 사용하고 있다는 사실을 깨닫게 되었다. 그들은 물론 나에게 말할 때 내가 정신과의사라는 사실을 의식하지 않는다. 게다가 나 역시 그들의 사적인 일들까지 알아보기 위해 한 시간 이상 시간을 할애할 수도 없고, 그러고 싶지도 않다. 그러니 그들을 위해서도 가장 효과적으로, 그것도 10분 안에 소통할 수 있는 방법을 찾아내야 했다.

이런 점에서 스튜어트와 리에베르만의 방법은 정신과의사의 도움 없이 다른 사람의 말을 들어줄 수 있는 능력을 상당히 향상시켜준다고 본다. 이것은 지금까지 한번도 배워본 적이 없는 방법이지만, 배우자나 부모, 또는 자식들처럼 가장 소중한 사람들에게 가까이 다가가는 방법인 것이다. 그렇기에 이 방법을 따른다면 서로의 관계를 개선하고 자기 자신을 더 잘 돌아볼 수 있게 된다.

마음을 열게 하는 요정의 질문

이 기술은 다섯 가지 질문으로 요약될 수 있는데, 많은 시간을 필요로 하지 않는다. 이것을 기억하는 좋은 방법은 〈엘프(ELFE) 식의 질문(Q)〉을 던지는 것이다. 그렇게 되면 동화책에서처럼 엘프(ELFE, 스칸디나비아 신화에 나오는 바람·불·땅의 요정)가 평범한 일상을 마법의 순간으로 바꾸어 놓을 것이다.

〈Q〉는 '무슨 일이 일어났는가?'를 뜻한다. 고통당하는 사람과 관계를 맺기 위해서는 그 사람이 무슨 일을 겪었는지를 함께 이야기해야 한다. "무슨 일이 있었죠?"라는 질문에 상대는 상황을 설명할 것이다. 스튜어트와 리에베르만은 일어난 일을 자세하게 알 필요는 없다고 한다. 오히려 그 반대라고 한다. 중요한 것은 가장 적게 간섭하면서, 적어도 3분 동안, 되도록 3분을 넘지 않고 이야기를 들어주는 것이다. 어쩌면 이 시간이 무척 짧다고 생각될지 모르지만 평균적으로 정신과 의사들은 18초 정도 있다가 환자의 이야기에 개입한다. 3분이 넘게 되면, 상대가 너무 자세히 이야기하는 데 몰두하게 되기 때문에 가장 중요한 요점에 접근하지 못할 위험이 있다. 사실 가장 중요한 것은 사건 그 자체보다 감정이기 때문이다. 그렇기 때문에 이제는 빨리 더 중요한 두번째 질문으로 넘어가야 한다.

〈E〉는 감정을 뜻한다. 재빨리 "어떤 느낌이었어요?"라는 다음 질문을 던져야 한다. 종종 이런 질문이 별 의미가 없어 보일지도 모른다. 나는 이 방법을 1999년의 공포를 경험했던 코소보의 일반의사들에게 가르쳤다. 어느 날, 그 의사들 중 한 명이 여자 환자와 상담을 하게 되었는데, 그녀는 항상 머리, 등, 손이 아프고, 잠도 잘 자지 못하고 살이 너무 빠진다고 호소했다. 그 의사는 당연히 머릿속에 매독에서부터 심장판막 경화증까지 의학백과사전에 적혀 있는 모든 질병들을 떠올렸다. 나는 그에게 귓속말로 그녀에게 "무슨 일이 있었는데요?"라고 질문해 보라고 충고했다. 단 몇 초도 안 되어서 그녀는 2주 전에 세르비아 유격대들에게 납치당한 남편으로부터 소식이 전혀 없다고 대답하는 것이었다. 그녀는 남편이 아마 죽었을 거라고 말했다. 그녀의 일은 그 나라에서는 너무나 흔한 일이었기 때문에 그런 이야기를 나눌 상대조차 없었던 것이다. 그때 당연히 그녀가 느끼고 있는 고통에 대해 충분히 짐작할 수 있었기 때문에 의사는 두번째 질문을 하는 것을 머뭇거릴 수밖에 없었다. 너무나 당연한 일이었기 때문이다. 그런 질문을 한다는 자체가 오히려 모욕적인 말이 될 수도 있었다. 하지만 나는 그에게 그렇게 하라고 충고했다. 그는 아주 힘들게 그 질문을 했다. "……그 일이 있었을 때 기분이 어떠셨죠?" 바로 그때, 그녀는 눈물을 쏟아내는 것이었다. "정말 끔찍했어요. 무서웠어요……" 의사는 그녀의 팔을 붙들고 조금 울도록 내버려두었다. 그녀도 그렇게 자신의 감정을 드러낼 필요가 있었던 것이다. 그러고 나서 그는 다음 단계의 질문들을 계속할 수 있었다.

〈L〉은 가장 어려운 문제라는 뜻이다. 감정에 휩싸이지 않는 가장 좋은 방법은 고통의 중심까지, 그 근원에까지 빠져보는 것이다. 그래야 우리는 물의 표면으로 나올 수 있는 힘을 얻을 수 있다. 이것은 힘든 상황에 놓여 있는 상담자를 생각할 때 상대를 고려하지 않은 질문이거나 '무례한 질문'일 수 있다. 하지만 모든 질문 중에서 가장 효력이 있는 질문이다. "무엇이 당신을 가장 힘들게 하죠?" 그녀는 아이들에게 어떻게 말해야 할지 모르겠다고, 그것이 그녀에게는 가장 힘든 일이라고 조금도 주저하지 않고 대답했다. "나야, 오래 전부터 이런 일이 일어날 거라는 사실을 짐작하고 있었어요. 남편하고도 여러 번 이야기를 하기도 했고요. 하지만 아이들은…… 내가 아이들을 위해 무엇을 해야 할지 모르겠어요……" 그러더니 그녀는 조금 전보다 더 서럽게 통곡하기 시작했다. 나는 그녀가 남편이 행방불명되어 두렵다고 털어놓았을 때 그렇게 대답하리라고는 조금도 예상하지 않았다. 하지만 너무도 명백하게 그녀의 두려움은 아이들을 향한 것이었다. 만약 그녀에게 이렇게 묻지 않았다면 전혀 짐작조차 하지 못했을 것이다.

질문 〈L〉은 고통당하는 사람의 정신을 한 곳에 집중할 수 있기 때문에 신비롭게 여겨진다. 이것은 흩어져 있는 생각들, 다시 말해 가장 고통스럽게 하는 것들의 근본적인 문제점이 무엇인지 파악할 수 있게 해준다. 정신을 한곳으로 집중하지 않으면 자기 마음대로 여러 방향으로 달아나 버린다. 나 역시 이런 경험을 한 적이 있다. 사랑하는 사람과 헤어진 뒤, 힘든 시기를 지내고 있을 때였다. 매일 저녁, 혼자 지내곤 했는데 몸 전체가 아픈 것만 같았다. 그렇다고 울지는 않았다. 많은 남자들이 그러하듯 나도 이를 악물고 앞일만 생각하려고 노력했다. 마음이 상처받았다고 삶이 끝난 것은 아니었다. 늘 그랬던 것처럼 할 일이 쌓여 있었다.

어느 날 저녁, 한 친구가 내 소식이 궁금하다며 연락을 했다. 아무 해결책도 없는 내 이야기를 장황하게 늘어놓고 싶지 않았다. 하지만 소아과 의사였던 그녀는 엘프(ELFE)에 대해 잘 알고 있었다. 그녀가 내게 무엇이 가장 힘들게 하냐고 물었을 때, 나는 눈앞에 하나의 장면이 떠올랐다. 내 방을 새로 꾸밀 때 아들이 도와주었던 장면이. 아들은 슬퍼보였고, 약해보였지만 나는 이를 꽉 깨무는 수밖에 도리가 없었다. 별다르게 아들을 도와줄 방법이 없었다. 그 생각을 떠올리자 갑자기 눈물이 쏟아지는 것이었다. 혼동스럽게만 여겨졌던 슬픔의 정체가 갑자기 한 곳으로 집중되면서 나를 눈물과 통곡 속에 고스란히 놓아두었다. 잠시 후 나는 기분이 훨씬 좋아진 것을 느낄 수 있었다. 아무것도 해결된 것은 없었지만 적어도 이제 그 고통이 어디에서 오는지 알 수 있었다. 아들의 고통은 여전히 내가 해결해야 할 문제였다.

〈F〉는 도전을 뜻한다. 모든 감정을 드러내고 나서 이제 에너지가 문제의 근원에 집중된 것을 이용해야 한다. "당신이 문제를 해결하는 데 어떤 것이 가장 도움이 된다고 생각하죠?" 이 질문을 통해 우리는 상대의 관심을 그가 이미 가지고 있던 근원적인 힘으로 돌리게 함으로써 스스로 추스르고 헤어나올 수 있게 해야 한다. 누구나 가장 어려운 상황에서도 헤쳐나올 수 있는 능력을 갖추고 있다. 그 힘을 과소평가해서는 안 된다. 그들이 다시 좌절하지 않도록 도와주는 것이 무엇보다 필요하다. 우리가 그들을 대신해서 문제를 해결하는 것이 아니다. 우리가 생각하는 것보다 사람들은 강한 정신력과 에너지를 지니고 있다. 이 사실을 우리가 잘 이해하지 못하고 받아들이지 않을 뿐이다. 우리 역시 자신이 생각하는 것보다 강하고 잘 견뎌내는 것처럼.

나는 학생들에게 우리 역시 각자의 관계 속에서 배워야 한다고 가르쳤다. 누군가 자신의 고통을 호소할 때 '그러고 있지 말고, 뭔가 좀 해봐!' 라고 스스로를 다그치는 대신 '아무것도 하지 말고, 그대로 듣고만 있자!' 라고 타일러야 한다. 왜냐하면 어쩌면 이것이 우리가 할 수 있는 가장 바람직한 역할일지 모르기 때문이다. 우리의 역할은 해결책을 이것 저것 제안하거나 힘에 부치는 문제를 해결하려고 하는 것보다 상대의 이야기를 가만히 들어주는 것이다.

코소보의 알바니아 여자는 잠시 생각에 잠겼다. "언니와 이웃들도 모두 같은 형편인데, 아이들한테 참 잘 대해줘요." 그녀가 대답했다. 물론 이것으로 문제가 해결된 것은 아니다. 하지만 그녀는 당장 자신이 가장 필요로 하는 것이 무엇인지를 좀더 명확하게 볼 수 있게 되었다. 이 사실을 아는 것만으로도 그녀는 절망에 빠지지 않을 수 있을 것이다.

내가 아들과 새로운 관계를 시작할 수 있다는 가능성을 받아들이고, 이를 위해 무언가를 해야 한다는 사실을 인식한 것이 가장 큰 도움이 되었던 것처럼. 게다가 멀리 살고 있지만 그대로 내 속내를 털어놓을 수 있는 좋은 친구가 있다는 사실이 도움이 되었다. 나는 당장 그날 저녁, 친구에게 전화를 걸었다. 이렇게 해서 일 주일에 여러 번 그 친구에게 전화를 걸기 시작하면서 외로움을 치유할 수 있었다.

〈E〉는 감정이입을 뜻한다. 마지막으로 결론을 짓는 단계에서 무엇보다 상대의 이야기를 들으며 느낀 것을 진실하게 표현하는 것이 중요하다. 얼마 되지 않는 시간이지만 그 시간 동안 상대의 짐을 함께 나누었다는 것을 이해시키는 것이 중요하다. 이야기가 끝나면 그는 자신의 문젯거리를 안고 혼자 남게 된다. 하지만 같이 이야기하는 동안만큼은 함께였고, 상대의 고통을 이해하기 위해 노력했다. 이 기억 덕분에 그는 혼자 남게 되어도 덜 외로울 수 있을 것이다. 대부분의 경우, 간단한 몇 마디면 충분하다. "힘드시겠어요." 혹은 "당신이 그런 일을 겪는 걸 보니 정말 안타까운 생각이 들어요. 당신의 이야기를 들으며 마음이 많이 아팠어요."

아이들은 작은 '상처'만 나도 엄마에게 달려오는데, 때로는 어른들보다 이런 상황을 더 잘 이해하는 것 같다. 물론 엄마라고 아픈 것을 낫게 해줄 수는 없다. 엄마는 의사도 간호사도 아니기 때문이다. 하지만 단지 아이들은 아픈 것보다 외로운 것을 치유받고 싶은 것이다. 고통당할 때 외로움을 덜고 싶어 하는 것은 어른들도 마찬가지다.

물론 코소보의 여자 환자가 15분 동안 상담을 받았다고 완치되어서 병원문을 나갈 수는 없다. 하지만 그녀는 더 강해졌고, 덜 외로워했다. 그리고 의사는 그녀에게 쓸데없는 검사를 실시하거나 약을 처방해준 것보다 더 많은 도움을 주었다는 느낌이 들었을 것이다. 내가 코소보에서 만난 많은 사람들처럼(알바니아인과 세르비아인까지) 그들 역시 고통당하고 있었고, 진료실을 나간 여자 환자처럼 감정적으로 약해져 있었을 것이다. 하지만 그녀를 상담한 의사를 보면서 나는 그 역시 많이 좋아졌다는 느낌이 들었다. 좀더 여유 있어 보였고, 더 자신 있어 하는 것 같았다. 마치 잠시의 진료시간이 의사와 환자 모두를 좀더 성숙하게 해준 것처럼. 의사와 환자 둘 모두 나름대로 각자의 위엄성을 되찾은 것 같아보였다. 그녀와 이야기를 하면서 그는 좀더 인간적인 따뜻한 모습을 보여줄 수 있었고, 그 덕분에 스스로도 치유된 것 같아 보였다.

이처럼 상담이 성공적으로 이루어지는 경우, 바로 '치유의 효과'가 나타나는 것은 아니지만 적어도 우리의 감정뇌는 스스로 많이 진보한다. 이때 좀더 자신감을 가지고 다른 사람에게 다가갈 수 있는데, 바로 이와 같은 자신감이 우리를 불안증세와 우울증에서 보호해준다.

딸을 힘들게 만드는 엄마

정신분석학자나 정신과 의사들은 종종 이와 같은 소통의 기술을 '단순한 상식의 문제' 라고 하면서 관심조차 두지 않는다. 물론 그것은 맞는 말이다. 하지만 실천의학에 관해 실시한 여러 연구결과를 통해 알 수 있듯이 데카르트가 단언한 것과 반대로 많은 사람들은 상식대로 행동하지 않는다. 만약 부모가 아이들에게 항상 이런 식으로 말을 한다면, 그리고 부부 사이에도 비폭력적으로 지적하면서 가슴을 열고 서로의 이야기를 들어줄 수 있다면, 그리고 직장의 상사가 이렇듯 후배나 동료, 고용인을 존중할 수 있다면, 간단히 말해 상식이 실제로 사람들에게 통용된다면 아마 우리는 이런 기술을 교육할 필요가 없을 것이다. 심지어 심리치료에서도 환자들이 자신에게 가장 소중한 사람과의 관계를 개선하기 위해 어떤 행동을 취해야 하는지 아주 자세하게 이야기해주는 것이 매우 중요하다. 왜 이와 같은 방법을 교육하지 않는지 나는 이해할 수 없다.

멀리 코소보의 예를 들지 않더라도 미국의 어떤 도시에 사는 내 환자는 엄마와의 힘든 관계를 개선하기 위해 감정적인 의사소통의 기본원칙을 서둘러 배웠다.

내가 처음 쉰다섯 살인 수스미타를 보았을 때 겉으로는 전혀 문제가 없어 보였다. 그녀는 30년째 행복한 결혼생활을 하고 있었고, 잘생기고 똑똑하고 다정다감한 두 아들을 두고 있었다. 부유한 주택가에 멋진 집에서 살고 있었다. 14살 때 타이완에서 미국으로 이민 온 그녀는 직업소개소를 차려 경제적으로도 크게 성공한 뒤 그 회사를 좋은 조건에 다른 사람에게 넘겼다. 고급 스포츠클럽에서 일주일에 한두 번 테니스를 치고, 자신의 멋진 몸매를 쳐다보는 뭇 남자들의 시선을 즐기기도 했다.

하지만 겉으로는 조금도 부러울 것 없어 보이는 그녀의 내면은 완전히 혼돈 그 자체였다. 그녀는 불안증세에 시달렸고, 밤에도 수시로 잠에서 깨어나곤 했다. 한낮에는 혼자 숨어서 울 때도 있었다. 그녀는 항상 숨이 막힐 것 같은 느낌에 사로잡혀 있었다. 주치의가 결국 항우울제와 항불안제를 처방해주었다. 한번도 항우울제를 먹어본 적이 없는 수스미타는 정신과 약을 먹어야 한다는 사실을 받아들이기 어려웠다.

그녀는 다른 방법을 찾고 싶어 했다. 나는 그녀의 생각이 현명하다고 믿었다. 그런 의지라면 빠른 시일 내에 회복할 수 있을 거라고 생각했다. 그녀는 여러 차례 정상적인 심박동수를 회복하기 위해 바이오피드백 훈련을 받았고, 힘겨웠던 어린 시절 동안 남아 있던 무거운 감정의 짐을 깨끗하게 정리하기 위해 안구운동도 열심히 했다. 그밖에도 식단을 개선하기 위해 노력했다.

그러자 몇 주 안에 그녀의 상태가 놀랄 정도로 좋아졌다. 하지만 그녀는 여전히 밤이면 가끔 불안증세에 시달려야 했고, 아침에 눈을 뜰 때면 때로는 숨이 막힐 것만 같은 두려움을 완전히 털어버리지 못했다. 나는 다시 그녀의 상태를 점검하면서 그녀가 나이 많은 엄마와 감정적인 갈등이 얽혀 있는데도 참고 살아왔다는 것을 알게 되었다. 그녀의 엄마는 세번째 남편이 죽은 뒤 타이완에서 미국으로 이주해왔다. 그때 그녀도 미국에 와서 엄마와 같이 살기 시작했다. 감정상의 갈등을 감춘 채 아무렇지도 않은 듯 행동하는 것은 불가능한 일이다. 프로작이나 기타 효과가 뛰어나다는 자연적인 치료법으로도 이를 감출 수 없다. 갈등의 원인을 깊이 돌아볼 필요가 있었다.

그녀의 엄마는 영어를 배우려고 하지도 않았고 운전면허 시험도 보지 않았다. 당연히 엄마는 지루해했다. 엄마의 유일한 관심은 딸의 사생활을 간섭하는 것이었다. 엄마는 어떻게 해야 자기 딸이 죄의식을 느끼는지 잘 알고 있었다. 엄마는 마치 자기 자신을 위해서는 아무것도 요구하지 않는 것처럼 행동했다. 하지만 수스미타가 어떤 일을 하든 간에, 대개는 엄마가 요구한 일을 하는데도 항상 불만족스러워했고, 하지 않은 것만도 못하다고 대꾸했다. 엄마를 타이완으로 되돌려 보낼 수도, 영어는 한마디도 하지 못하니 양로원으로 보낼 수도 없는 일이었다. 엄마는 이 사실을 잘 알고 있었기 때문에 집안에서 강력한 힘을 행사했다.

모든 사람들이 엄마를 보살펴야 했다. 그렇지 않으면 집안 전체가 우울해졌다. 엄마는 그저 시무룩한 표정만을 지을 뿐이었다. 지금은 물론 아무리 엄마가 자기에게 날카로운 비난의 말을 해도 심장의 박동을 조절할 수 있고, 안구운동 덕분에 엄마와의 다툼이 더 이상 육체적으로 벌을 받던 어린 시절을 떠올리게 하지 않지만 수스미타는 여전히 집에서 신랄한 비난의 말들과 감정적 폭력을 감수해야 했다. 게다가 어려운 처지에 있는 나이 든 엄마에게 반항한다는 것은 동양적인 사고로는 절대 있을 수 없는 일이었다. 그녀는 엄마와 감정적인 관계를 체계적인 방법으로 도움을 받아 해결하면서 훨씬 상태가 좋아졌다.

우리는 먼저 그녀가 엄마를 받아들일 수 있는 사항과 그렇지 못한 것에 대한 리스트를 자세하게 작성했다. 예를 들어 그녀는 엄마와 일 주일에 세 번은 점심식사를 같이 하고 쇼핑도 같이 하기로 했다. 좀 많다는 생각이 들었지만 나는 그녀의 결정을 존중했다. 반면 그녀는 남편이 출근하고 난 뒤 한 시간, 그리고 남편이 집에 돌아온 뒤 한 시간만큼은 엄마의 간섭을 받지 않고 조용히 보내고 싶다고 했다. 엄마가 그 시간 동안 그녀에게 욕을 하지 않고 조용히 지나간다는 것은 상상도 못할 일이라고 했다. 85세의 나이까지 그런 식으로 딸을 대해온 엄마가 하루아침에 습관을 바꾸지는 못할 것이다. 하지만 그녀도 이제 더 이상 엄마가 자신의 몸에 손을 대겠다고 협박하는 것을 참지 못하겠다고 했다. 이런 일이 있을 수 있다는 것이 정말 믿어지지 않았다.

〈SPACEE〉 카드를 손에 들고, 우리는 그녀가 지금 원하는 것이 무엇인지를 알리는 방법을 여러 번 연습했다. 그녀는 이야기를 할 장소와 시간 그리고 말을 거는 방법을 직접 선택했다.

"엄마, 내가 얼마나 엄마의 행복을 원하는지 잘 아시죠. 그리고 딸로서의 역할이 제게도 얼마나 중요한지 그것도 잘 아시죠. 집에서 모두들 평화롭게 지내기 위해서 우리 둘이 몇 가지 이야기할 것이 있어요."

조금 머뭇거리다 그녀는 대화를 이끌어가는 방법을 찾아냈다. 그녀는 자기를 불편하게 하는 행동이 어떤 것인지 그때 자신의 감정은 어떠한지, 또 자신이 필요로 하는 것들이 무엇인지에 대해 자세히 이야기했다.

"엄마의 행동 중 세 가지가 저를 불편하게 해요. 그래서 엄마하고 잘 지내고 싶지만 잘 안돼요. 먼저 남편이 출근한 뒤에 제가 하는 일들을 중단하게 만드는 게 그 중 하나예요. 그때는 내가 하루 일과를 계획하는 시간인데 엄마가 그러시면 한번에 여러 가지를 할 수가 없어요. 한 시간 동안은 혼자 있고 싶어요. 그리고 남편이 퇴근하자마자 엄마가 저희한테 오시잖아요. 남편이 돌아왔을 때 얼마 동안은 그와 단둘이 시간을 보내고 싶어요. 가족들과 같이 저녁시간을 보내기 전에 말이에요. 남편이 퇴근했을 때 한 시간 동안은 저희 둘만 있게 해주세요. 마지막으로 엄마가 '네 못된 버릇을 고쳐놓고야 말겠다.' 라는 식으로 말씀하실 때 물론 그게 사실이 아니라는 것을 알지만 그래도 무서워요. 기분도 몹시 상하고요. 제 집에서만큼은 편안하게 지내고 싶고, 더 이상 폭력은 없다고 안심할 수 있었으면 좋겠어요."

첫날은 무척 조심스러웠다. 수스미타는 태어나서 처음으로 엄마에게 그런 식으로 이야기했기 때문이다. 두 모녀의 대화는 진료실에서 연습한 것보다는 복잡하게 진행되었다. 하지만 그녀는 어쨌든 그녀가 원하는 것을 엄마에게 이야기할 수 있었다. 엄마와 같이 하고 싶은 것들과 그녀가 엄마로부터 원하는 것에 대해 말을 할 수 있었다. 그녀는 엄마에게 협조해달라고 부탁했고, 그리고 그 순간부터 자신이 조금이라도 위협받고 있다는 느낌이 들면 이틀 동안은 엄마와 외출을 하지 않겠다고 했다.

처음 두 주는 힘들게 지나갔다. 당연히 그녀의 엄마는 기회가 조금만 있어도 한계로 정한 것을 시험해보곤 했다. 그리고 일주일에 3번 외에도 어떻게 하면 외출을 할 수 있을까 이유를 찾기에 정신이 없었다. 그러다 3일째부터는 딸의 결심을 시험해보려고 위협적인 말들을 하기도 했다.

수스미타는 거의 이틀에 한 번씩 내게 전화를 걸었는데, 비교적 잘 지내고 있었다. 전의 증상이 오히려 더 심해지기도 했는데, 그녀는 그 이유를 잘 알고 있었기 때문에 그다지 걱정하지 않았다.

한 달이 지나자 집안 분위기가 많이 조용해졌고, 그녀의 증상들도 조금씩 줄어들기 시작했다. 그때서야 그녀는 자기와 똑같이 험한 인생을 살아온 엄마와 마음을 터놓고 이야기할 수 있는 여유를 되찾게 되었다. 그녀는 엄마의 이야기를 귀 기울여 들으며 그 말 속에 감춰진 감정들을 이해하려고 노력했다. 그리고 엄마 스스로 가장 불편하게 하는 것이 무엇인지 알 수 있도록 도와주었다.

두 모녀는 이렇게 해서 파란만장했던 엄마의 삶을 함께 돌아볼 수 있었다. 중국대륙에서 어린 시절을 보낸 그녀의 엄마는 장개석 정부가 대대적으로 타이완으로 피난 올 때 함께 이주해왔다. 그녀 엄마의 삶은 그야말로 한편의 소설이었다. 이제는 엄마와 이야기를 나눌 때 아주 새로운 느낌이 들었다. 그렇다고 엄마의 성격이 바뀐 것은 아니었다. 어쩌면 평생 달라지지 않을지도 모른다. 달라진 것이 있다면 이제 수스미타가 자기 삶을 지휘하고 있다는 느낌을 갖게 된 것, 바로 그것이다. 그녀는 자신을 다시 존중할 수 있게 되었고, 그녀의 엄마 역시 딸을 새로운 눈으로 보기 시작했다.

마지막 단계

우리가 단 하루 아니, 한 달이라는 짧은 기간 안에 감정의 의사소통 방법을 터득할 수는 없다. 그것은 일년이 걸릴지도 모른다. 무술의 세계에는 하얀띠에서 검정띠까지 하는 식의 각각의 단계가 있다. 그리고 나서도 '단'이라고 불리는 끊임없는 수련단계가 남아 있다. 다시 말해 '마지막 단'이라는 것은 없다. 항상 더 숙련된 단계를 위해 계속 훈련을 해야 한다.

나는 감정의 의사소통이 이와 비슷하다는 생각을 한다. 어쩌면 평생 동안 우리는 좀더 나아지기 위해 끊임없이 에너지를 조절하고 통제해야 하는지 모른다. 이 문제에 대해 여러 해를 두고 연구를 해온 나 역시 아직 밤색띠 정도의 수준에 오지 않았나 하고 생각한다. 더 나은 삶을 위해 감정의 의사소통 방법을 시도조차 해보지 않는다는 것은 정말 안타까운 일이다. 이는 내가 경험을 통해 얻은 생각들이다. 끊임없는 훈련이 필요한 것이지만 오히려 그렇기 때문에 하루라도 빨리 시작해야 하는 것이 아닐까.

프랑스의 콜베르 수상에 관한 재미있는 일화가 생각난다. 그 당시 프랑스에는 강국이었던 영국에 대항할 만한 선박이 많이 부족했다. 특히 돛을 만들 전나무가 모자랐다. 콜베르 수상은 왕실의 산림 담당자들을 불러 모아 아예 숲 전체를 덮을 만큼의 전나무를 심으라고 명령했다. "돛으로 만들 만큼 전나무가 자라려면 100년이 걸립니다." 그들이 대답했다. "아, 그렇군. 그렇다면 더더욱 하루라도 빨리 심도록 해야겠군." 다행히 감정의 의사소통법은 이보다 빨리 효과를 볼 수 있다.

내게서 이 대화 방법을 배운 젊은 인턴들은 바로 환자들과의 관계가 많이 좋아졌다고 대답했다. 덕분에 쓸데없는 에너지 낭비를 줄일 수 있었다고 했다. 만약 정상심장박동 훈련과 이것을 병행한다면 더 나은 결과를 기대할 수 있을 것이다. 감정뇌를 안정시키고, 본인뿐만 아니라 타인의 감정을 더 잘 파악할 때 심장은 정상으로 잘 뛸 것이고 그럼으로써 더 쉽게 해야 할 말을 선택하며, 자신의 중심을 지키는 데 주력할 수 있을 것이다.

나는 지금까지 감정조절이 미치는 영향과 인간관계에서 서로의 영향을 조절하는 바람직한 방법에 대해 길게 이야기했다. 우리 몸을 통해 생리적 현상을 조절하는 방법을 터득하고 나서 상처받은 감정뇌를 치유할 때 가장 근본적으로 활용할 만한 방법이 바로 의사소통훈련이다. 하지만 거의 50여 년간 이 방법은 별다른 관심을 끌지 못하고 있다. 이 방법이야말로 정말 우리 자신을 위한 것이라기보다 다른 사람들을 위해 매우 중요한 것이다. 자기 자신이나 가까운 이와의 관계를 넘어서서 우리가 살고 있는 공동체에서 우리 자신의 역할은 매우 중요하다. 인간은 사회적 동물이다. 우리는 외부세계와의 관계에서 의미를, 다시 말해 다른 사람들과의 관계의 의미를 발견하지 못한다면 행복하게 살 수도 없고, 우리 깊숙이 숨겨져 있는 상처들을 치유받지도 못할 것이다.

14

조화로운 관계

> 내가 만일 나를 돌보지 않는다면 누가 돌볼 것인가?
> 만약 내가 나만을 돌본다면 그렇다면 나는 누구인가?
> 만약 내가 이 문제를 지금 고민하지 않는다면 언제 고
> 민할 수 있을까?
>
> ── 히렐, 「아버지들의 헌장」

실존의 한계를 초월하는 공동체적 사랑

삶은 하나의 투쟁이다. 하지만 혼자서 감당할 수 없는 투쟁이다. 우리의 정신은 "항상 늘 같은 '나' 이어야 한다는 것에 지쳤다"는 사회학자 알랭 에렌베르그의 멋진 표현처럼 이러한 한계를 넘어 언제나 새로운 의미를 찾는다. 우리가 살려고 노력할 때는 단지 살아남는 것 이상의 다른 이유가 필요하다.

『인간의 대지』에서 생텍쥐페리는 조종사 앙리 기요메가 안데스 산맥에서 추락했던 때의 이야기를 했다. 그는 3일 동안 살을 에는 추위 속에서 앞만 보고 걸었다. 그러다 눈 속에 그대로 쓰러진다. 잠시 갑작스럽게 얻은 그 짧은 휴식의 시간 동안 그는 만약 바로 그 자리에서 일어나지 않으면 다시는 일어서지 못할 것이라는 사실을 깨닫는다. 하지만 뼛속 깊이까지 지쳐버린 그는 더 이상 걷고 싶지 않았다. 그는 조용하게 고통

없이 그대로 평안하게 죽고 싶었다. 그는 머릿속으로 아내와 아이들을 떠올렸다. 가슴속 깊이 앙리 기요메는 마지막으로 그들을 사랑하는 마음을 느꼈다.

그런데 갑자기 이런 생각이 났다. 만약 그가 죽은 뒤, 그의 시체를 찾지 못한다면, 아내가 보험금을 타서 생활하려면 4년을 기다려야 한다는 사실이었다. 그는 눈을 뜨고 100미터쯤 떨어진 눈더미 위에 솟아 있는 바위를 바라보았다. 거기까지만 갈 수 있다면 아마 사람들이 쉽게 자신의 시체를 찾아낼 수 있을 거라고 생각했다. 가족을 사랑하는 마음으로 그는 자리에서 일어나 다시 걷기 시작했다. 사랑의 힘으로 걷기 시작했던 것이다. 그리고는 다시 멈추지 않았다. 100미터를 더 걸어갔고, 마침내 마을에 도착할 수 있었다.

후일, 그는 이렇게 말했다. "어떤 짐승도 내가 해낸 것을 하지 못했을 거야." 왜 살아야 하는지 충분한 동기를 찾았을 때, 가족에 대한 배려와 사랑이 바로 그에게 계속 앞으로 걸을 수 있는 힘을 주었던 것이다.

오늘날 우리는 전세계적으로 개인주의적인 '심리' 또는 '자기개발'의 가치가 중심이 되는 시대를 살고 있다. 자동화, 독립심, 자유, 자기표현이야말로 가장 위대한 가치가 되었다. 심지어 광고 분야는 이와 같은 사람들의 가치관을 겨냥해 이웃사람과 똑같은 상품을 살 때조차 그것을 사면 어딘가 자신이 다른 사람과 구별되는 듯한 착각을 갖도록 만든다. "당신의 독특함을 드러내세요."라는 옷이나 향수의 광고문구가 그렇고, "당신을 표현하세요."라는 커피광고 문구라든지 "다르게 생각하세요."라는 컴퓨터 광고 문구도 마찬가지다.

미국에서는 심지어 군대 — 분명 군대가 개인주의의 상징이 될 수 없는데도 불구하고 — 에서조차 젊은이들을 소집하기 위해 이 가치관을 내세운다. 사막을 헤쳐 나가는 탱크를 배경으로 한 포스터에는 "당신에게 열려 있는 무한한 가능성을 위해"라고 씌어 있다. 물론 이와 같은 가치관이 18세기 미국과 프랑스 혁명 이래 계속 지속되어 오면서 많은 진보를 가능케 한 것은 사실이다. 그것은 "자유"라는 너무나도 소중한 가치관에 바탕을 두고 있다. 하지만 계속 이대로만 나간다면 독립을 얻는 대신 그만한 대가를 치러야 할 것이다. 고립감, 고통, 의미의 상실이 바로 그 대가이다. 우리는 그 자유의 이름으로, 완전히 마음에 들지 않는다는 이유로 배우자와 이혼을 해왔다. 이제 서구사회의 이혼율은 50%에 접근하고 있다.

지금처럼 자주 이사를 다녔던 적도 없다. 미국 가정은 평균적으로 5년에 한 번 이사를 한다고 한다. 나는 요즘처럼 사람들이 서로에 대한 관계와 책임과 의무를 벗어버리고 자유롭게 자신의 길을 찾아간 적이 없었다고 생각한다. 혼자 남거나 길을 잃을 위험부담을 안고서도 말이다. 지난 반세기 동안 서구사회에서 우울증 발병률이 급증한 이유 중의 하나가 바로 이 때문이 아닐까.

내 친구 중에 고향을 떠나 이민 와서 최근까지 혼자 살고 있는 의사가 있다. 37살의 그는 오랫동안 정신분석법, 자기계발 프로그램, 항우울제 등 모든 방법을 시도해 자신의 삶의 의미를 찾으려고 노력했다. 어느 날 그가 내게 말했다. "내가 실존적 의문을 갖지 않는 유일한 순간이 있는데, 바로 두 살짜리 아들녀석이 내 손을 잡고 같이 걸어갈 때라네. 신문을 사러 갈 뿐인데 말이야." 그 친구처럼 아내와 자식들의 사랑, 그리고 그들에게 품는 사랑이 아마도 우리가 살아가는 데 있어 가장 분명한 이유인지도 모른다. 하지만 우리 자신의 균형 있는 삶을 위해 다른 사람들의 존재가 중요하다는 사실은 단지 핵가족의 범위에만 국한되는 것은 아니다. 사실, 우리에게 소중한 공동체에 우리가 잘 적응할수록, 우리는 다른 사람들에게 중요한 하나의 역할을 하고 있으며 소중한 자리를 차지하고 있다는 느낌이 들 것이다. 그때 우리는 더 쉽게 불안감이나 절망, 무의미함의 문제를 해결할 수 있을 것이다.

그러고 보니 밖으로 외출하는 것을 두려워해서 내가 직접 집으로 방문해야 했던 할머니 한 분이 생각난다. 그 할머니는 폐기종을 앓고 있었기 때문에 항상 산소통을 달고 있어야 했다. 하지만 할머니의 가장 큰 문제는 오히려 우울증이었다. 할머니는 75세의 나이에 이제는 더 이상 아무것에도 관심이 없었다. 항상 불안해했고, 삶의 의미도 잃어버렸다고 했다. 그저 죽음을 기다릴 뿐이라고 했다. 자연히 잠을 잘 자지 못했고, 식욕도 없었고 많은 시간을 불평만 하면서 보내게 되었다. 하지만 나는 그녀의 지혜와 다양한 능력들을 보며 놀라지 않을 수 없었다. 그녀는 오랫동안 비서실장으로 일한 경험이 있었기 때문에 우울증에 시달리고 있었지만 어딘가 모르게 위엄 있어 보였다.

어느 날, 내가 할머니에게 물었다. "할머님은 상태가 아주 좋지 않다는 것을 잘 알고 계시죠? 그리고 도움이 필요하다는 것도요. 그런데 할머니는 아직도 다른 사람들에게 필요한 사람이 될 수 있다는 것도 잘 알고 있어요. 다른 사람에게 도움이 되는 일을 하고 계신가요?" 그녀는 자기에게 도움을 주어야 할 사람인 정신과 의사가 이런 질문을 한다는 사실에 매우 놀라는 것 같았다. 할머니의 눈에 호기심의 빛이 살짝 비치는 것을 볼 수 있었다.

할머니는 가난한 아이들을 위해 글 읽는 법을 가르치는 데 조금씩 시간을 할애하기 시작했다. 외출하는 것이 자유롭지 못했기 때문에 쉽지만은 않았다. 게다가 아이들이 모두 고마워하는 것도 아니었다. 그중에는 다루기 힘든 아이들도 많이 있었다. 하지만 이 일이 그녀에게 가장 중요한 일 중 하나가 되었다. 그녀는 그 후 자신이 누구에겐가 도움이 된다는 사실에 만족해 했으며 그것이 하나의 삶의 목표가 되기까지 했다. 이제 그녀는 나이와 병으로 고립되어 지내야 했던 삶에서 벗어나 공동체의 삶을 다시 시작할 수 있게 되었다.

카뮈는 철학 에세이에서 자신이 이해한 인간의 영혼을 잘 보여주었다. 〈시지프스 신화〉에서 묘사한 인간의 조건은 너무나도 이 사실을 투명하게 보여주고 있다. 인간의 삶은 산 아래에 굴러 떨어져 있는 바위를 꼭대기까지 올려다 놓는 일이다. 그리고 또다시 아래로 굴러 떨어지면 다시 올려다 놓아야 한다. 우리 삶에 있어서 다른 의미를 찾는 것은 환상일 뿐이다. 하지만 그는 말하고 있다. 그래도 행복한 시지프스를 상상해봐야 하지 않겠는가. 〈부조리〉의 철학에도 불구하고 까뮈는 레지스탕스에 가담했다. 그는 투쟁했고, 행복해 했다. 다른 많은 사람들처럼 그는 실존의 한계를 초월하는 하나의 명분을 위해 목숨을 걸었다. 인간관계에서 찾아볼 수 있는 이와 같은 의미는 강요된 문화나 사회의 도덕률은 아니다. 그것은 인간의 뇌 자체가 갖는 욕구인 것이다.

지난 30년 동안 생리사회학은 우리의 유전인자 자체가 이타주의적이라는 사실을 밝혀냈다. 다른 사람을 향한 마음, 그리고 거기에서 얻을 수 있는 내적 평안이 우리의 유전자 제조의 일부를 담당한다는 것이다. 이 이타주의가 위대한 종교들의 중심에 자리잡고 있는 것은 당연하다. 유대교, 기독교, 회교도의 사상가들과 또 도교, 힌두교의 사상가와 현인들이 모두 경험한 감정인 것이다. 대다수의 무신론자들의 경우도 마찬가지이다.

보다 큰 행복

다른 사람들에 비해 더 큰 행복을 누리는 사람들을 살펴보면서 우리는 두 가지 중요한 점을 발견하게 된다. 그들은 가까운 이들과 정서적인 면에서 매우 안정된 관계를 맺고 있다. 그리고 자기가 속한 공동체에 잘 적응하며 살고 있다. 지금까지 우리는 정서적 관계에 대해 오랫동안 이야기를 했다. 그렇다면 좀더 넓게 나아가 사회적 관계는 어떠한가?

공동체와의 긴밀한 관계는 사실 물질적으로 되돌려 받지 못하면서도 자신과 자신의 시간을 나누어 줄 때 가능하다. 이는 우울증을 동반하는 공허감을 채우는 것에 가장 효과적인 방법이 아닐까. 자신의 목숨을 내놓지 않아도, 레지스탕스에 뛰어들지 않아도 된다.

양로원에서 살고 있는 노인들의 삶에 좀더 관심을 갖거나, 동물보호소에서 일을 하고, 동네의 학교를 위해 봉사를 함으로써 고립감을 덜 수 있을 것이고, 우울증과 불안감을 어느 정도는 해결할 수 있을 것이다. 이는 장 조레스의 가장 친한 친구였던 에밀 뒤르켕이 처음으로 증명한 사실이기도 하다. 그는 근대 사회학의 교두보 역할을 했던 『자살』이라는 책에서 사람들은 자신이 속한 공동체에 소속감을 느끼지 못할 때 더 자주 자살하는 경향이 있다고 했다.

그 후, 미국 사회학자들은 공동체 생활에 참여하는 사람들이 더 행복해 할 뿐만 아니라 다른 사람들보다 더 건강하고 오래 산다는 이론을 발표했다. 《미국 심장학 저널》에 발표된 연구결과에 의하면, 두 그룹이 똑같은 건강상태라고 가정할 때 사회의 다른 구성원들을 위해 무료봉사활동을 하는 노인들과 빈민층의 사람들이 그렇지 않은 사람들보다 사망률이 60%나 낮은 것으로 나타났다.

세계적으로 가장 잘 알려진 과학 잡지인 《사이언스》지에 실린 무료봉사가 건강에 미치는 효과에 따르면 이와 같은 사람들은 수명기간이 훨씬 긴데, 심지어 고혈압이나 콜레스테롤 문제 그리고 흡연의 문제가 없는 사람들보다 더 오래 사는 것으로 나타났다. 다른 사람들과의 사이에서 느낄 수 있는 즐거움, 사회그룹에 속해 있다는 소속감이 감정뇌뿐만 아니라 신체에도 더없이 훌륭한 치유방법이 된다는 것이다.

호주의 정신과 의사인 빅토르 프랑클은 나치의 집단 수용소에서 살아난 사람이다. 그의 끔찍한 경험을 담은 책에서 그는 공동체에 대한 소속감이 바로 그곳에서 사람들을 버텨내게 했다고 밝혔다. 비록 그의 경험담이 과학적 사실이라고 할 수는 없지만 그의 결론은 여러 연구결과들과 맞아떨어진다. 차갑고 무관심한 세계에서 살아남기 위해서는 자신의 존재 의미를 찾아내야 하고 무엇인가에 연계되어 있어야 한다. 절망의 상태에 빠졌을 때 그는 삶이 우리에게 무엇을 해줄 수 있는지를 묻지 말고, 항상 우리가 삶을 위해 무엇을 할 수 있는지를 자문해야 한다고 충고한다. 어쩌면 자신이 하는 일이 다른 이들에게 어떤 도움을 주는지를 항상 생각하면서 좀더 너그러운 마음으로 일을 계속하는 것일 수도 있다. 아니면 일주일에 한번쯤 자신의 시간을 하나의 명분이나 그룹 혹은 한 사람에게, 아니 사랑하는 동물에게 바치는 것일 수도 있다.

20세기에 타인을 향한 이타의 마음을 행동으로 실천한 가장 훌륭한 인물인 테레사 수녀는 이렇게 말했다. "대단한 일을 하겠다고 생각하지 마세요. 중요한 것은 당신의 일부를 주는 겁니다. 당신의 행동에 얼마만큼 연민의 마음을 담는가가 중요한 거죠." 자신을 헌신하기 전에 완전히 자기와 일치해야 하는 것은 아니다.

휴머니스트 심리학자인 아브라함 매슬로는 '자기계발' 운동의 주창자이다. 심리적으로 안정되고, 행복하다고 말하는 사람들을 대상으로 실시한 연구 끝에 그는 자기계발의 마지막 단계는 '활동하는' 인간이 다른 사람을 위해 관심을 돌리기 시작할 때라고 했다. 자아성취의 중요성을 강조하면서도 그는 '봉사자'가 될 것을 주창했다. "다른 사람을 위해 훌륭한 봉사자가 되기 위해서는 무엇보다 자기 자신이 훌륭한 사람이 되어야 한다. 하지만 훌륭한 사람이 되기 위해서는 다른 사람을 위해 봉사하는 정신이 무엇보다 필요하다. 다시 말해, 두 가지의 목표를 동시에 추구할 수 있으며, 그렇게 해야 한다는 뜻이다."

뒤르켕이 죽은 지 한 세기가 지나고, 프랑클과 매슬로의 연구가 발표

14. 조화로운 관계

된 지 30년이 지난 지금 현대 심리학의 연구는 그들의 업적을 재확인하는 방향으로 나아가고 있다. 컴퓨터를 통해 정상심장박동을 측정하면서 우리는 신체가 정상심장박동을 유지하기 위한 가장 간단하면서도 빠른 방법이란 타인을 위해 사랑을 베풀고 부드럽게 대하는 것이라는 사실을 다시 한번 깨닫게 된다. 우리가 주위 사람들과 깊이 조화로운 관계를 유지할 수 있을 때 우리의 생리적 현상은 동시에 정상적인 단계로 들어선다. 우리의 생리적 현상을 조화로운 단계로 들어서도록 도와줄 때 우리는 주위 사람들의 세계를 이해하는 새로운 방법의 문을 여는 것이다. 이것이 바로 매슬로가 이야기한 순환의 고리이다. 바로 자아실현을 향한 문인 것이다.

치유

15
치유의 기적

자연의 치유력

퐁네프 다리에 서면 하얀 돌들 사이로 세느강이 흐르는 것이 보인다. 파리 시내 한가운데 있는 둑 위에서 한 남자가 아들과 낚시를 하고 있다. 꼬마가 지금 막 물고기 한 마리를 잡았는데, 그의 눈은 행복에 빛나고 있다. 그 장면을 보면서 나는 어릴 때 이 강가를 따라 아버지와 오랜 시간을 함께 거닐었던 생각이 떠올랐다. 꼬마의 나이쯤 되었을 때인 것 같다. 아빠는 내게 자신이 어렸을 때 할아버지는 한겨울에도 세느강에 나와 수영을 했다고 말해주었다. 하지만 이제 세느강이 너무 더러워서 수영을 할 수 없는 건 당연하고, 물고기조차 모두 사라졌다고 했다.

30년이 지난 후, 물고기들은 다시 돌아왔다. 어쩌면 또다시 수영을 할 수 있게 될지도 모른다. 우리가 강을 더 이상 오염시키지 않는다면 강은 스스로 정화해 나갈 것이다. 강은 살아 있는 생물체다. 강도 우리들처럼 균형을 이루고 자기 정화를 해 나가려는 성향을 가지고 있다. 우리가 강을 더 이상 오염시키지 않고 평화롭게 내버려두면, 강들은 스스로 깨끗하게 정화해나갈 것이다.

모든 생물체들처럼, 강들도 공기, 비, 땅, 나무, 해초, 물고기 그리고 사람들과 같은 주변의 환경과 지속적인 관계를 맺고 있다. 이와 같이 살아 있는 상호관계를 통해 하나의 질서와 조직이 만들어지며, 결국에는 정화된다. 더 이상 주변 환경과 상호관계를 맺고 있지 않은 물웅덩이만이, 고여 있는 물만이 더러워지기 마련이다. 혼돈이 자리잡게 되는 것이다.

죽음은 분명 삶의 반대를 의미한다. 외부와 더 이상의 교류가 없고, 끊임없이 생성되는 질서와 균형이 없을 때 부패되기 시작하는 것이다. 하지만 자연의 힘이 계속 활동하는 한, 이것은 균형과 조화 심지어 정화를 향해 나아간다. 아리스토텔레스는 모든 형태의 생물체는 그 안에 엔텔레키아(entelechie) 혹은 활력론이라고 부르는 것을 가지고 있다고 말했다. 꽃이든 나무든 암탉이든 인간이든 씨앗이든 알이든 저마다 자기 안에 복잡한 구조를 지닌 고등생물체로 변하게 할 수 있는 힘을 가지고 있다. 활력론의 과정은 단지 물리학적인 것이 아닌데, 인간의 경우, 지혜의 발달과 함께 진행되기도 한다고 했다.

칼 융과 아브라함 매슬로도 같은 의견을 내놓았다. 융은 사람을 항상 더 성숙하고 침착한 단계로 나아가도록 하는 '개별화 과정'에 매혹되었다. 매슬로는 이를 '자아실현'이라고 불렀다. 그들에게는 자가 치유나 활력론이 바로 생명의 근본인 것이다.

지금까지 이 책을 통해 이야기한 치료방법들은 인간뿐만 아니라 하나의 세포에서 생태계 전반에 이르기까지 모든 생물체의 특성인 활력론의 기능을 강화하는 것을 목표로 하고 있다. 바로 이 치료법이 신체의 자연적인 에너지를 활성화하고, 신체조직의 조화와 균형을 찾으려는 힘을 극대화하기 때문에 부작용 없는 치료 효과를 기대할 수 있는 것이다. 치료법 모두, 각각 나름대로 신체와 뇌로 하여금 조화를 회복할 수 있게 하면서 상호작용하기 때문에 시너지 효과를 기대할 수 있다. 그렇기 때문에 여러 치료 방법 중 단 하나만을 선택할 필요는 없다. 이 방법들은 서로 상호작용하면서 스스로 강하게 해준다. 다시 말해, 이들은 모두 변연계의 활동을 활성화해주는데, 이것이 몸과 정신 모두에 안정감을 주고, 보살펴주는 역할을 한다.

1940년대는 항생제의 발견으로 의학계가 큰 변화를 겪은 시기이다. 그때까지만 해도 치유 불가능했던 환자들이 처음으로 특정한 치료법 덕분에 생명을 건질 수 있었다. 폐렴, 매독, 탈수로 인한 사망률이 약물투여만으로 현저하게 감소했다. 항생제의 효과가 너무나 강력했기 때문에 그때까지 의술활동에 있어서 중요했던 환자와 의사와의 관계, 영양, 환자의 태도 등에서 문제가 제기되기 시작했다. 환자는 항생제를 복용하기만 하면 의사가 환자에게 말을 하지 않아도, 환자의 영양섭취가 아무리 좋지 않아도, 그리고 환자가 치료법에 완전히 수동적으로 무관심하게 따른다고 해도 병을 치유할 수 있었다. 이와 같은 놀라운 효과로 인해 서구사회의 의학계에서 찾아볼 수 없었던 새로운 태도가 등장했다. 더 이상 환자의 생활이나 환경, 체내 에너지, 혹은 자가 치유 능력을 고려하지 않게 된 것이다. 환자와 질병을 지극히 기술적인 측면에서 접근하는 이와 같은 가치관이 전염병 관련부서뿐만 아니라 의학계 전반에 퍼져나갔다.

오늘날, 거의 대부분의 의학교육은 환자의 질병을 진단하고 그에 맞는 치료법을 적용하는 것을 목적으로 하고 있다. 물론 급성질환의 경우에는 너무나도 큰 효과가 있는 치료방법이다. 예를 들어, 맹장염엔 충양돌기 절제수술을 해야 하고 폐렴에는 페니실린을 투약하고 알레르기는 코르티손으로 치료해야 한다. 하지만 만성질환일 경우에는 이와 같은 약들이 일부 발작이나 단순 증상들을 치유할 뿐 한계에 부딪치는 경우가 종종 있다. 심근경색은 놀랄 정도로 치료가 가능해졌고 산소와 트리니트린(trinitrine), 그리고 모르핀 덕분에 생명은 구할 수 있으나, 밖으로 드러나지 않고 심장의 관상동맥을 조여 오는 질병에는 아무 효과가 없다. 동맥관련의 만성질환을 치료하기 위해서는 무엇보다 스트레스 조절, 식이요법, 운동 등 전체적인 생활방식을 바꾸어야 한다.

불안 증세나 우울증처럼 만성질환의 경우도 마찬가지다. 단 한 번의 수술로, 혹은 한 가지 수술 방식으로 수년간 아니 수십 년이 넘도록 앓아 온 만성질환의 고질적인 문제들을 해결할 수 있다는 것은 환상일 뿐이다. 이 점에 대해서는 만성질환을 직접 치료하는 의사나 이론을 가르치는 교수들 모두 의견을 같이한다. 아무리 자기주장이 강한 정신분석학 의사나 생리정신과 의사라 해도 적어도 한 가지는 인정해야 할 사항이 있다. 만성적 우울증을 치료하는 데 기존의 의학이 제공할 수 있는 가장 효과적인 치료법은 바로 정신분석학 치료와 약물을 통한 치료를 동시에 병행하는 것이라는 사실이다. 이것은 《뉴잉글랜드 의학 저널》에 실린 것으로 여러 대학에서 동시에 행해진 연구결과가 입증하는 사실이다.

오염된 강이 빠른 시일 내에 스스로 정화하려고 할 때처럼 만성적 질병을 다룰 때는 무엇보다 여러 가지 측면들을 고려해 자가치유 기제를 강화할 수 있는 프로그램을 실행해야 한다. 여러 단계에 개입하면서 질병의 에너지보다 더 강한 시너지 효과를 만들어 내야 한다. 내가 지금까지 여러 방법들에 대해 이야기한 이유도 바로 이와 같은 시너지 효과를 기대하기 때문이다. 각각의 치료법이 물론 저마다 다른 영역에서 효과를 발휘하겠지만 이 치료법들을 서로 조화롭게 연관시켜 적용할 수 있다면 좀더 정신적인 고통을 덜고, 더 많은 에너지를 활성화시킬 수 있을 것이다.

치유의 기적을 만드는 몇 가지 원칙들

우리는 지금까지 감정의 존재인 인간의 가장 깊은 곳에까지 들어가 조화로운 상태(정상심장박동)를 회복할 수 있는 여러 방법들을 알아보았다. 그렇다면 어디서부터 시작해야 하는가? 피츠버그 대체의학센터는 여러 실험들을 통해 각 개인에게 적절한 치료법을 선택할 때 고려해야 할 몇 가지 기준들을 발표했다.

첫번째 원칙은 자신의 내면을 통제하는 법을 배워야 한다는 것이다. 모든 사람들은 심적으로 어려운 기간들을 보낼 때 나름대로 스스로를 위로하는 법을 터득하게 된다. 불행하게도 대부분의 경우, 담배나 초콜릿, 아이스크림, 맥주, 위스키 또는 텔레비전을 통해 고달픈 삶을 위로받으려고 한다. 그러다 기존의 의학에 도움을 청하면 바로 진정제나 항우울제를 처방받게 될 것이다(발륨, 아티반, 자낙스). 1960년대 무렵 거의 모든 신문에는 발륨 전의 진정제인 리브리엄의 광고가 가득했다. 아주 자랑스러운 듯이 떠들어대고 있었다. "리브리엄! 어떤 문제든지 믿어보세요!" 아마도 프랑스가 이 모토를 가장 잘 받아들인 나라가 아닌가 싶다. 만약 방황하고 있는 고등학생이나 대학 서클 멤버들이 누군가를 위로할 때면 대마초나 코카인 혹은 헤로인 같은 좀더 강력한 자기위로방법을 택하라고 충고했을지도 모른다.

이처럼 별 효과도 없고 게다가 몸에 해롭기까지 한 방법들을, 감정뇌의 자가치유 능력을 활용하고 이성과 감정이 조화를 이루고 자아의 확신을 회복할 수 있도록 해주는 치료법으로 바꾸는 것이 무엇보다 중요하다. 피츠버그의 대학에서 우리는 각자에게 정상심장박동의 리듬을 회복할 수 있는 능력을 발견하고 아주 작은 스트레스에도(순간적인 긴장 때문에 훨씬 효과가 적고 건강에도 나쁜 방법을 선택하고 싶어질 때) 이 상태를 유지할 수 있는 법을 배우도록 적극 권장하고 있다.

두번째로 가능하다면 현재까지 계속 고통을 불러일으키는 과거의 사건들을 파악해야 한다. 대부분의 경우, 환자들 스스로 자신들이 안고 있는 감정의 종양을 과소평가한다. 하지만 이것 때문에 계속해서 매순간 고통이 되살아나고 삶의 즐거움을 빼앗긴다. 대부분의 기존 치료담당자들은 이 점에 많은 관심을 두지 않거나 아니면 어떻게 환자를 도와야 하는지 잘 알지 못한다. 하지만 앞에서 살펴본 것처럼 과거의 무거운 짐을 덜기 위해서는 몇 번의 안구운동에 의한 신경과 감정의 통합(EMDR) 훈련을 받으면 삶에 대한 새로운 기대를 가질 수 있다.

항상 가장 중요한 사람들과의 관계에서 겪는 만성적인 갈등에 대해 정확하게 알아야 한다. 부모나 자식, 배우자, 형제자매 같은 사적인 관계뿐만 아니라 상사, 동료, 고용인처럼 직업 환경 내에서도 이와 같은 관계가 바로 우리의 감정 생태계를 조건짓기 때문이다. 새롭게 관계가 정화되면서 내면의 균형을 회복할 수 있게 해줄 것이다. 만약 그렇지 않고, 지속적으로 우리의 감정뇌의 흐름을 오염시키도록 내버려 두면 결국에는 자가치유 기제가 봉쇄되고 말 것이다. 때로는 과거의 충격적인 기억들을 해결하는 것만으로도 감정의 관계를 활성화시킬 수 있다. 현재와는 아무 상관이 없는 과거의 망령에서 자유롭게 되면 다른 사람들과 새로운 관계를 형성할 수 있게 될 것이다.

정상심장박동 리듬을 유지하는 법을 익히면 감정의 관계도 더 잘 조절할 수 있게 된다. 비폭력적인 감정의 의사소통 역시 감정의 관계를 조화롭게 하고, 내면의 균형을 회복하는 데 더없이 효과적이고 직접적인 방법이다. 그렇기 때문에 우리는 끊임없이 좀더 나은 감정적 의사소통방법을 훈련받아야 한다. 숙련된 치료사에게 이 방법들을 배우는 것이 충분하지 않다면 가족치료나 부부치료처럼 더 복잡한 치료과정을 시도해봐야 할 것이다(사적인 관계에서 심각한 갈등문제가 일어났을 경우).

오메가-3 지방산과 오메가-6 지방산 간의 적절한 균형을 회복하고 몸과 뇌의 조직재생에 가장 이상적인 물질을 공급하는 방향으로 식이요법을 조절한다면 대부분의 사람들이 그 혜택을 보게 될 것이다. '지중해식 식이요법' 이라고 부르는 이 식이요법은 우울증과 스트레스를 해소시켜줄 뿐만 아니라 심장박동 간격을 넓혀주어 어떤 상황에도 잘 적응할 수 있도록 해준다. 그렇기 때문에 우리는 어류를 많이 섭취하고, 보조식품을 통해 오메가-3를 섭취하면서 오메가-6의 섭취를 줄이는 방향으로 식단을 재조절해야 한다.

그리고 적어도 일주일에 3번, 20분씩의 운동을 규칙적으로 해야 한다. 매일 아침 잠에서 깨는 방법을 어렵지 않게 바꿀 수 있는지도 알아봐야 한다. 생체 시계를 재조절하려면 자명종 시계를 프로그램화한 램프로 바꾸어 새벽이 된 것처럼 느끼게 하면 되는데, 적은 노력으로 많은 효과를 기대할 수 있을 것이다.

침술은 시간과 비용면에서 더 많은 투자를 해야 한다. 특히 정서적인 면에서 뿐만 아니라 육체적 고통에까지 시달리는 환자들에게는 침술치료법을 권장하고 싶다. 이런 상황에서는 동양의 침술이 두 가지 문제를 동시에 다룰 수 있게 해준다. (사실 우울증세로 고생하는 환자가 육체적 고통까지 겪고 있으면 동시에 치료하기가 쉽지 않다.)

마지막으로, 내면적으로 온전한 안정을 취하기 위해서는 가족의 범위를 넘어서 우리가 속한 공동체 내에서 각자가 맡은 역할에 담겨 있는 깊은 의미를 발견해야 한다. 이를 발견한 사람들은 자신의 평화를 회복한 것에 만족하지 않고 더 높은 목표를 향해 나아갈 수 있을 것이다. 그들은 새로 발견한 삶의 의미 속에서 에너지를 얻어낼 수 있을 것이다.

나는 16살 때 그 또래의 많은 학생들처럼 카뮈의 『이방인』을 읽었다. 그때 내가 느꼈던 혼란이 지금도 생생하게 기억 속에 남아 있다. 그렇다. 카뮈가 옳았다. 세상의 모든 것이 부조리했다. 우리는 우연히 연속되는 삶 속에 떠다니고 우리만큼이나 방향을 잃고 헤매는 이방인들과 부딪친다. 그리고 우리의 삶을 결정짓는 길을 바라보며, 우리는 길들 속에서 마음대로 선택을 하고, 우리가 다른 것을 선택하는 편이 좋았을 것이라는 사실을 이해할 시간조차 갖지 못한 채 죽는다. 만약 우리에게 행운이 주어진다면 이와 같은 부조리를 온전히 의식할 수 있을지도 모른다. 이 실존적인 존재 의식이야말로 인간이 다른 동물과 구별되는 특성이다. 카뮈가 옳았다. 다른 어떤 것도 기대할 만한 것은 없었다.

이제 41살의 나는 많은 환자들의 고통을 침대 머리맡에서 지켜보면서 다시금 아주 다른 의미의 『이방인』을 생각해본다. 카뮈의 실존적 주인공은 자신의 감정뇌를 알지 못했다. 그는 내면의 삶을 가지고 있지 않았거나 그것에 대해 자문하지도 않았다. 그는 자기 엄마의 장례식에 고통도 슬픔도 느끼지 않았다. 연인과 함께 시간을 보내면서도 즐겁다는 감정도, 사랑한다는 감정도 느끼지 않았다. 그는 살인을 저질렀을 때 겨우화를 느꼈을 뿐이었다. 당연히 그는 그가 속한 공동체와 어떤 관계도 맺지 않았다.

하지만 수백만 년 동안 진화된 결과인 우리의 감정뇌는 바로 『이방인』의 주인공이 알지 못했던 세 가지 특성의 삶에 굶주려 있다. 그것은 감정만큼 중요한 육체의 움직임, 소중한 사람들과의 조화로운 감정 관계, 그

치유

리고 공동체에 대한 소속감이다. 이와 같은 것들에서 멀리 떨어져 있을 때 우리는 우리가 이방인이 된 세계에서, 우리를 벗어나 존재의 이유를 찾아 헤매지만 결국 소용없게 된다. 인간의 존재 의미와 방향을 찾아주는 것은 무엇일까? 그것은 다마시오가 훌륭하게 지적한 대로 우리의 신체와 감정의 신경세포를 활성화시킬 수 있는 삶의 근원에서 넘쳐나는 감정의 물결인 것이다. 바로 이 감정의 한 가닥 한 가닥을 살려낼 때 우리는 놀라운 치유의 기적을 경험하게 될 것이다.

NOTES

1. Une nouvelle médecine des émotions

1) Cummings, N. A. et N. Van den Bos (1981), 《The twenty year kaiser permanente experience with psychotherapy and medical utilization : Implications for national health policy and national health insurance》, *Health Policy Quarterly,* n° 1 (2), p. 159-175 ; Kessler, L. G., P. D. Cleary, et al. (1985), 《Psychiatric disorders in primary care》, *Archives of General Psychiatry*, n° 42, p. 583-590 ; MacFarland, B. H., D. K. Freeborn, et al. (1985), 《Utilization patterns among long-term enrollees in a prepaid group practice health maintenance organization》, *Medical Care*, vol. 23, p. 1121-1233.

2) Grossarth-Maticek, R. et H. J. Eysenck (1995), 《Self-regulation and mortality from cancer, coronary heart disease and other causes : A prospective study》, *Personality and individual differences*, vol. 19(6), p. 781-795.

3) Blanchard, S., 《Les Francais dépensent toujours plus pour les medicaments》, *Le Monde*, 16 juillet 2002 ; *Pharmacy Times* (2002), 《Top ten drugs of 2001》, vol. 68 (4), p. 10, 12, 15.

4) Observatoire national des prescriptions et consommations des médicaments (1998). Étude de la prescription et de la consommation des antidepresseurs en ambulatoire, Paris, Agence du médicament-Directions des études et de l'information pharmaco-économiques ; Rédaction du *Monde* (2002) ; 《Le Grand Dossier Exception française》, *Le Monde* (4-15 avril), p. 17

5) Zarifian, E. (2002), 《En France, le recours aux drogues a de quoi inquiéter》, *Le Figaro*, p. 23

6) Rédaction du Monde (2002), 《Le Grand Dossier Exception française》, *Le Monde* (14-15 avril), p. 17.

7) Kessler, R., J. Soukup, et al. (2001), 《The use of complementary and alternative therapies to treat anxiety and depression in the United States》, *American Journal of Psychiatry*, vol. 158 (2 février), p. 289-294.

8) Gabbard, G. O., J. G. Gunderson, et al. (2002), 《The place of psychoanalytic treatments within psychiatry》, *Archives of General Psychiatry*, vol. 59, p. 505-510.

9) Kramer, P. (1993), *Listening to Prozac*, New York Viking. Trad. française, *Le Bonheur sur ordonnance*, 1994, First Editions.

10) Observatoire national des prescriptions et consommations des médicaments (1998). Étude de la prescription et de la consommations des antidépresseurs en ambulatoire, Paris, Agence du médicament-Directions des études et de l'information pharmaco-économiques.

2. Malaise dans la neurobiologie : le difficile mariage de deux cerveaux

1) Mayer, J. D., P. Salovey, A. Capuso (2000), 《Models of emotionals intelligence》, *in* Steinberg, R. J. (éd.), *Hand book of Intelligence*, Cambridge, U. K., Cambridge University Press.

2) Goleman, D. (1997), *L'Intelligence émotionnelle*, Paris, Robert

Laffont.

3) Mayer, J. D., P. Salovey, et al. (2000), *op. cit.*, p. 396-420.

4) Vaillant, G. (1995), *Adaptation to Life*, Boston, Harvard University Press.

5) Felsman, J. K. et G. Vaillant (1987), 《Resilient children as adults : a 40 year study》, *The Invulnerable Child*, E. J. Anthony et B. J. Cohler, New York, Guilford Press.

6) Broca, P. (1878), 《Anatomie comparée des circonvolutions cérébrales. Le grand lobe limbique et la scissure limbique dans le série des mammifières》, *Revue anthropologique*, vol. 2, p. 385-498.

7) Servan-Schreiber, D., W. M. Perlstein, et al. (1998), 《Selective pharmacological activation of limbic structures in human volunteers : A positron emission tomography study》, *Journal of Neuropsychiatry and Clinical Neurosciences*, vol. 10, p. 148-159.

8) LeDoux, J. E. (1996), *The Emotional Brain* : *The Mysterious Underpinnings of Emotional Life*, New Youk, Simon & Schuster.

9) Damasio, A. (1999), *The Feeling of What Happens*, San Diego, Harcourt, Inc. Trad. française, *Le Sentiment même de soi*, 2001, Odile Jacob.

10) Mehler, J., G. Lambertz, et al. (1986), 《Discrimination de la langue maternelle par le nouveau-né》, *Comptes rendus de l'Académie des sciences*, vol. 303, p. 637-640.

11) Arnsten, A. F. et P. S. Goldman-Rakic (1998), 《Noise stress impairs prefrontal cortical cognitive function in monkeys : evidence for a hyperdopaminergic mechanism》, *Archives of General Psychiatry*, vol. 55(4), p. 362-368.

12) Regier, D. A., Robins, L. N. (1991), *Psychiatric Disorders in America* : *The Epidemiology Catchment Area Study*, New York, NY, Free Press.

13) Ochsner, K. N., S. A. Bunge, et al. (mai 2002), 《An fMRI study of the cognitive regulation of emotion》, *Journal of Cognitive Neuroscience*. Voir aussi la théorie de Drevets et Raichle qui décrit la relation d'inhibition

réciproque entre le cerveau cognitif et le cerveau émotionnel et la confirmation de cette théorie dans une étude récente de l'université de Duke par IRM fonctionnelle. Drevets, W. C. et M. E. Raichle (1998), 《Reciprocal suppression of regional cerebral blood flow during emotional versus higher cognitive processes : implications for interactions between emotion and cognition》, *Cognition and Emotion*, n° 12, p. 353-385 ; Yamasaki, H., K. S. LaBar, et al. (2002), 《Dissociable prefrontal brain systems for attention and emotion》, *Proceedings of the National Academy of Sciences*, vol. 99 (17), p. 11447-11451.

14) Macmillan, M. B. (1986), 《A wonderful journey through skull and brains : The travels of Mr. Gage's tamping iron》, *Brain and Cognition*, n° 5, p. 67-107 ; Damasio, H., T. Brabowski, et al. (1994), 《The return of Phineas Gage : Clues about the brain from the skull of a famous patient》, *Science*, vol. 264, p. 1102-1105

15) Eslinger, P. J. et A. R. Damasio (1985), 《Severe disturbance of higher cognition after bilateral frontal lobe ablation : Patient EVR》, *Neurology*, vol. 35, p. 1731-1741.

16) Levenson, R. et al. (1994), 《The influence of age and gender on affect, physiology, and their interrelations : A study of long-term marriages》, *Journal of Personality and Social Psychology*, vol. 67.

17) Csikszentmihalyi, M. (1990), *Flow : The Psychology of Optimal Experience*, New York, Harper &Row.

3. Le cœur et la raison

1) Harrer, G. et H. Harrer (1977), 《Music, emotion and autonomic function》, *Music and the Brain*, M. Critchley et R. A. Hanson, Londres, William Heinemann Medical, P. 202-215.

2) Grossarth-Maticek, R. et H. J. Eysenck (1995), 《Self-regulation and mortality from cancer, coronary heart disease and other causes : A

prospective study》, *Personality and Individual Differences*, vol. 19 (6), p. 781-795 ; Linden, W., C. Stossel, et al. (1996), 《Psychosocial interventions for patients with coronary artery disease : a meta-analysis》, *Archives of Internal Medicine*, vol. 156 (7), p. 745-752 ; Ornish, D., L. Scherwitz, et al. (1998), 《Intensive lifestyle changes for reversal of coronary heart disease》, *JAMA*, vol. 280 (23), p. 2001-2007.

3) Frasure-Smith, N., F. Lesperance, et al. (1995), 《Depression and 18-month prognosis after myocardial infarction》, *Circulation*, vol. 91 (4), p. 999-1005 ; Glassman, A. et P. Shapiro (1998), 《Depression and the course of coronary artery disease》, *American Journal of Psychiatry*, vol. 155, p. 4-10.

4) Armour, J. A. et J. Ardell (1994), *Neurocardiology*, New York, NY, Oxford University Press ; Samuels, M. (2001), 《Voodoo death revisited : The modern lessons of neurocardiology》, *Grand Rounds*, Department of Medicine, Univ. of Pittsburgh Medical Center, Presbyterian/Shadyside Hospital.

5) Armour, J. A., Ed. (1991), 《Anatomy and function of the intrathoracic neurons regulating the mammalian heart》, *Reflex Control of the Circulation*, Boca Raton, FL, CRC Press ; Gershon, M. D. (1999), 《The enteric nervous system : a second brain》, *Hospital Practice (Office Edition)*, vol. 34 (7), p. 31-2, 35-8, 41-2 *passim*.

6) Carter, C. S. (1998), 《Neuroendocrine perspectives on social attachment and love》, *Psychoneuroendocrinology*, vol. 23, p. 779-818 ; Uvnas-Moberg, K.(1998), 《Oxytocin may mediate the benefits of positive social interaction and emotions》, *Psychoneuroendocrinology*, vol. 23, p. 819-835.

Ce sont des chercheurs québécois, Cantin et Genest, qui après avoir découvert l'ANF (atrial matriuretic factor) ont été parmi les premiers à décritre le cœur comme une véritable glande hormonale dans leur article : Cantin, M. and J. Genest (1986), 《The heart as an endocrine gland》, *Clinical and Investigative Medicine*, vol. 9 (4), p. 319-327.

7) Stroink, G. (1989), 《Principles of cardiomagnetism》, *Advances in Biomagnetism*, S. J. Williamson et al., New York, Plenum Press, p. 47-57.

8) Coplan, J. D., L. A. Papp, et al. (1992), 《Amelioration of mitral valve prolapse after treatment for panic disorder》, *American Journal of Psychiatry*, vol. 149 (11), p. 1587-1588.

9) Gahery, Y. and D. Vigier (1974), 《Inhibitory effects in the cuneate nucleus produced by vago-aortic afferent fibers》, *Brain Research*, vol. 75, p. 241-246.

10) Akselrod, S., D. Gordon, et al. (1981), 《Power spectrum analysis of heart rate fluctuation : a quantitative probe of beat-to-beat cardiovascular control》, *Science*, vol. 213, p. 220-222.

11) Umetani, K., D. Singer, et al. (1999), 《Twenty-four hours time domain heart rate variability and heart rate : relations to age and gender over nine decades》, *Journal of the American College of Cardiology*, vol. 31 (3), p. 593-601.

12) Tsuji, H., F. Venditti, et al. (1994), 《Reduced heart rate variability and mortality risk in an elderly cohort. The Framingham Heart Study》, *Circulation*, vol. 90 (2), p. 878-883 ; Dekker, J., E. Schouten, et al. (1997), 《Heart rate variability from shrot term electrocardiographic recordings predicts mortality from all causes in middle-aged elderly men. The Zutphen Study》, *American Journal of Epidemiology*, vol. 145 (10), p. 899-908 ; La Rovere, M., J. T. Bigger, et al. (1998), 《Baroreflex sensitivity and heart-rate variability in prediction of total cardiac mortality after myocardial infraction》, *The Lancet*, vol. 351, p. 478-484.

13) Carney, R. M., M. W. Rich, et al. (1988), 《The relationship between heart rate, heart rate variability, and depression in patients with coronary artery disease》, *J Psychosom Res*, vol. 32, p. 159-164 ; Rechlin, T., M. Weis, et al. (1994), 《Are affective disorders associated with alterations of heart rate variability?》 *Journal of Affective Disorders*, vol. 32 (4), p. 271-275 ; Krittayaphong, R., W. Cascio, et al. (1997), 《Heart rate variability in patients with coronary artery disease : differences in patients with higher and lower

depression scores⟩, *Psychosomatic Medicine*, vol. 59 (3), p. 231-235, Stys, A. et T. Stys (1998), ⟨Current clinical applications of heart rate variability⟩, *Clinical Cardiology*, vol. 21, p. 719-724 ; Carney, R., K. Freedland, et al. (2000), ⟨Change in heart rate heart rate variability during treatment for depression in patients with coronary heart disease⟩ , *American Psychosomatic Society*, vol. 62 (5), p. 639-647 ; Luskin, F., M. Reitz, et al. (2002), ⟨A controlled pilot study of stress management training in elderly patients with congestive heart failure⟩, *Preventive Cardiology*, vol. 5 (4), p. 168-172.

14) McCraty, R., M. Atkinson, et al. (1995), ⟨The effects of emotions on short-term power spectrum analysis and heart rate variability⟩, *The American Journal of Cardiology*, vol. 76 (14), p. 1089-1093.

15) Barrios-Choplin, B., R. McCraty, et al. (1997), ⟨An inner quality approach to reducing stress and improving physical and emotional wellbeing at work⟩, *Stress Medicine*, vol. 13 (3), p. 193-201.

16) Watkins, A. D. (2002), *Corporate Training in Heart Rate Variability : 6 weeks and 6 months follow-up studies*, Alan Watkins Consulting, Londres.

17) Katz, L. F. and J. M. Gottman (1997), ⟨Buffering children from marital conflict and dissolution⟩, *J Clin Child Psychol*, vol. 26, p. 157-171.

4. Vivre la cohérence

1. McCraty, R., Ed. (2001), *Science of the Heart : Exploring the role of the heart in human performance*, Boulder Creek, CA, Instiute of Heartmath.

2. McCraty, R., M. Atkinson, et al. (1995), ⟨The effects of emotions on short-term power spectrum analysis and heart rate variability⟩, *The American Journal of Cardiology*, vol. 76 (14), p. 1089-1093.

3. Luskin, F., M. Reitz, et al. (2002), ⟨A controlled pilot study of stress management training in elderly patients with congestive heart failure⟩,

Preventive Cardiology, vol. 5 (4), p. 168-172.

4. Barrios-Choplin, B., R. McCraty, et al. (1997), 《An inner quality approach to reducing stress and improving physical and emotional wellbeing at work》, *Stress Medicine*, vol. 13 (3), p. 193-201.

5) Baulieu, E., G. Thomas, et al. (2000), 《Dehydroepiandrosterone (DHEA), DHEA sulfate, and aging : contribution of the DHEAge Study to a sociobiomedical issue》, *Proc Natl Acad Sci USA*, vol. 97 (8), p. 4279-4284.

6) Kirschbaum, C., O. Wolf, et al. (1996), 《Stress and treatment-induced elevation of cortisol levels associated with impaired declarative memory in healthy adults》, *Life Sciences*, vol. 58 (17), p. 1475-1483 ; Bremner, J. D. (1999), 《Does stress damage the brain? 》, *Society of Biological Psychiatry*, vol. 45, p. 797-805.

7) McCraty, R., B. Barrios-Choplin, et al. (1998), 《The impact of a new emotional self-management program on stress, emotions, heart rate variability, DHEA and cortisol》, *Integrative Physiological and Behavioral Science*, vol. 33 (2), p. 151-170.

8) Rein, G., R. McCraty, et al. (1995), 《Effects of positive and negative emotions on salivary IgA》, *Journal for the Advancement of Medicine*, vol. 8 (2), p. 87-105.

9) Cohen, S., D. A. Tyrrell, et al. (1991), 《Psychological stress and susceptibility to the common cold》 *New England Journal of Medicine*, vol. 325 (9), p. 606-612.

10) McCraty, R., Ed. (2001), *Science of the heart : Exploring the role of the heart in human performance*, Boulder Creek, CA, Insitute of Heartmath.

11) *Ibid.*

5. L'autoguérison des grandes douleurs : l'intégration neuro-émotionnelle par les mouvements oculaires (EMDR)

1) Rauch, S. L., Van der Kolk et al. (1996), 《A symptom provocation

study of postraumatic stress disorder using positron emission tomography and script-driven imagery》, *Archives of General Psychiatry*, vol. 53, p. 380-387.

2) Breslau, N., R. C. Kessler, et al. (1998), 《Trauma and posttraumatic stress disorder in the community : The 1996 Detroit Area Survey of Trauma》, *Archives of General Psychiatry*, vol. 55, p. 626-632.

3) LeDoux, J. E. (1992), 《Brain mechanisms of emotions and emotional learning》, *Current Opinion in Neurobiology*, vol. 2, p. 191-197.

4) Pavlov, I. P. (1927), *Conditioned Reflexes*, Londres, Oxford University Press.

5) LeDoux, J. E., L. Romanski, et al. (1989), 《Indelibility of subcortical emotional memories》, *Journal of Cognitive Neuroscience*, vol. 1, p. 238-243 ; Morgan, M. A., L. M. Romanski, et al. (1993), 《Extinction of emotional learning : contribution of medial prefrontal cortex》, *Neuroscience Letters*, vol. 163 (1), p. 109-113 ; Quirk, G. J., G. K. Russo, et al. (2000), 《The role of ventromedial prefrontal cortex in the recovery of extinguished fear》, *Journal of Neuroscience*, vol. 20 (16), p. 6225-6231 ; Milad, M. et G. I. Quirk (2002), 《Neurons in medial prefrontal cortex signal memory for fear extinction》, *Nature*, vol. 420, p. 70-74.

6) Voir le modèle développé par Jorge Armony dans le laboratoire de Joseph LeDoux à NYU en collaboration avec mon laboratoire à Pittsburgh : Armony, J., D. Servan-Schreiber, et al. (1997), 《Computational modeling of emotion : explorations through the anatomy and physiology of fear conditioning》, *Trends in Cognitive Sciences*, vol. 1 (1), p. 28-34.

7) Solomon, S., E. T. Gerrity, et al. (1992), 《Efficacy of treatments for posttraumatic stress disorder》, *JAMA*, vol. 268, p. 633-638.

8) Wilson, S., L. Becker, et al. (1995), 《Eye movement desensitization and reprocessing (EMDR) treatment for psychologically traumatized individuals》, *Journal of Consulting and Clinical Psychology*, vol. 63, p. 928-937 ; Wilson, S., L. Becker, et al. (1997), 《Fifteen-month follow-up of eye movement desensitization and reprocessing (EMDR) treatment for

NOTE

posttraumatic stress disorder and psychological trauma》, *Journal of Consulting and Clinical Psychology*, vol. 65.

9) Les antibiotiques guérissent 90% des cas de pneumonie traités dans les cliniques externes mais seulement 80% des patients hospitalisés dont les cas, bien sûr, sont plus sérieux. Fine, M., R. Stone, et al. (1999), 《Processes and outcomes of care for patients with community-acquired pneumonia》, *Archives of Internal Medicine*, vol. 159, p. 970-980.

10) Shapiro, F. (2001), *Eye-movement Desensitization and Reprocessing : Basic Principles, Protocols and Procedures*, 2nd edition New York ; Guilford, Stickgold, R. (2002), 《EMDR : A putative neurobiological mechanism》, *Journal of Clinical Psychology*, vol. 58, p. 61-75.

11) Cyrulnik, B. (2001), *Les Vilains Petits Canards*, Paris, Odile Jacob.

12) Rumelhart, D. E. et J. L. McClelland (1986), *Parallel Distributed Processing : Explorations in the Microstructure of Cognition*, Cambridge, MA, MIT Press ; Edelman, G. N. (1987), Neural Darwinism : *The Theory of Neuronal Group Selection*, New York, Perseus Publishing.

13) Choi, S.W., B. W. Son, et al. (2001), 《The wound-healing effect of a glycoprotein fraction isolated from aloe vera》, *British Journal of Dermatology*, vol. 145. (4), p. 535-545.

14) Anonymous (1996), 《Centella asiatica (Gotu kola). Botanical Monograph》, *Am J Nat Med*, vol. 3 (6), p. 22.

6. L'EMDR en action

1) Kübler-Ross, E. (1969), *On Death and Dying*, New York, Touchstone

2) Chemtob, C. M., J. Nakashima, et al. (2002), 《Brief treatment for elementary school children with disaster-related post-traumatic stress disorder : A field study》, *Journal of Clinical Psychology*, vol. 58, p. 99-112.

3) Van Etten, M. L. et S. Taylor (1998), 《Comparative efficacy of treatments for post-traumatic stress disorder : A meta-analysis》, *Clinical Psychology & Psychotherapy*, vol. 5, p. 126-144 ; Spector, J. et J. Read (1999), 《The current status of eye-movement desensitization and reprocessing (EMDR)》, *Clinical Psychology & Psychotherapy*, vol. 6, p. 165-174 ; Sack, M., W. Lempa, et al. (2001), 《Study quality and effect-sizes — a meta-analysis of EMDR-treatment for post-traumatic stress disorder》, *Psychotherapie, Psychosomatik, Medizinische Psychologie*, vol. 51 (9-10), p. 350-355 ; Maxfield, L. et L. A Hyer (2002), 《The relationship between efficacy and methodology in studies investigating EMDR treatment of PTSD》, *Journal of Clinical Psychology*, vol. 58, p. 23-41.

4) Herbert, J., S. Lilienfeld, et al. (2000), 《Science and pseudoscience in the development of eye movement desensitization and reprocessing : implications for clinical psychology》, *Clin Psychol Rev*, vol. 20, p. 945-971.

Une réponse détaillée à cette critique a été publiée par deux psychanalystes américains en 2002 : Perkins, B. R. et C. C. Rouanzoin (2002), 《A critical evaluation of current views regarding eye-movement desensitization and reprocessing (EMDR) : Clarifying points of confusion》, *Journal of Clinical Psychology*, vol. 58, p. 77-97.

5) Stickgold, R. (2002), 《EMDR : A putative neurobiological mechanism》, *Journal of Clinical Psychology*, vol. 58, p. 61-75.

6) Stickgold, R., J. A. Hobson, et al. (2001), 《Sleep, learning, and dreams : Off-line memory reprocessing》, *Science*, vol. 294, 1052-1057.

7) Wilson, D., S. M. Silver, et al. (1996) 《Eye movement desensitization and reprocessing : Effectiveness and autonomic correlates》, *Journal of Behavior Therapy and Experimental Psychiatry*, vol. 27, p. 219-229.

8) Pessah, M. A. et H. P. Roffwarg (1972), 《Spontaneous middle ear muscle activity in man : A rapid eye movement sleep phenomenon》, *Science*, vol. 178, p. 773-776 ; Benson, K. et V. P. Zarcone (1979), 《Phasic events of REM sleep : Phenomenology of middle ear muscle activity and periorbital integrated potentials in the same normal population》, *Sleep*, vol. 2

261

(2), p. 199-213.

9) Chambless, D., M. Baker, et al. (1998), 《Update on empirically validated therapies, II》, *The Clinical Psychologist*, vol. 51 (1), p. 3-16.

10) Chemtob, C. M., D. Tolin, et al. (2000), 《Eye movement desensitization and reprocessing (EMDR)》, *in Effective treatments for PTSD : Practice Guidelines from the International Society for Traumatic Stress Studies*, E. A. Foa, T. M. Keane et M. J. Friedman, New Youk, Guilford Press, p. 139-155, 333-335.

11) UK-Department-of-Health (2001), *the Evidence Based Clinical Practice Guideline*, Department of Health, United Kingdom.

12) Yehuda, R., A. C. McFarlane, et al. (1998), 《Predicting the development of post-traumatic stress disorder from the acute response to a traumatic event》, *Biological Psychiatry*, vol. 44, p. 1305-1313.

7. L'énergie de la lumière : régler son horloge biologique

1) Cook, F. A. (1894), 《Medical observations among the Esquimaux》, *New York Journal of Gynaecology and Obstetrics*, vol. 4, p. 282-296, cité dans Rosenthal, N. E. (1998), Winter Blues : *Seasonal Affective Disorder — What it is and How to Overcome it*, New York, Guilford Press.

2) Haggarty, J. M., Z. Cernovsh et al. (2001) : 《The limited influence of latitude on rates of seasonal affective disorder》, *Journal of Nervous and Mental Disease*, vol. 189, P. 482-484.

3) Avery, D. H., D. N. Eder, et al. (2001), 《Dawn simulation and bright light in the treatment of SAD : a controlled study》, *Biological Psychiatry*, vol. 50 (3), p. 205-216.

4) Parry, B., S. Berga, et al. (1990), 《Melatonin and phototherapy in premenstrual depression》, *Progress in Clinical & Biological Research*, vol. 341 B, p. 35-43.

5) Lam, R. W., E. M. Goldner, et al. (1994), 《A controlled study of light

therapy for bulimia nervosa》, *American Journal of Psychiatry*, vol. 151 (5), p. 744-750.

6) Satlin, A., L. Volicer, et al. (1992), 《Bright light treatment of behavioral and sleep disturbances in patients with Alzheimer's disease》, *Ibid.*, vol. 149 (8), p. 1028-1032.

7) Levitt, A., R. Joffe, et al. (1991), 《Bright light augmentation in antidepressant nonresponders》, *Journal of Clinical Psychiatry*, vol. 52 (8), p. 336-337.

8. Le contrôle du *Qi* :
l'acupuncture manipule directement le cerveau émotionnel

1) Soulie de Morant, G. l. (1972), *L'Acupuncture chinoise*, Paris, Maloine Éditeurs.

2) Comme le suggère une analyse de toutes les études faites pour la Food and Drug Administration américaine : Khan, A., R. Leventhal, et al. (2002), 《Severity of depression and response to antidepressants and placebo : an analysis of the Food and Drug Administration database》, *Journal of Clinical Psychopharmacology*, vol. 22 (1), p. 50-4.

3) British-Medical-Association, Board of Sciences (2000), *Acupuncture : Efficacy, Safety and Practice*, Londres, Harwood Academic.

4) Ulett, G. A., S. Han, et al. (1998), 《Electroacupuncture : Mechanisms and clinical applications》, *Biological Psychiatry*, vol. 44, p. 129-138.

5) Hechun, L., J. Yunkui, et al. (1985), 《Electroacupuncture vs. amitriptyline in the treatment of depressive states》, *Journal of Traditional Chinese Medicine*, p. 3-8 ; Han, J.-S. (1986), 《Electroacupuncture : An alternative to antidepressants for treating affective diseases?》, *J Neurosci*, vol. 29, p. 79-92 ; Polyakov, S. E. (1988), 《Acupuncture in the treatment of endogenous depression》, *Soviet Neurology and Psychiatry*, vol. 21, p. 36-44 ; Thomas, M., S. V. Eriksson, et al. (1991), 《 A Comparative Study of

Diazepam and acupuncture in patients with osteoarthritis pain : A placebo controlled study》, *American Journal of Chinese Medicine*, vol. 2(XIX), p. 95-100 ; Jin, H., L. Zhou, et al. (1992), 《The inhibition by electrical acupuncture on gastric acid secretion is mediated via endorphin and somatostating in dogs》, *Clin Res*, vol. 40, p. 167A ; Li, Y., G. Tougas, et al. (1992), 《The effect of acupuncture on gastrointestinal function and disorders》, *Am J Gastroenterol*, vol. 87, p. 1372-1381 ; He, D., J. Berg, et al. (1997), 《Effects of acupuncture on smoking cessation or reduction for motivated smokers》, *Preventive Medicine*, vol. 26, p. 208-214 ; Cardini, F. W., Huang (1998), 《Moxibustion for correction of breech presentation》, *JAMA*, vol. 280 (18), p. 1580-1584 ; Montakab, H. (1999), 《Akupunktur und Schlaflosigkeit [Acupuncture and insomnia], *Forschende Komplementarmedizin*, vol. 6 (suppl. 1), p. 29-31 ; Timofeev, M. F. (1999); 《Effects of acupuncture and an agonist of opiate receptors on heroin dependent patients》, *American Journal of Chinese Medicine*, vol. 27 (2), p. 143-148 ; Wang, S.-M. and Z. N. Kain (2001), 《Auricular acupuncture : a potential treatment for anxiety》, *Anesth analg*, vol. 92, p. 548-553 ; Paulus, W. E., M. Zhang, et al. (2002), 《Influence of acupuncture on the pregnancy rate in patients who undergo assisted reproduction therapy》, *Fertil Steril*, vol. 77 (4), p. 721-724.

6) Cho, Z. H., S. C. Chung, et al. (1998), 《New findings of the correlation between acupoints and corresponding brain cortices using functional MRI》, *Proc Natl Acad Sci USA*, vol. 95, p. 2670-2673.

7) Han, *op. cit.* ; Luo, H. C., Y. K. Jia, et al. (1985), 《Electroacupuncture vs. amitriptyline in the treatment of depressive states》, *Journal of Traditional Chinese Medicine*, vol. 5, p. 3-8 ; Luo, H. C., Y. C. Shen, et al. (1990), 《A comparative study of the treatment of depression by electroacupuncture and amitriptyline》, *Acupunture (Huntington, N. Y.)*, vol. 1, p.20-26.

8) Wang, *op. cit*

9) Hui, K., J. Liu, et al. (2000), 《Acupuncture modulates the limbic

system and subcortical gray structures of the human brain : evidence from fMRI studies in normal subjects⟩, *Human Brain Mapping*, vol. 9, p. 13-25.

10) Chen, L., J. Tang, et al. (1998). ⟨The effect of location of transcutaneous electrical nerve stimulation on postoperative opiod analgesic requirement : acupoint versus nonacupoint stimulation⟩, *Anesth Analg*, vol. 87, p.1129-1134 ; Lao, L., S. Bergman, et al. (1999), ⟨Evaluation of acupuncture for pain control after oral surgery : a placebo-controlled trial⟩, *Arch Otolaryngol Head Neck Surg*, vol. 125, p. 567-572.

11) Reston, J. (1971), ⟨Now, let me tell you about my appendectomy in Peking...⟩, *The New York Times*, 26 juillet.

12) Pert, C. B., H. E. Dreher, et al. (1998), ⟨The psychosomatic network : foundations of mind-body medicine⟩, *Alternative Therapies in Health and Medicine*, vol. 4. (4), p. 30-41

9. La révolution alimentaire : comment nourrir le cerveau émotionnel

1) Hibbeln, J. R. (1999), ⟨Long-chain polyunsaturated fatty acids in depression and related conditions⟩, *Phospholipid spectrum disorder*, M. Peet, I. Glen et D. Horrobin, Lancashire, UK, Marius Press, p. 195-210.

2) Hornstra, G., M. Al, et al. (1995), ⟨Essential fatty acids in pregnancy and early human development⟩, *European Journal of Obstetrics, Gynecology, and Reproductive Biology*, vol. 61 (1), p. 57-62 ; Al, M., A. C. Van Houwelingen, et al. (2000), ⟨Long-chain polyunsaturated fatty acids, pregnancy, and pregnancy outcome⟩, *American Journal of Clinical Nutrition*, vol. 71 (1 suppl.), p. 285S-291S

3) Hibbeln, J. (1998), ⟨Fish consumption and major depression⟩, *The Lancet*, vol. 351, p. 1213.

4) Barton, P. G. et F. D. Gunstone (1975), ⟨Hydrocarbon chain packing and molecular motion in phospholipid bilayers formed from unsaturated

lecithins》, *J Biol Chem*, vol. 250, p. 4470-4476 ; Sperling, R. I., A. I. Benincaso, et al. (1993), 《Dietary omega-3 polyunsaturated fatty acids inhibit phosphoinositide formation and chemotaxis in neutrophils》, *J Clin Invest*, vol. 91, p. 651-660.

5) Bourre, J. M., M. Bonneil, et al. (1993), 《Function of dietary polyunsaturated fatty acids in the nervos system》, *Prostaglandins Leukotrienes & Essential Fatty Acids*, vol. 48 (1), p. 5-15.

6) Frances, H., P. Drai, et al. (2000), 《Nutritional (n-3) polyunsaturated fatty acids influence the behavioral responses to positive events in mice》, *Neuroscience Letters*, vol. 285 (3), p. 223-227.

7) Bang, H. O., J. Dyerberg, et al. (1976), 《The composition of foods consumed by Greenland Eskimos》, *Acta Med Scand*, vol. 200, p. 69-73.

8) Chalon, S., S. Delion-Vancassel, et al. (1998), 《Dietary fish oil affects monoaminergic neurotransmission and behavior in rats》, *J Nutr*, vol. 128, p. 2512-2519.

9) Olsen, S. F. et N. J. Secher (2002), 《Low consumption of seafood in early pregnancy as a risk factor for preterm delivery . prospective cohort study》, *British Medical Journal*, vol. 324, p. 447-451.

10) Mortensen E. L., K. F. Michaelsen, et al. (2002), 《The association between duration of breastfeeding and adult intelligence》, *JAMA*, vol. 287, p. 2365-2371.

11) Stoll, A. L., W. E. Severus, et al. (1999), 《Omega-3 fatty acids in bipolar disorder : A preliminary double-blind, placebo-controlled trial》, *Archives of General Psychiatry*, vol. 56, p. 407-412.

12) Stoll, A. L. (2001), *The Omega-3 Connection : The Groundbreaking Omega-3 Antidepression Diet and Brain Program*, New York, Simon & Schuster.

13) Peet, M. et D. Horrobin (2002), 《A dose-ranging exploratory study of the effects of ethyl-eicosapentaenoate in patients with persistent schizophrenic symptoms》, *Journal of Psychiatric Research*, vol. 36 (1), p. 7-18.

14) Puri, B. K., S. J. Counsell, et al. (2001), 《Eicosapentaenoic acid in treatment-resistant depression associated with symptom remission, structural brain changes and reduced neuronal phospholipid turnover》, *International Journal of Clinical Practice*, vol. 55 (8), P. 560-563 ; Puri, B. K., S. J. Counsell, et al. (2002), 《Eicosapentaenoic acid in treatment-resistant depression》, *Archives of General psychiatry*, vol. 59, p. 91-92.

15) Une étude préliminaire de l'effet de l'éthyl-EPA, extrait d'huile de poisson estérifié, sur la maladie de Huntington au stade III — le plus avancé — montre une amélioration des symptômes moteurs sur quelques mois par rapport à une dégradation importante dans le groupe témoin qui ne prenait qu'un placebo. Elle montre aussi une augmentation de la masse corticale par rapport au volume des ventricules. C'est-à-dire une inversion du processus de la maladie au niveau neurologique. Puri, B. K., G. Bydder, et al. (2002), 《MRI and neuropsychological improvement in Huntington disease following ethyl-EPA treatment》, *NeuroReport*, vol. 13 (1), p. 123-126.

16) Nemets, B., Z. Stahl, et al. (2002), 《Addition of omega-3 fatty acid to maintenance medication treatment for recurrent unipolar depressive disorder》, *American Journal of Psychiatry*, vol. 159, p. 477-479.

17) Peet, M. et D. Horrobin (2002), 《A dose-ranging study of the effects of ethyl-eicosapentaenoate in patients with ongoing depression despite apparently adequate treatment with standard drugs》, *Archives of General Psychiatry*, vol. 59, p. 913-919.

18) Maes, M., R. Smith, et al. (1996), 《Fatty acid composition in major depression : decreased w3 fractions in cholesteryl esters and increased C20 : 4 omega-6/C20 : 5 omega-3 ratio in cholesteryl esters and phospholipids》, *Journal of Affective Disorders*, vol. 38, p. 35-46 ; Peet, M., B. Murphy, et al. (1998), 《Depletion of omega-3 fatty acid levels in red blood cell membranes of depressive patients》, *Biological Psychiatry*, vol. 43 (5), p. 315-319.

19) Adams, P. B., S. Lawson, et al. (1996), 《Arachidonic acid to eicosapentaenoic acid ratio in blood correlates positively with clinical symptoms of depression》, *Lipids*, n° 31 (suppl.), p. S157-S161.

20) Edwards, R., M. Peet, et al. (1998), 《Omega-3 polyunsaturated fatty acid levels in the diet and in red blood cell membranes of depressed patients》, *Journal of Affective Disorders*, vol. 48 (2-3), p. 149-155.

21) Chamberlain, J. (1996), 《The possible role of long-chain, omega-3 fatty acids in human brain phylogeny》, *Perspectives in Biology and Medicine*, vol. 39 (3), p. 436-445 ; Broadhurst, C., S. Cunnane, et al. (1998), 《Rift Valley lake fish and shellfish provided brain-specific nutrition for early Homo》, *British Journal of Nutrition*, vol. 79 (1), p. 3-21.

22) Stoll, A. L. et C. A. Locke (2002), 《Omega-3 fatty acids in mood disorders : A review of neurobiologic and clinical applications》, *Natural Medications for Psychiatric Disorders : Considering the Alternatives*, D. Mischoulon et J. Rosenbaum, Philadelphia, PA, Lippincott Williams & Wilkins, p. 13-34.

23) J'ai emprunté cette image à Jeanette Settle. Settle, J. E. (2001), 《Diet and essential fatty acids》, *Handbook of Complementary and Alternative Therapies in Mental Health*, S. Shannon, San Diego, Academic Press, p. 93-113.

24) Weissman, M. W., R. Bland, et al. (1996), 《Cross-national epidemiology of major depression and bipolar disorder》, *JAMA*, vol. 276, p. 293-296 ; Hibbeln, J. (1998), 《Fish consumption and major depression》, *The Lancet*, vol. 351, p. 1213.

25) Stordy, B. et M. Nichool (2000), *The LCP Solution : The Remarkable Nutritional Treatment for ADHD, Dyslexia, and Dyspraxia*, New York, NY, Ballantine Books.

26) Klerman, G. L. et M. M. Weissman (1989), 《Increasing rates of depression》, *JAMA*, vol. 261 (15), p. 2229-2235.

27) Endres, S., R. Ghorbani, et al. (1989), 《The effect of dietary supplementation with n-3 polyunsaturated fatty acids on the synthesis of interleukin-1 and tumor necrosis factor by mononuclear cells》, *New England Journal of Medicine*, vol. 320 (5), p. 265-271 ; Stoll, A. L. et C. A. Locke (2002), 《Omega-3 fatty acids in mood disorders : A review of neurobiologic

and clinical applications》, *Natural Medications for Psychiatric Disorders : Considering the Alternatives*, D. Mischoulon et J. Rosenbaum, Philadelphia, PA, Lippincott Williams & Wilkins, p. 13-34.

28) Rudin, D. O. (1982), 《The dominant diseases of modernized societies as omega-3 essential fatty acid deficiency syndrome》, *Medical Hypotheses*, vol. 8, p. 17-47 ; Simopoulos, A. P. et J. Robinson (1998), *The Omega Diet*, New York, Harper Collins.

29) Liu, K., J. Stamler, et al. (1982), 《Dietary lipids, sugar, fiber, and mortality from coronary heart disease — bivariate analysis of international data》, *Atherosclerosis*, vol. 2, p. 221-227.

30) Weissman, M. W., R. Bland, et al. (1996), 《Cross-national epidemiology of major depression and bipolar disorder》, *JAMA*, vol. 276, p, 293-296.

31) De Lorgeril, M., S. Renaud, et al. (1994), 《Mediterranean alphalinolenic acid rich diet in secondary prevention of coronary heart disease》, *The Lancet*, vol. 343, p. 1454-1459.

32) Christensen, J. H. et E. B. Schmidt (2001), 《N-3 fatty acids and the risk of sudden cardiac death》, *Lipids*, n° 36, suppl. : S115-118 ; Leaf, A. (2001), 《Electrophysiologic basis for the antiarrhythmic and anticonvulsant effects of omega-3 polyunsaturated fatty acids》, *World Review of Nutrition & Dietetics*, vol. 88, p. 72-78 ; Brouwer, I. A., P. L. Zock, et al. (2002), 《Association between n-3 fatty acid status in blood and electro-cardiographic predictors of arrhythmia risk in healthy volunteers》, *American Journal of Cardiology*, vol. 89 (5), p. 629-631.

33) Smith, R. S. (1991), 《The macrophage theory of depression,》 *Medical Hypotheses*, vol. 35, p. 298-306 ; Maes, M. et R. S. Smith (1998), 《Fatty acids, cytokines, and major depression》, *Biological Psychiatry*, vol. 43, p. 313-314.

34) Simopoulos, A. P. et J. Robinson (1998), *The Omega Diet, op. cit.*

35) Crawford, M. A. (1968), 《Fatty-acid ratios in free-living and domestic animals》, *The Lancet*, p. 1329-1333 ; Crawford, M. A., M. M.

Gale, et al. (1969), 《The polyenoic acids and their elongation products in the muscle tissue of Phacochoerus aethiopicus : a re-evaluation of "animal fat" *Biochem J*, vol. 114, p. 68P ; Crawford, M. A., M. M. Gale, et al. (1969), 《Linoleic acid and linolenic acid elongation products in the muscle tissue of Sncerus caffer and other ruminant species》, *Biochem J*, vol. 115, p. 25-27.

36) Simopoulos, A. P. et N. Salem (1989), 《Omega-3 fatty acids in eggs from range-fed Greek chickens》, *New England Journal of Medicine*, p. 1412.

37) Renaud, S., M. Ciavatti, et al. (1983) 《Protective effects of dietary calcium and magnesium on platelet function and atherosclerosis in rabbits fed saturated fat》, *Atherosclerosis*, vol. 47, p. 189-198.

38) Fairfield, K. M. et R. H. Fletcher (2002), 《Vitamins for chronic disease prevention in adults : scientific review》, *JAMA*, vol. 287 (23), p. 3116-3126 ; Fletcher, R. H. et K. M. Fairfield (2002), 《Vitamins for chronic disease prevention in adults : clinical applications》, *JAMA*, vol. 287 (23), p. 3127-9.

39) Stoll, A. L. (2001), *The Omega-3 Connection : The Ground-breaking Omega-3 Antidepression Diet and Brain Program*, New York, Simon & Schuster.

40) Baillie, R. A., R. Takada, et al. (1999), 《Coordinate induction of peroxisomal acyl-CoA oxidase and UCP-3 by dietary fish oil : a mechanism for decreased body fat deposition》, *Prostaglandins Leukotrienes & Essential Fatty Acids*, vol. 60 (5-6), p. 351-356.

41) Kriss-Etherton, P. M., W. S. Harris, et al. (2002), 《AHA Scientific Statement : Fish consomption, fish oil, omega-3 fatty acids, and cardiovascular disease》, *Circulation*, vol. 106, p. 2747-2757.

10. Prozac ou Adidas?

1) McDonald, D. G. et J. A. Hogdon (1991), *The Psychological Effects*

of Aerobic Fitness Training : Research and Theory, New York, NY, Springer-Verlag ; Long, B. C. et R. van Stavel (1995), 《Effects of exercise training on anxiety. A meta-analysis》, *Journal of Applied Sport Psychology*, vol. 7, p. 167-189.

2) DiLorenzo, T. M., E. P. Bargman, et al. (1999), 《Long-term effects of aerobic exercise on psychological outcomes》, *Preventive Medicine*, vol. 28 (1), p. 75-85.

3) Kasch, F. (1976), 《The effects of exercise on the aging process》, *The Physician and Sports Medicine*, vol. 4, p. 64-68 ; Palone, A. M., R. R. Lewis, et al. (1976), 《Results of two years of exercise training in middle-aged men》, *The Physician and Sports Medicine*, vol. 4, p. 72-77.

4) LaPerrière, A., M. H. Antoni, et al. (1990), 《Exercise intervention attenuates emotional distress and natural killer cell decrements following notification of positive serologic status of HIV-1》, *Biofeedback and Self-Regulation*, vol. 15, p. 229-242.

5) Greist, J. H., M. H. Klein, et al. (1979), 《Running as treatment for depression》, *Comprehensive Psychiatry*, n° 20 (1), p. 41-54.

6) Beck, A. (1967), Depression : *Clinical, Experimental and Theoretical Aspects*, New York, Harper & Row ; Beck, A. (1976), *Cognitive Therapy and the Emotional Disorders*, New York, International Universities Press.

7) Babyak, M., J. A. Blumenthal, et al. (2000), 《Exercise treatment for major depression : Maintenance and therapeutic benefit at 10 months》, *Psychosomatic Medicine*, vol. 62 (5), p. 633-638.

8) Blumenthal, J., M. Babyak, et al. (1999), 《Effects of exercise training on older patients with major depression》, *Archives of Internal Medicine*, vol. 159, p. 2349-2356.

9) Paffenbarger, R. S., I.-M. Lee, et al. (1994), 《Physical activity and personal characteristics associated with depression and suicide in American college men》, *Acta Psychiatrica Scandinavica (suppl.)*, vol. 377, p. 16-22.

10) Wise, S. P. et M. Herkenham (1982), 《Opiate receptor distribution in the cerebral cortex of the rhesus monkey》, *Science*, vol. 218, p. 387-389.

271

11) Panksepp, J., M. Siviy, et al. (1985), 《Brain opiods and social emotions》, *The Psychobiology of Attachment and Separation*, M. Reite et T. Field, New York, NY, Academic Press.

12) Thoren, P., J. S. Floras, et al. (1990), 《Endorphins and exercise : Physiological mechanisms and clinical implications》, *Medicine & Science in Sports & Exercise*, vol. 22 (4), p. 417-428 ; Sher, L. (1996), 《Exercise, wellbeing, and endogenous molecules of mood》, *The Lancet*, vol. 348 (9025), p. 477.

13) Jonsdottir, I. H., P. Hoffman, et al. (1997), 《Physical exercise, endogenous opioids and immune function》, *Acta Physiologica Scandinavica*, suppl., vol. 640, p. 47-50.

14) Furlan, R., D. Piazza, et al. (1993), 《Early and late effects of exercise and athletic training on neural mechanisms controlling heart rate》, *Cardiovasc Res.*, vol. 27, p. 482-488.

15) George, M., Z. Nahas, et al. (2002), 《Vagus nerve stimulation therapy : A research update》, *Neurology*, vol. 59 (6 suppl. 4), p. S56-61.

16) Lawlor, D. et S. Hopker (2001), 《The effectiveness of exercise as an intervention in the management of depression : Systematic review and meta-regression analysis of randomised controlled trials》, *BMJ*, vol. 322 (7289), p. 763-767.

11. L'amour est un besoin biologique

1) Le livre de Marie-France Hirigoyen sur 《Le Harcèlement moral》 offre une superbe étude de ce problème dans les relations humaines. *Le Harcèlement moral : La violence perverse au quotidien*, Paris, Syros, 1999.

2) Il s'agit du cortex cingulaire, qui est la région la plus 《primitive》 et ancienne du néocortex et dont le tissu est plus proche de celui du cerveau émotionnel que de celui du néocortex. Mesulam, M. M. (1985), *Principles of Behavioral Neurology*, Philadelphia, F. A. Davis.

3) Schanberg, S. (1994), 《Genetic basis for touch effects》, *Touch in Early Development*, T. Field, Hillsdale, NJ, Erlbaum, p. 67-80.

4) Spitz, R. (1945), 《Hospitalism : An inquiry into the genesis of psychiatric conditions in early childhood》, *Psychoanalytic Study of the Child*, vol. I, p. 53-74.

5) Hubel, D. (1979), 《The visual cortex of normal and deprived monkeys》, *American Scientist*, vol. 67 (5), p. 532-543.

6) Chugani, H. T., M. E. Behen, et al. (2001), 《Local brain functional activity following early deprivation : a study of postinstitutionalized Romanian orphans》, *Neuroimage*, vol. 14 (6), p. 1290-1301.

7) Hofer, M. A. (1987), 《Early social Relationships : a psychobiologist's view》, *Child Development*, vol. 58, p. 633-647.

8) Katz, L. F. et J. M. Gottman (1997), 《Buffering children from marital conflict and dissolution》, *J Clin Child Psychol*, vol. 26, p. 157-171.

9) Murray Parkes, C., B. Benjamin, et al. (1969), 《Broken heart : a statistical study of increased mortality among widowers》, *British Medical Journal*, vol. 646, p. 740-743.

10) Medalie, J. H. et U. Goldbourt (1976), 《Angina pectoris among 10,000 men. II. Psychosocial and other risk factors as evidenced by a multivariate analysis of a five year incidence study》, *American Journal of Medicine*, vol. 60 (6), p. 910-921.

11) Medalie, J. H., K. C. Stange, et al. (1992), 《The importance of biopsychosocial factors in the development of duodenal ulcer in a cohort of middle-aged men》, *American Journal of Epidemiology*, vol. 136 (10), p. 1280-1287.

12) Reynolds, P., P. T. Boyd, et al. (1994), 《The relationship between social ties and survival among black and white breast cancer patients. National Cancer Institute Black/White Cancer Survival Study Group》, *Cancer Epidemiology, Biomarkers & Prevention*, vol. 3 (3), p. 253-259.

13) Levenson, R., L. L. Carstensen, et al. (1993), 《Long-term marriage : Age, gender, and satisfaction》, *Psychology and Aging*, vol. 8 (2), p. 301-313.

273

14) Graham, C. A. et W. C. McGrew (1980), 《Menstrual synchrony in female undergraduates living on a coeducational campus》, *Psychoneuroendocrinology*, vol. 5, p. 245-252.

15) Lewis, T., F. Amini, et al. (2000), *A General Theory of Love*, New York, NY, Random House.

16) Friedman, E. et S. A. Thomas (1995), 《Pet ownership, social support, and one-year survival after acute myocardial infarction in the Cardiac Arrhythmia Suppression Trial (CAST)》, *American Journal of Cardiology*, vol. 76, p. 1213-1217.

17) Siegel, J. M. (1990), 《Stressful life events and use of physician services among the elderly : The moderating influence of pet ownership》, *J Pers Soc Psychol.*, vol. 58, p. 101-1086.

18) Rodin, J., Langer, E.J. (1997), 《Long-term effects of a controlrelevant intervention with the institutionalized aged》, *Journal of personality and Social Psychology*, vol. 35, p. 897-902.

19) Siegel, J. M., F. J. Angulo, et al. (1999), 《AIDS diagnosis and depression in the multicenter AIDS cohort study : The ameliorating impact of pet ownership》, *AIDS Care*, vol. 11, p. 157-169.

20) Allen, K. et J. Blascovich (1996), 《The value of service dogs for people with severe ambulatory disabilities : A randomized controlled trial》, *JAMA*, vol. 275, p. 1001-1006.

21) Lockwood, R. (1983), 《The influence of animals on social perception》, *New Perspectives on Our Lives with Companion Animals*, A. H. Katcher et A. M. Beck, Philadelphia, PA, University of Pennsylvania Press, vol. 8, p. 64-71.

22) Allen, K., B. E. Shykoff, et al. (2001), 《Pet ownership, but not stress》, *Hypertension*, vol. 38, p. 815-820.

23) Allen, K. et J. L. Izzo (in submission), 《Social support and resting blood pressure among young and elderly women : The moderating role of pet ownership.》

24) Simon, S. (1993), 《Sarajevo Pets》, *Weed End Edition Saturday*, S.

치유

Simon, Washington, National Public Radio — USA.

12. La communication émotionnelle

1) Hocker, J. L. et W. W. Wilmot (1991), *Interpersonal Conflict*, Dubuque, IA, Wm. C. Brown.

2) Chang, P. P., D. E. Ford, et al. (2002), 《Anger in young men and subsequent premature cardiovascular disease : The precursors study》, *Arch Intern Med*, vol. 162, p. 901-906.

3) Gottman, J. (1994), *Why Marriages Succeed of Fail*, New York, NY, Simon & Schuster ; Gottman, J. et N. Silver (1999), *The Seven Principles for Making Marriage Work*, New York, NY, Random House.

4) La fréquence cardiaque de base pour un homme est généralement autour de 70 ; elle est à peu près de 80 pour une femme. Levenson, R., L. L. Carstensen, et al. (1993), 《Long-term marriage : Age, gender, and satisfaction》, *Psychology and Aging*, vol. 8 (2), p. 301-313.

5) Gottman, J. (1994), *What Predicts Divorce*, Mahwaw, NJ, Lawrence Erlbaum Assoc, p. 84, cité dans Goleman, D. (1995), *Emotional Intelligence*, New York, Bantam Books, p. 135.

6) Rosenberg, M. D. (1999), *Les mots sont des fenêtres ou des murs : initiation à la communication non violente*, éditions La Découverte.

7) Harvey, O. J. (1961), *Conceptual Systems and Personality Organization*, New York, NY, Harper & Row, cité dans Rosenberg, M. D., *op. cit.*

13. Écouter avec le cœur

1) Stuart, M. R. et J. A. Lieberman (1993), *The Fifteen Minute Hour : Applied Psychotherapy for the Primary Care Physician*, Westport, CT,

NOTE

Prager.

   2) *Ibid.*

14. Le lien aux autres

1) *La Fatigue d'être soi*, Paris, Odile Jacob, 1999.

2) Cherlin, A. (1992), *Marriage, Divorce and Remarriage*, Cambridge, Mass., Harvard University Press.

3) Klerman, G. L. et M. M. Weissman (1989), 《Increasing rates of depression》, *JAMA*, vol. 261 (15), p. 2229-2235.

4) Wilson, E. O. (2000), *Sociobiology : The New Synthesis, Twenty-Fifth Anniversary Edition*, Cambridge, Harvard University Press.

5) Walsh, R. (2001), *Les Chemins de l'éveil*, Montréal, Le Jour, 2001.

6) Myers, D. G. et E. Diener (1996), 《The pursuit of happiness》, *Scientific American*, vol. 274, p. 70-72 ; Argyle, M. (2001), *The Psychology of Happiness (2ᵉ éd.)*, New York, NY, Routledge.

7) Durkheim, E. (1897), *Le Suicide. Une étude sociologique*, Paris, Alcan.

8) Zuckerman, D. M., S. V. Kasl, et al. (1984), 《Psychosocial predictors of mortality among the elderly poor》, *Am J Cardiol*, vol. 119, p. 410-423.

9) House, J. S., K. R. Landis, et al. (1988), 《Social relationships and health》, *Science*, vol. 241, p. 540-545.

10) Frankl, V. E. (1976), *Man's Search for Meaning : An Introduction to Logotherapy*, New York, Mass Market Paper Back.

11) Mère Teresa citée dans Walsh, R. (2001), *Les Chemins de l'éveil, op. cit.*

12) Abraham Maslow cité dans Walsh, R., *Les Chemins de l'éveil, op. cit.*

13) McCraty, R., M. Atkinson, et al. (1995), 《The effects of emotions on short-term power spectrum analysis and heart rate variability》, *The*

American journal of Cardiology, vol. 76 (14), p. 1089-1093.

15. Par où commencer?

1) Aristote, *Éthique à Nicomaque.*

2) Je suis reconnaissant au docteur Scott Shannon, de l'Association américaine de médecine holistique, d'avoir attiré mon attention sur ce lien entre Aristote, Jung et Maslow, à travers les deux mille cinq cents ans qui les séparent, dans son introduction à son livre sur les méthodes naturelles en santé mentale. Shannon, S. (2001) ; *Integration and Holism. Handbook of Complementary and Alternative Therapies in Mental Health*, S. Shannon (Ed.), San Diego, Academic Press, p. 21-42.

3) McCraty, R., M. Atkinson, et al. (1995), 《The effects of emotions on short-term power spectrum analysis and heart rate variability》, *The American Journal of Cardiology*, vol. 76 (14), p. 1089-1093 ; Wilson, D. S. M. Silver, et al. (1996), 《Eye movement desensitization and reprocessing : Effectiveness and autonomic correlates》, *Journal of Behavior Therapy and Experimental Psychiatry*, vol. 27, p. 219-229 ; Rechlin, T., M. Weis, et al. (1995), 《Does bright-light therapy influence autonomic heart-rate parameters?》, *Journal of Affective Disorders*, vol. 34 (2), p. 131-137 ; Haker, E., H. Egekvist, et al. (2000), 《Effect of sensory stimulation (acupuncture) on sympathetic and parasympathetic activities in healthy subjects》, *Journal of the Autonomic Nervous System*, vol. 79 (1), p. 52-59 ; Christensen, J. H., M. S. Christensen, et al. (1999), 《Heart rate variability and fatty acid content of blood cell membranes : a dose-response study with n-3 fatty acids》, *American Journal of Clinical Nutrition*, vol. 70, p. 331-337 ; Furlan, R., D. Piazza, et al. (1993), 《Early and late effects of exercise and athletic training on neural mechanisms controlling heart rate》, *Cardiovasc Res.*, vol. 27, p. 482-488 ; Porges, S. W., J. A. Doussard-Roosevelt, et al. (1994), 《Vagal tone and the physiological regulation of emotion》, *Monographs of the*

Society for Research in Child Development, Chicago, IL, University of Chicago Press, vol. 59 (2-3), p. 167-186, 250-283.

4) Keller, M., J. McCullough, et al. (2000), 《A comparison of Nefazodone, the cognitive behavioral-analysis system of psychotherapy, and their combination for the treatment of chronic depression》, *New England Journal of Medicine*, vol. 342, p. 1462-1470.